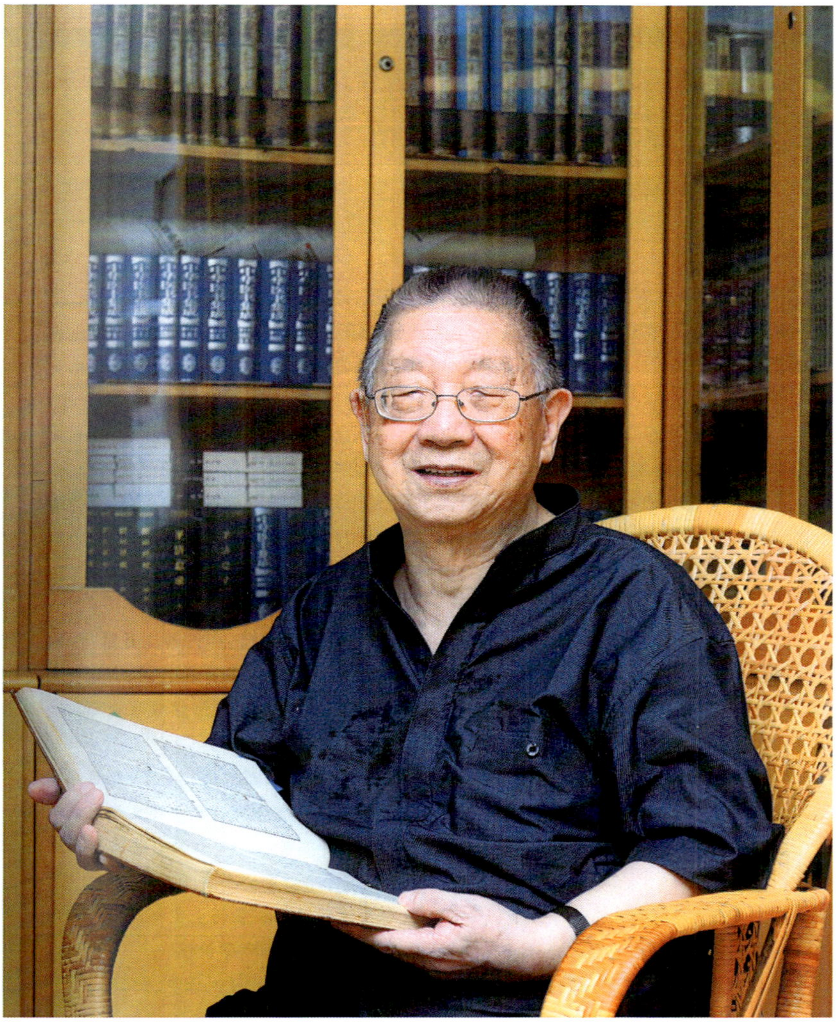

国医大师李今庸教授

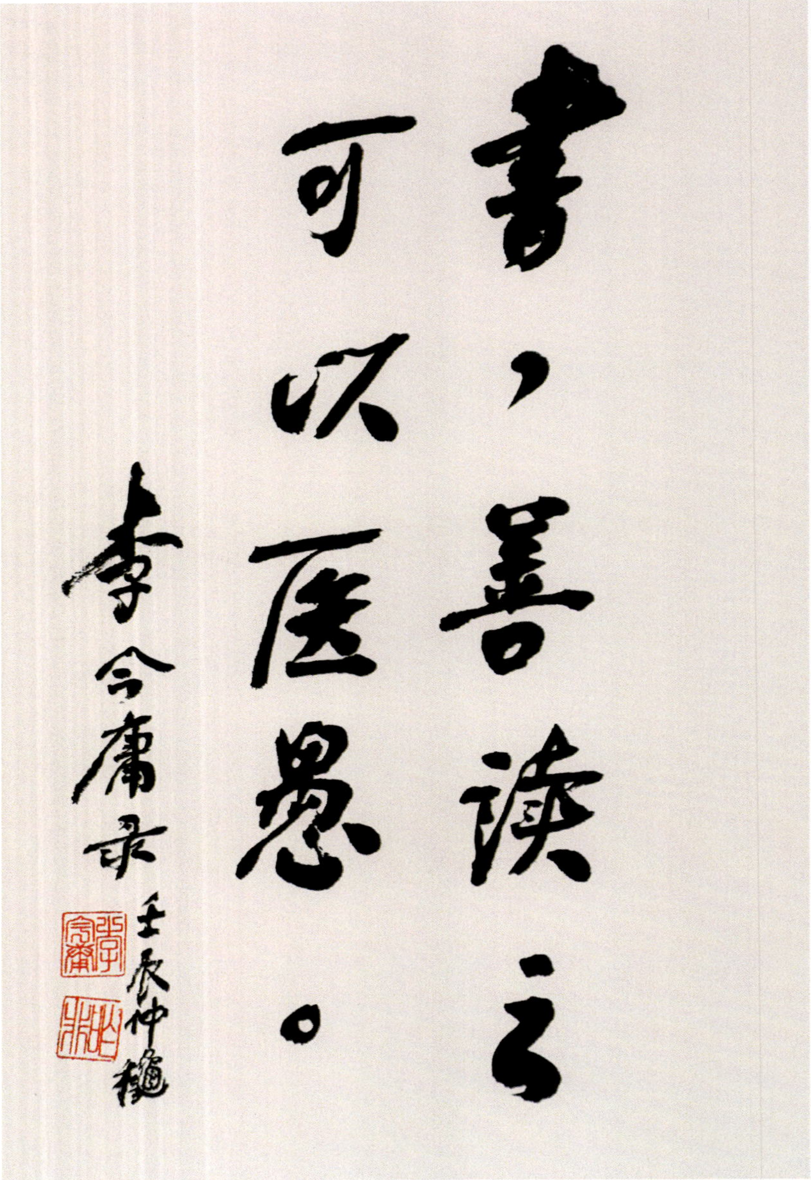


李今庸教授题字

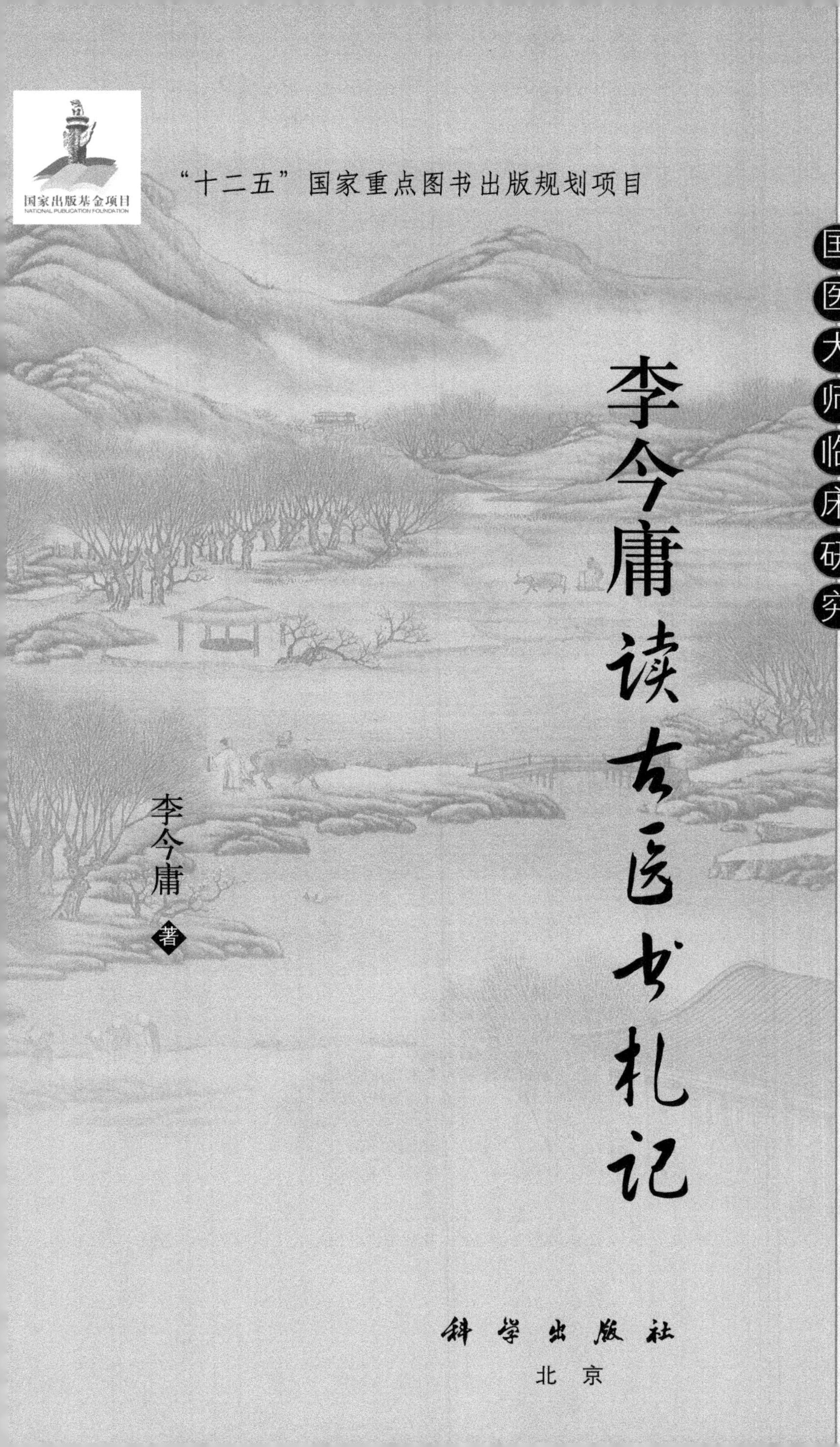

国家出版基金项目
NATIONAL PUBLICATION FOUNDATION

“十二五”国家重点图书出版规划项目

国医大师临床研究

# 李今庸读古医书札记

李今庸 著

科学出版社
北京

## 内 容 简 介

《李今庸读古医书札记》主要收录了我国当代著名中医学家、国医大师李今庸教授历年来在全国各地刊物上发表过的关于古典医籍和古典文献的考释、考义、揭疑、析疑类文章。其涉及的典籍文献有《黄帝内经》、《难经》、《神农本草经》、《甲乙经》、《太素》、《伤寒论》、《金匮要略》、《马王堆汉墓医书》、《史记》等典籍和史书中的有关医学资料。从内容中能够体会到作者在校勘学、训诂学、音韵学、古文字学等多学科领域里的深厚渊源和研究功底。

本书可作为从事中医学及国学等研究者的重要参考用书和借鉴之用。

**图书在版编目（CIP）数据**

李今庸读古医书札记/李今庸著．—北京：科学出版社，2015.2
（国医大师临床研究）
国家出版基金项目“十二五”国家重点图书出版规划项目
ISBN 978-7-03-043393-0

Ⅰ.李⋯ Ⅱ.李 ⋯ Ⅲ.中国医药学-古籍研究 Ⅳ.R2－52

中国版本图书馆 CIP 数据核字（2015）第 031070 号

责任编辑：刘 亚 郭海燕／责任校对：张小霞
责任印制：李 彤／封面设计：黄华斌 陈 敬

科学出版社 出版
北京东黄城根北街 16 号
邮政编码：100717
http://www.sciencep.com
北京虎彩文化传播有限公司 印刷
科学出版社发行 各地新华书店经销
*
2015 年 2 月第 一 版 开本：787×1092 1/16
2022 年 5 月第五次印刷 印张：12 1/2 插页：1
字数：276 000
**定价：68.00 元**
（如有印装质量问题，我社负责调换）

# 前　言

李今庸教授，男，1925年生，湖北枣阳市人。曾任《中国大百科全书》传统医学卷编辑委员会委员、《中华本草》编辑委员会委员、国家中医药管理局重大中医药科学技术成果评审委员会委员；中华中医药学会第一届理事，第二届常务理事，第三届顾问、终身理事；全国李时珍学术研究会名誉会长；湖北省政治协商会议第四届委员，第五、第六、第七届常务委员暨教科文卫体委员会副主任；湖北省科学技术协会第二届委员，第三、第四届常务委员；湖北省老科技工作者协会第二、第三届副理事长等职务。现任湖北中医药大学资深教授，并兼任中国中医科学院研究生部客籍教授、长春中医药大学客座教授，《新中医》、《中医药学刊》顾问，中华中医药学会终身理事，全国李时珍学术研究会名誉主委，全国类风湿关节炎医疗中心网络及协作委员会高级顾问，中央文化部、国家中医药管理局《中华医藏》专家委员会委员等职。1991年获国务院政府特殊津贴，1999年获中华中医学会颁发的“国医楷模”奖，2002年获“中医药学术最高成就奖”，2006年获中华中医药学会“中医药传承特别贡献奖”。先后参加了“全国科学大会”等最具影响力的会议四次，并都集体受到了党中央首长的接见并合影留念。

李今庸教授先后在各地中医刊物和有关杂志上发表学术论文上百篇，出版和刊印的学术专著有《读医心得》、《读古医书随笔》、《金匮要略讲解》、《金匮要略讲稿》、《内经选读》、《黄帝内经索引》、《新编黄帝内经纲目》、《中医辩证法简论》、《湖北医学史稿》、《奇治外用方》、《论中医药学发展方向》、《李今庸临床经验辑要》、《中国百年百名中医临床家·李今庸》、《古医书研究》、《舌耕馀话》、《李今庸医案医论精华》、《中华自然疗法图解》、《古籍录语》、《中医药文化有关资料选编》第1~5编、《文字教育·中医药文化有关资料选编》等20多部。

其中，《中国百年百名中医临床家·李今庸》、《古医书研究》、《舌耕馀话》、《李今庸医案医论精华》系年过80岁以后出版的独撰专著（另有待版的集数十年心血的学术专著《金匮要略研究》和《黄帝内经研究》两部）。表明李今庸教授在75岁以后仍然勤奋不已，耕读不辍，这在我国老一辈中医药专家里是极其少有的。

李今庸教授是我国当代最著名的中医古籍研究专家。从20世纪50年代开始，李今庸教授就步入了一条漫长、崎岖而又艰辛的治学之路，在这条道路上，他上下求索了大半个世纪，几乎尽毕生之力。其涉足广泛，除研究整理中医经典著作外，还研究《马王堆汉墓帛书》、《千金方》、《脉经》，乃至《庄子》、《淮南子》中的医药资料文献，成就斐然，他的代表著作《古医书研究》受到学术界的极大重视。他在中医文献学上创立了以治经法研究和整理古典医学著作，以及运用归类研究整理方法来发掘中医药学的基本理论，从而为文献学的研究和整理提供了一套极具实用价值的新方法。

## 1. 阅读校勘、训诂法

读书是治学的最基本方法之一。但由于古医籍年代久远，理论深邃，文义古奥，晦涩难懂，错简讹误难免，因此，读古医书又必须从字、词、句入手。首先，明确字、词、句的正误，避免以讹传讹，要做到这一点，就要熟悉并运用校勘学、训诂学等方法，比较鉴别，判断正误；其次，还要借助古辞书及古今各家注释，并结合临床实践深入研究，方能读破万卷书，解千古之谜团。李今庸教授正是通过大量阅读分析，并综合运用校勘学、训诂学、音韵学、古文字学的基本原理，结合方言学、历史学、文献学和历代避讳知识，对古典医籍中大量的疑难问题进行了深入的研究。他在这条道路上艰辛地攀登不息，笔耕不止。正如李今庸教授所言："我在长时间从事中医学术研究工作的过程中，深刻地体会到中医古典著作在中医学术里的重要地位；深刻地体会到在继承、整理、发扬中医学术的今天，研究中医古典著作的必要性；深刻体会到在研究中医古典著作中运用考据学的知识和方法的实际意义。多年来，我在阅读中医古典著作时，每遇疑难处，则记录之，进而研究之考证之，心中晰然，则笔之以为文而系统阐述之。"他对古医书中有问题的语言文字、医学内容，采取多者刈之，脱者补之，隐者彰之，错者正之，难者考之，疑者存之的方法，细心疏爬研究。他治学态度严谨，一言之取舍必有据，一说之弃留必合于理。其研究所涉及的范围相当广泛，在重点研究《黄帝内经》、《八十一难经》、《金匮要略》、《伤寒论》的基础上，还研究了《太素》、《甲乙经》、《神农本草经》、《肘后方》、《新修本草》、《千金要方》、《千金翼方》、《马王堆汉墓帛书》、《五十二病方》，以及包括《庄子》、《淮南子》、《史记》、《尔雅》在内的周秦两汉典籍中的有关医药学资料等共计24余种古书。在他的代表著作《古医书研究》中，考证所引用先秦两汉、唐宋时期的书籍，其书名达257种，篇数近500篇。简单的分类为：医学类75种，子类19种，经类16种，史类79种，典籍50种，杂记约18种。如子类就有老子、庄子、墨子、荀子、孔子、孟子、列子、管子、商子、文子、鬼谷子、韩非子、抱扑子、尸子、华子、淮南子等。经类有《大洞经》、《山海经》、《太玄经》、《茶经》、《孝经》、《内经》、《难经》、《华氏中藏经》、《苏颂图经》、《嵩山太无先生气经》、《十三经注疏》等。史类有《尚书》、《史记》、《周礼》、《春秋左氏传》、《春秋公羊传》、《晏子春秋》、《吴越春秋》、《吕氏春秋》、《汉书》、《后汉书》、《晋书》、《旧唐书》、《新唐书》、《战国策》、《国语》等。赋有《洞箫赋》、《甘泉赋》、《宋玉神女赋》、《张平子东京赋》等。诗有《诗经》。词有《词诠》。歌有《楚歌》等。仅书中有关字词典就有《广韵》、《集韵》、《韵英》、《广雅》、《尔雅》、《通雅》、《骈雅》、《广雅疏正》、《小尔雅》、《玉篇》、《类篇》、《说文解字》、《说文通训定声》、《说文解字注》、《说文释例》、《说文解字笺识》、《联绵字典》、《一切经音义》、《金文大辞典》、《辞源》、《文字蒙求》、《急救篇》、《通俗文》、《古文字学》等多过50种。

在257种书籍中，有些书籍的内容在书中亦多次出现，反复被引用。如《黄帝内经》在书中出现约202次。《素问》出现有76篇，《灵枢》出现有60篇，两者相加达136篇，占总篇数的85%。《吕氏春秋》见有19篇，《汉书》21篇，《史记》13篇，《国语》7种语篇，《淮南子》14训篇等。在书中出现的《说文》一书的偏旁部首高达92个。

具体研究内容，比如：《黄帝内经》中的“病名曰疝瘕、一名曰蠱”、“尻阴股膝髀腨胻足皆痛”、“所谓甚则跃者”；《金匮要略》中的“其脉如蛇”、“身体魁羸”、“酸削不能行”、“若发则白汗出”、“阳前通，阴前通”、“邪哭，阴气衰者为癫，阳气衰者为狂”；《伤寒论》中的“目瞑”、“必额上陷脉紧急”、“却治其厥”；《八十一难经》中的：“善潔”、“其病四肢满闭淋”；《难经》中的“成书年代考”；《针灸甲乙经》中的如：“瘈痓筋挛”、“阳气绝则瞑、阴气绝则眠”，《神农本草经》中的“成书年代考”、“苦菜”、“彼子”；《肘后备急方》中的“青蜂，分等，麝芮，毒之”；《马王堆汉墓帛书》中的“数腸”、“脞瘦”；《五十二病方》中的“罢合”、“般服零，最取大者”；等。

例如“鼽衄”之“鼽”字，李今庸教授考证在《素问·气交变大论篇》中，为鼻塞之意，而在其余诸篇，则应训“鼽”为“鼻”。如《素问·金匮真言论》：“故春善病鼽衄……故冬不按蹻，春不鼽衄。”有王冰、吴崑等，注鼻出水为“鼽”，又有解为“鼻塞”者。以鼻出水而论，则鼻既出血，又出水，不知为何病，显然与《金匮真言论》等篇所述病情不符。若是“鼻塞”则鼻塞者，未必衄；而衄者，未必鼻塞，亦与医理不合。李今庸教授据医理，结合文字考据学知识，训此“鼽”字为鼻，则一部《内经》诸多“鼽衄”，均迎刃而解。如《素问·六节脏象论》“肝者，罢极之本”中的“罢极”，各家注释或有错误，或义近而文理未详，李今庸教授以充分证据，训此二字，为“耐受疲劳”，读来令人信服。如关于《内经》“忧恚无言”考义，李今庸教授文：《灵枢·忧恚无言第六十九》这一篇，篇名题曰“忧恚无言”，而一般说来，“无言”者，犹“失语”也。然此篇中内容却未见有“类似失语病证”之记述，是此文之“无言”，非谓“不能言语”之“失语”矣。然则其文究若何耶？考《说文·音部》说：“音，声也。生于心有节于外，谓之音。……从言含一。”此文“言”字乃“音”字省去所含之“一”，故其当读为“音”。“言”、“音”二字亦声转可通。《甲骨文字释林·释言》说：“言与音初本同名，后世以用各有当，遂分化为二。周代古文字，‘言’与‘音’之互作常见（详吴大征说文古籀补三·三，罗振玉增考中五九，郭沫若甲研释龢言）。先秦典籍亦有‘言’、‘音’通用者，例如：《墨子·非乐上》之‘黄言孔章’即‘簧音孔章’；《吕览·顺说》之‘而（读“如”）言之与响’，即‘如音之与乡’，又《听言》之‘其与人鷇言也’，《庄子·齐物论》‘鷇言’，作‘鷇音’（以上详《诸子新证》）。《甲骨文》之‘言其出疒’（掇三三五），‘中疒言’（后下一·三），二‘言’字应读作‘音’。‘音其中疒’与‘中疒音’，指喉音之将嘶哑言之。”可证。《管子·五行篇》所谓“大扬惠言”，郭沫若集校亦谓其“犹《诗》言、‘德音孔昭’也，”惟彼谓“言，殆‘音’字之误”非是。其“言乃借字，非误也。”《素问·评热病论篇第三十三》所载“肾风病”之“瘫害于言”句，亦即“瘫遏于音”也。是“言”字可读为“音”字无疑。此篇内容所讨论者正是“无音”之候：“黄帝问于少师曰：人之卒然忧恚而言无音者，何道之塞，何气出行，使音不彰？原闻其方。少师答曰：……人卒然无音者，寒气客于厌，则厌不能发，发不能下至，其开阖不致，故无音。”是此篇题名“忧恚无言”即谓“忧恚无音”也。惟少师所答乃“寒客会厌而言无音”，非“忧恚”所至之“无音”也，其故安在？尚待进一步考究之。再如《伤寒论》第12条有“啬啬恶寒，淅淅恶风”句，《伤寒论》注家谓无风亦恶寒者为恶寒；

有风而恶者，为恶风，借此以详“伤寒”、“中风”之辨。其实辨“伤寒”与“中风”之最大关键，在于无汗、自汗，至于恶风寒之轻重，仅属辩证之参考因素，故第 12 条桂枝汤证“啬啬恶寒，淅淅恶风”并提。第 164 条“伤寒，大下后，复发汗，心下痞，恶寒者，表未解也……当先解表……解表宜桂枝汤”。第 3 条曰“太阳病，或已发热，或未发热，必恶寒，体痛呕逆，脉阴阳俱紧名为伤寒”，而第 35 条则曰：“太阳病，头痛，发热，身疼腰痛，骨筋疼痛，恶风，无汗而喘者，麻黄汤主之”。可见仲景于“伤寒”、“中风”二证，每多“恶风”、“恶寒”互称，故不必强解“啬啬”者为恶寒，“淅淅”者为“恶风”。李今庸教授考证啬啬、淅淅，均有“洒洒”之义，为恶寒貌，是文字虽异，而文义相同，可谓一语破的。读者每读此书《古医书研究》，大有拨云见日，豁然开朗之感。读者如此，而作者之艰辛，则难以言表。如“如狂、发狂”考义一篇，字数不过千余，而被稽考之文献如《说文》、《广雅》、《楚辞》等，共十四部，凡十九篇。若无甘守寂寞，求真务实精神，谁能为之。

从 20 世纪 60 年代至今，他研究发表了诸如“析疑”、“揭疑”、“考释”、“考义”类文章 200 多篇，大部分收录在他的《古医书研究》中。另有《读古医书随笔》。

李今庸教授创立的以治经法研究整理古典医籍，在中医药学研究上具有重要的引领作用，为中医药文献学提供了一套极具价值的实用研究方法，特别是通过这种方法研究的中医药学之成果，在临床实践中在对疾病的治疗具有现实的指导意义。如有专家曾在中医杂志刊物上撰文赞誉：“此书（《古医书研究》）对临床工作，尤有指导意义，有时虽一字之考证，而临床之际，判若霄壤。”并举二例病患治验的亲身体会，以说明其学术价值。一例肺痈患者治验：根据李今庸教授《金匮要略》“肺癰”考义一篇，斟今酌古，紧密联系临床实际，充分论证“肺癰”当包括“肺痈（脓疡）”与“肺壅”（脉为痰饮水气所壅滞）二病，而葶苈大枣泻肺汤为治“肺壅”之要方，不得用以通治“肺痈”之研究结论，采取针对“肺痈”的正确治疗，取得疗效。二例病患水疝（睾丸精索鞘膜积液）的治验：再次根据李今庸教授《灵枢·刺节真邪》“乃下留于睾”考义一篇，详考《黄帝内经》之“睾”字，并与其他古书参酌，得出结论，此字有确指睾丸者，如《灵枢·邪气藏府病形》之“腰脊控睾而痛”等是其例，前述《灵枢·刺节真邪》之“睾”字，若训为睾丸，则于医理不通，盖以此病，不在睾丸，而在阴囊。“睾”，古字通“囊”，若将“睾”训为“阴囊”，则不仅证据充分，而且医理通达。笔者以此分析病人之病情，以具体情况，施以正确的治疗，使病痊愈。

在中医经典著作《黄帝内经》的 162 篇论文中，记载了战国时期各国的医学成就，基于这种思想，李今庸教授首先提出了“楚医学”的概念。他认为楚医学是楚文化的一个重要组成部分，所以他从楚文化的角度出发，以大量的古文献资料为佐证，对楚医学进行了研究。

近年来，他还打算将多年收集的资料，进一步运用古文字学中的甲骨文之研究成果来研究中医药古典著作。

### 2. 归类研究整理法

中医药学古籍浩繁复杂，许多埋藏在中医药学古籍中的重大医学理论无章无系，而散见于各医籍各篇之中，使阅读者往往有究尾遗首，究首遗尾之虑，难以窥其全貌，更难以正确理解。李今庸教授在研究整理古典医籍时，首先将重要内容一一摘录，勿使遗漏。然后将相关内容收集荟萃，分门别类，最后根据中医药学基本理论原理，运用辩证唯物主义和历史唯物主义的思想方法，对每一专题内容进行认真地比较分析，谨慎取舍，去粗取精，去伪存真，晦者明之，伪者辨之，思之考之，引出新义新理，并笔之以为文。形成首尾相联系，前后相呼应的系列中医药理论学术专题。其内容几乎涉及中医药学理论的各个方面。这些专题既有发陈，更有创新，使人们读后对中医药学中的一些理论有了一个系统而清晰的认识。且李今庸教授运用的这一辩证历史唯物主义思想指导下进行的文献学上的补苴罅漏，发掘整理，研究提高，实往往事半功倍，解决了许多千百年来聚讼不已的中医基本理论学术问题。同时，它也彰显出了中医药学真正的科学价值。这不仅有益于当代，也实有功于后世。

由于李今庸教授在中医古籍研究中做出的成就，使他能够以权威的身份多次参加中央卫生部及国家中医药管理局组织的重点古医籍之审稿定稿工作，如早在1978—1980年，即被特邀参加中央卫生部重点科研项目《黄帝内经素问校释》、《灵枢经校释》、《难经校释》、《针灸甲乙经校释》、《脉经校释》、《诸病源候论校释》、《针灸大成校释》等七部古医书的集体审稿定稿工作。

《读古医书札记》，主要收录了李今庸教授在历年间于全国各地刊物上发表的有关古典医籍的考释、考义类文章。涉及的典籍文献有《黄帝内经》、《难经》、《神农本草经》、《甲乙经》、《太素》、《伤寒论》、《金匮要略》、《马王堆汉墓医书》、《史记》等。从该书文章内容中能够体会到作者具有的多学科知识和研究中医学深厚功底。该书可作为广大中医药工作者及爱好者的参考用书及优质读物。

湖北中医药大学文献研究室　李琳

2014年10月

# 目　录

前言

《黄帝内经》的成书年代和成书地点考 …… (1)
一、《黄帝内经》成书的时间上限 …… (1)
二、《黄帝内经》成书的时间下限 …… (3)
三、《黄帝内经》的成书地点 …… (4)
《素问》“运气七篇”成书年代考 …… (7)
一、“运气七篇”成书的时间上限 …… (7)
二、“运气七篇”成书的时间下限 …… (8)
三、结语 …… (8)
试论《黄帝素问直解》 …… (9)
《素问》“女子七七”、“男子八八”解 …… (12)
《素问》“乳子”词义考辨 …… (14)
《素问》析疑四则 …… (16)
《素问》析疑三则 …… (20)
《素问》析疑二则 …… (24)
《素问》解疑三则 …… (26)
《灵枢经》析疑四则 …… (30)
《灵枢经》析疑三则 …… (35)
《内经》析疑三则 …… (39)
《黄帝内经》揭疑三则 …… (42)
读《黄帝内经》札记（一） …… (46)
1. 人将失之耶 …… (46)
2. 不知持满 …… (46)
3. 逆於生乐 …… (47)
4. 不肖 …… (47)
5. 恶气不发 …… (48)
6. 夫病已成而后药之 …… (48)
7. 藏精而起亟也 …… (48)
读《黄帝内经》札记（二） …… (50)
1. 天明　冒明 …… (50)
2. 云雾不精　白露 …… (50)

3. 阴阳者气血之男女也 …………………………………… (51)
4. 温之以气 …………………………………… (51)
5. 其治宜灸焫 …………………………………… (52)
6. 所治天突与十椎及上纪 …………………………………… (52)
**读《黄帝内经》札记（三）** …………………………………… (53)
1. 凡相五色之奇脉 …………………………………… (53)
2. 必齐毒药攻其中 …………………………………… (53)
3. 胃疸 …………………………………… (53)
4. 无虚无实 …………………………………… (54)
5. 日应九变 …………………………………… (54)
6. 察其以 …………………………………… (54)
7. 卫出于下焦 …………………………………… (55)
8. 余闻阴阳之人何如 …………………………………… (55)
**读《黄帝内经》札记（四）** …………………………………… (56)
1. 脉至如喘 …………………………………… (56)
2. 桂心 …………………………………… (56)
3. 循胫上睾 …………………………………… (56)
4. 茎垂者 …………………………………… (57)
5. 筋急则引卵与舌 …………………………………… (57)
6. 戴眼　绝汗 …………………………………… (57)
**读《黄帝内经》札记（五）** …………………………………… (59)
1. 膏之原　肓之原 …………………………………… (59)
2. 其支者 …………………………………… (60)
3. 丈夫癀疝 …………………………………… (60)
4. 筋痿颈肿 …………………………………… (61)
**读《黄帝内经》札记（六）** …………………………………… (62)
1. 心系急则气道约 …………………………………… (62)
2. 津液布扬 …………………………………… (62)
3. 人有三百六十节 …………………………………… (63)
4. 肺主涕 …………………………………… (64)
**读《黄帝内经》札记（七）** …………………………………… (66)
1. 天年 …………………………………… (66)
2. 鼓胀有二 …………………………………… (66)
3. 血枯 …………………………………… (67)
4. 二阳之病发心脾 …………………………………… (68)
5. 息积 …………………………………… (68)
6. 脾瘅消渴 …………………………………… (69)

**读《黄帝内经》札记（八）** …… (70)
1. 春秋皆度百岁 …… (70)
2. 清阳发腠理 …… (70)
3. 安卧者黄疸 …… (71)
4. 烦满 …… (72)
**读《黄帝内经》札记（九）** …… (73)
1. 合篡间，绕篡后 …… (73)
2. 言上工相五色于目 …… (73)
3. 两神相搏 …… (74)
4. 传为柔痓 …… (74)
**读《黄帝内经》札记（十）** …… (76)
1. 脾脉……濇甚为肠㿗 …… (76)
2. 实则鼽窒　虚则鼽衄 …… (77)
3. 目瘴脉痛 …… (77)
4. 则为乃痿厥心悗 …… (78)
**读《黄帝内经》札记（十一）** …… (79)
1. 肾气独沈 …… (79)
2. 浮而散者为眴仆 …… (79)
3. 心脉满大，痫瘛筋挛 …… (80)
4. 人生而有病巅疾者 …… (81)
5. 先饮利药 …… (82)
**读《黄帝内经》札记（十二）** …… (83)
1. 瘛瘲　痫瘛　瞤瘛 …… (83)
2. 唏然时寒 …… (84)
3. 心肠痛　是蛟蛕也 …… (84)
4. 热病不可刺者有九……九曰热而痉者，死。腰折，瘈瘲，齿噤龂也 …… (84)
5. 闷瞀 …… (85)
**读《黄帝内经》札记（十三）** …… (86)
1. 至如礔礰，薄为肠澼 …… (86)
2. 经脉者，受血而营之 …… (87)
**读《黄帝内经》札记（十四）** …… (89)
1. 肝者，罷极之本 …… (89)
2. 先淅然厥起毫毛 …… (89)
3. 荣气虚，卫气实也 …… (90)
4. 先其发时如食顷而刺之 …… (91)
5. 宜石而泻之 …… (91)
**读《黄帝内经》札记（十五）** …… (93)

1. 两神相搏 ……………………………………………… (93)
2. 苍天之气清净 ……………………………………………… (93)
3. 传为衄衊瞑目 ……………………………………………… (94)
**《难经》成书年代考** ……………………………………………… (96)
**《难经》析疑一则** ……………………………………………… (98)
**《甲乙经》析疑五则** ……………………………………………… (99)
1. 析疑一 ……………………………………………… (99)
2. 析疑二 ……………………………………………… (99)
3. 析疑三 ……………………………………………… (100)
4. 析疑四 ……………………………………………… (100)
5. 析疑五 ……………………………………………… (101)
**《黄帝三部针灸甲乙经新校》的三点商榷** ……………………………………………… (102)
1. “痓”字校改之误 ……………………………………………… (102)
2. “咳，溲血，形肉脱，脉喘”之逆 ……………………………………………… (102)
3. 面胕庞然而加“腫”字误 ……………………………………………… (103)
**《黄帝内经太素》析疑四则** ……………………………………………… (104)
1. 主痌瘛及痓 ……………………………………………… (104)
2. 九窌在腰尻分间 ……………………………………………… (104)
3. 居阴之脉 ……………………………………………… (105)
4. 风痓身反折 ……………………………………………… (105)
**《伤寒杂病论集》质疑** ……………………………………………… (107)
**对《伤寒论》相关讲义若干问题的看法** ……………………………………………… (109)
**《伤寒论》断句一则** ……………………………………………… (116)
**《伤寒论》析疑二则** ……………………………………………… (117)
**读《伤寒论》札记二则** ……………………………………………… (120)
一、不能语言 ……………………………………………… (120)
二、却治其厥 ……………………………………………… (121)
**仲景书《伤寒论》析疑一则** ……………………………………………… (122)
**遍查《伤寒论》无“人葠”** ……………………………………………… (123)
**《伤寒论》劳復与食復** ……………………………………………… (124)
**论《金匮要略》一书的形成** ……………………………………………… (125)
**《金匮要略》“消渴小便利淋病脉证并治第十三篇”之我见** ……………………………………………… (128)
**我对《金匮要略》“妇人怀娠腹中㽲痛当归芍药散主之”一条的见解** ……………………………………………… (130)
**我对“甘草粉蜜汤”中是什么“粉”的看法** ……………………………………………… (133)
**《金匮要略》析疑三则** ……………………………………………… (137)
**仲景书《金匮要略》析疑二则** ……………………………………………… (141)
一、身体魁羸 ……………………………………………… (141)

二、《外台》桔梗白散 …… (142)
**《金匮要略》中的“白汗”及其断句解** …… (144)
**桂枝芍药知母汤证中的“魁羸”“尪羸”“尩羸”** …… (146)
一、魁羸 …… (146)
二、尪羸 …… (146)
三、尩羸 …… (146)
**读《金匮要略校注》后** …… (148)
**三国时代的《神农本草经》成书年代考** …… (153)
一、《神农本草经》成书年代上限考 …… (153)
二、《神农本草经》成书年代下限考 …… (154)
三、结论 …… (154)
**《神农本草经》药名新诂二则** …… (156)
一、“彼子”考 …… (156)
二、“苦菜”考 …… (157)
**读《神农本草经》札记** …… (159)
1. 死肌 …… (159)
2. 石锺乳 …… (160)
3. 血瘕 …… (160)
4. 淋闭 …… (161)
5. 癎痓 …… (161)
6. 色青翳　热利下重 …… (162)
7. 商陆 …… (162)
**医学随笔三则** …… (164)
一、释“㝃” …… (164)
二、“天雄散”考 …… (165)
三、“侍羸”疏 …… (166)
**中国古代病证名词考** …… (168)
**读史小识——“脉”字之义当训为“诊”说** …… (171)
**《史记》仓公火齐汤考** …… (172)
**中国古代“熨斗疗法”稽考** …… (173)
**“痓”非“痉”的俗体字** …… (176)
**考“㝃”** …… (178)
**“冤”“㝃”有别，“蛊”“瘕”相通** …… (180)
1.“冤”“㝃”有别 …… (180)
2.“蛊”“瘕”相通 …… (180)
**“尻”、“尻”义考** …… (182)

# 《黄帝内经》的成书年代和成书地点考

《黄帝内经》一书，一般学者认为它包括现在流传的《素问》和《灵枢》两部书在内。为了弄清祖国医学理论体系的形成背景，弄清我国古代医学史的发展情况，有必要对《黄帝内经》的成书年代及成书地点加以稽考。以前，人们总是说《黄帝内经》的成书，不是出于一人一时之手，这种笼统的说法，是没有多大实际意义的。

诚然，现存《黄帝内经》的内容，不是一个时间的产物，如《灵枢·阴阳系日月》、《素问·脉解篇》等就是西汉太初以后的作品，所谓《素问》“运气七篇”的《天元纪大论》、《五运行大论》、《六微旨大论》、《气交变大论》、《五常政大论》、《六元正纪大论》、《至真要大论》等就是东汉建武以后的作品，但在这些内容还未补上去以前，我认为《黄帝内经》已经是以一部《黄帝内经》的形式而存在，它一出世就具备了它的基本内容和基本形式，并不是补充上去了这些内容才成书的，也不是各个不同时代的各种医学小册子被人一天把它合在一起成书的，我们可以根据它的内容来考证它的成书年代和成书地点。

《黄帝内经》成书的确凿年代现在是无法考证的。然我们从大量的古代文献中仍然可以找到一些线索，查出它成书的大致时间来。

《黄帝内经》的成书年代大约在战国后期，成书地点可能在秦国。下面我们就来对这个问题加以探讨。

## 一、《黄帝内经》成书的时间上限

（一）《素问·著至教论》说，“足以治群僚，不足至（治）侯王”，《素问·疏五过论》说，“封君败伤，及欲侯王”，考“侯王”一词，亦见于《老子》第三十二章和第三十七章，当是战国期间诸侯王出现以后的事情。清代姚际恒《古今伪书考》说过：“此书（指《素问》）有‘失侯失王’之语，秦灭六国，汉诸王国除，始有失侯王者。”

（二）《素问·疏五过论》中论述了“脱营”和“失精”之证，记载了“封君败伤”，“暴乐暴苦，始乐后苦”，“故贵脱势”，“始富后贫”等，这是社会急剧变革的一种反映，当和上面“失侯王”之事紧密相联在一起。正因为“失候王”，“封君败伤”，“故贵脱势”，一部分人在经济上就“始富”而“后贫”，因而导致情志上的“始乐”而“后苦”。由于政治地位和经济条件的急剧降落，情志久久怫郁不解，从而发生“脱营”，“失精”之证。“脱营”，“失精”之证被总结出来而反映在《黄帝内经》里，表明当时不少人患此病证，也说明这是社会急剧变革的产物。

（三）《素问·上古天真论》记载当时的许多人都是“以酒为浆，以妄为常，醉以入房……务快其心，逆于生乐，起居无节”，以致其年“半百而衰”，这正是社会变革时期没落阶级悲观失望以享乐自慰的一种思想反映，《史记·魏公子列传》所载：信陵君魏公子无忌“自知再以毁废，乃谢病不朝，与宾客为长夜饮，饮醇酒，多近妇人，日夜为乐饮者四岁，竟病酒而卒。”就是其例。

（四）《灵枢·九针十二原》说：“余子万民，养百姓，而收其租税”。这里以一个国王的语气而讲到“收其租税”，显然是新兴地主阶级取得了政权在全国推行封建土地所有制以后才有的事。

（五）《黄帝内经》中使用了“将军”一词，《素问·灵兰秘典论》说：“肝者，将军之官，谋虑出焉”。考“将军”之词，始于战国，《史记·司马穰苴列传》司马贞索隐说：“……遂以‘将军’为官名。故《尸子》曰：‘十万之师，无将军则乱’，六国时有其官。”

（六）《黄帝内经》认为构成人体的基本物质是“精”，如《素问·金匮真言论》说：“夫精者，身之本也”，《灵枢·经脉》说：“人始生，先成精”，《灵枢·决气》说：“两神相搏，合而成形，常先身生，是谓精”。在人的生命活动过程中，若精气充足和畅流，就轻劲多力；反之，精气消绝，就要失去生命活动而死亡。然古代“精气学说”是齐国稷下学宫的宋钘、尹文学派倡导的，他们认为：“凡物之精，比（原作“此”，误，今改）则为生，下生五谷，上为列星……”（见《管子·内业》。据《十批判书》谓此篇乃宋、尹学派作品），提出了具有流动性质的细微物质的精气，是构成世界万物的根本要素。《中国历代哲学文选·先秦篇》认为“这一派的唯物主义学说，和当时医学的发展有着一定的联系”。

（七）《灵枢·玉版》记载：针“能杀生人不能起死者……余闻之则为不仁，然愿闻其道，弗行于人。”这里“不仁”一词的含义，和后面《灵枢·刺节真邪》中“卫气不行，则为不仁”、《素问·痹论》中“皮肤不营，故为不仁”的“肌肤不知寒热痛痒”的“不仁”一词是不同的。这是一种“仁术”思想的反映。这种所谓“仁术”思想，是我国战国时期孟轲倡导的，孟轲在《孟子·梁惠王上》说过：“……是乃仁术也，见牛未见羊也，君子之于禽兽也，见其生不忍见其死，闻其声不忍食其肉，是以君子远庖厨也。”这表明了《黄帝内经》受到孟轲“仁术”思想的影响。

（八）阴阳学说和五行学说，它是我国古代的两个不同的哲学派别。根据《史记》中“邹衍以阴阳主运显于诸侯”和“邹子之徒论著终始五德之运”的记载，说明是齐国稷下学宫的邹衍才把二者合为一家的，然在《黄帝内经》里，阴阳学说和五行学说普遍是被合用的，并且阴阳五行还和精气学说连在一起使用而合成一家了。

（九）《灵枢·邪气藏府病形》说：“邪气之中人也高”（原作“高也”，误，今据《太素·邪中》文改），《灵枢·官能》说：“邪气之中人也洒淅动形，正邪之中人也微”，《灵枢·大惑论》说：“卫气之留于阳也久”等等，皆为战国后期的文句，观《墨子研究论文集·墨子要略·墨辨》所载“《经说》上下篇，墨子后学所作。……作者时代，以篇中文句学说考之，似在墨子后百有余年。……《经说》下篇‘下者之人也高，高者之人也下’句，为‘之’字倒装句，与《大取篇》‘指之人也与首之人也异’句法同”，而“《大取》一篇……若以其论辨人微足之，或在《经说》作者之后也。”等文，可以借证。

上述第一、二、三、四等点，说明了《黄帝内经》的成书，正当我国古代社会发生急剧变革，且新兴地主阶级掌握了政权在其国内全面推行封建土地所有制的时候。考我国古代奴隶制全面崩溃，新兴的封建制蓬勃兴起的时候，正是我国历史上的战国时代，而上述第五点中，谈到了《黄帝内经》中“将军”一词的出现，这也说明了《黄帝内经》之书是在战国时代写成的。

战国时代的上限没有固定的标准，我们现在姑以公元前476年（春秋时代的结束）为起点，下迄秦始皇统一六国（公元前221年）止，共计为二百五十五年，如果我们机械地按年数分为前、中、后三期，则每期为八十五年，《黄帝内经》成书于战国时代的哪一期，上述第六点谈到《黄帝内经》与宋、尹学派的关系，第七点谈到《黄帝内经》与孟轲“仁术思想”的关系，第八点谈到《黄帝内经》与邹衍思想的关系。考宋、尹学派的宋钘稍年长于孟轲，尹文稍晚于孟轲，而孟轲出生于公元前372或371年，在公元前342至324年之间在齐国首都临淄见齐宣王时始倡导这种所谓“仁术”，上述第七点谈到《黄帝内经》中有“仁术思想”的反映，它的成书当然就只会在孟轲倡导所谓“仁术”之后的时间了。上述第八点谈到《黄帝内经》与邹衍思想的关系，《史记·孟子荀卿列传》载邹衍“后孟子”，《盐铁论·论儒》载邹衍“以儒术干世主不用，即以变化始终之论，卒以显名”，他还在公元前293～前251年之间到赵国见过平原君，并与平原君门客公孙龙进行过辩论，《黄帝内经》中阴阳五行合用，这就只能在邹衍创立“五德终始论”、“以阴阳主运显于诸侯”之后的时间里。根据上述第九点所谈《黄帝内经》一书中的某些文句，则《黄帝内经》的成书当在战国后期，从而表明了《黄帝内经》成书年代的时间上限，是在战国后期而不会更早。

## 二、《黄帝内经》成书的时间下限

（一）《黄帝内经》中的许多篇章，如《素问·藏气法时论》、《灵枢·病传》等篇记时均用“夜半”、“平旦”、“日出”、“日入”、“日中”、“日昳”、“下晡”、“早晡”、“日西”、“大晨”、“蚤食”、“晏食”、“人定”、“黄昏”、“台夜”（台、原误为“合”，今改·台，读“始”）、“鸡鸣”等等，而不言“子”、“丑”、“寅”、“卯”、“辰”、“巳”、“午”、“未”、“申”、“酉”、“戌”、“亥”等“十二地支”，清代姚际恒《古今伪书考》谓“古不以地支为名时”，并以此认为《素问》一书“当是秦人作”。

（二）《黄帝内经》一书中，有几篇都提到“万民”一词，如《素问·疏五过论》说：“为万民式”，“为万民副”，《灵枢·营卫生会》说：“万民皆卧”，《灵枢·岁露论》说：“万民懈惰而皆中于虚风，故万民多病”等，然东汉年间的郑玄，在注释《孝经·天子章》和《礼记·内则》中均谓“天子曰兆民，诸侯曰万民”。据此，则《黄帝内经》成书当在秦灭六国之前。虽然“万民”一词，后来也沿用，但从《灵枢·九针十二原》所载“余子万民，养百姓，而收其租税”之文，把“万民”和“百姓”对举。《灵枢·师传》说：“百姓人民，皆欲顺其志也”，把“百姓”和“人民”对举，这就不会是后来的事情。考《尚书·尧典》说：“九族既睦，平章百姓”，孔氏传：“百姓，百官。”《国语·周语》说：“以备百姓兆民之用”，韦昭注：“百姓，百官有世功者。”郭沫若在《中国古代社会研究》第二篇第一章第二节中说：“庶民和百姓，在当时是有分别的。百姓是贵族，又叫作‘君子’。”这里“百姓”一词与“万民”一词对举，与“人民”一词对举，它就不是指的一般所谓“普通老百姓”的“百姓”，而是指的“百官”，指的“贵族”。这当然就是较早的了。

（三）依据辩证唯物主义和历史唯物主义观点，砭石疗法是针刺疗法的前身，针刺疗法是砭石疗法的发展。我国古代，由于铁的发现和利用，冶铁技术有相当程度的发展，九针被创造出来了，从而促进了我国古代这一疗法的飞速发展。九针的制作实较砭石为精细，且其形制有九种，使用方便，治疗广泛，疗效较高，具有砭石疗法所不可能具有的一些优点，因而它将完全替代砭石疗法就是必然的了。到了秦汉，砭石疗法已基本被淘汰，其《难经·二十八难》所谓“砭射之也”只是这种疗法残剩的遗迹。然而在《黄帝内经》一书里，砭石疗法和针刺疗法却还是同时被利用的。如《素问·异法方宜论》说：“东方之域，天地之所始生也……故其民皆黑色疏理，其病皆为痈疡，其治宜砭石，故砭石者，亦从东方来。……南方者，天地所长养，阳之所盛处也……故其民皆致理而赤色，其病挛痹，其治宜微针，故九针者，亦从南方来。”《灵枢·玉版》说：“故其已成脓血者，其唯砭石、铍针之所取也。”《索问·从示客论》说：“当投毒药、刺、灸、砭石、汤液……”等等。这就表明了《黄帝内经》是在秦汉以前成书的。

（四）《灵枢·师传》说：“入国问俗，入家问讳，上堂问礼，临病人问所便。”在一个国家里，是不存在“入国”、“不入国”的问题的，这说明在当时必然是有多个国家的存在，而不会是统一的一个国家。这种情况，就只能是在秦始皇统一六国以前。《孝经·孝治章》说：“治国者，不敢侮于鳏寡而况于士民乎？治家者，不敢失其臣妾之心而况于妻子乎？”郑玄注：“治国者，诸侯也；治家，谓卿大夫。”《周礼·秋官司寇·罪隶》说：“凡封国若家，中助为牵徬”，郑司农注：“凡封国若家，谓建诸侯，立大夫家也。”《孟子·离娄上》说：“人有恒言，皆曰天下国家，天下之本在国，国之本在家”，赵岐注：“……国，谓诸侯之国；家，谓卿大夫之家”；孙奭疏：“诸侯有国，大夫有家。”因而说明了这里所谓的“国”，是指“诸侯之国”，所谓的“家”，是指“卿大夫之家”，而不是指现在一般概念的国家。

根据以上四点，《黄帝内经》成书年代的时间下限，当在秦始皇统一六国以前，也就是说成书于战国后期。

## 三、《黄帝内经》的成书地点

探讨《黄帝内经》的成书地点，首先需要寻找《黄帝内经》的内容与战国时代的一些国家联系的线索。

（一）《灵枢·本神》说：“实则喘喝，胸盈仰息”。盈，原作“凭”，后人改作“盈”，《甲乙经》卷一第一、《太素》卷六首篇、《脉经》卷六第七、《备急千金要方》卷十七第一及王冰《素问·调经论》注引《针经》文均作“凭”，可证。凭，乃楚地方言，《楚辞·离骚》说：“凭不猒乎求索”。一本作“冯不厌乎求索”，王逸注说：

"凭，满也，楚人名满曰凭"，马茂元注说："冯，古音旁，满也。作副词用，楚地方言，一本作'凭'。"扬雄《方言》卷二说："冯，怒也，楚曰冯"。怒亦有胸中愤满之义，故扬雄说："楚人谓怒曰冯"，是"凭"乃"楚地之方言"也。

（二）《素问·五藏别论》说："余闻方士，或以脑髓为藏，或以肠胃为藏，或以为腑……"，这里提到了"方士"，方士者流，是奏秦皇而求"不死之药"的，产生于燕，齐一带。

（三）《素问·宝命全形论》说："黔首共饮（饮，原误为余，今据《太素·知针石》改）食"。据《史记·六国年表》载，秦用法令"命民曰'黔首'"，是在秦始皇统一中国以后的第二年，即始皇二十七年，然所谓"岁在涒滩"的秦始皇八年时成书的《吕氏春秋》，已多次使用了"黔首"一词，如《仲夏纪·大乐》说："故能以一听政者……说黔首"，《孟秋纪·振乱》说："黔首无所告愬"，《孝行览·慎人》说："事利黔首"等等，说明在秦始皇没有"更名民曰'黔首'"，也没有统一中国以前，秦国即已习用"黔首"这一词了。

（四）《素问·五藏生成论》说："徇蒙招尤……"，尤，可假借为"犹"，见于鬯《香草续校书·吕氏春秋·本味览》，故这里"徇蒙招尤"的"尤"字，当是"犹"字的假借，而"犹"字乃是"摇"字之误，《礼记·檀弓下》说："咏斯犹。"郑玄注说："犹当为摇，声之误也，摇，谓身动摇也，秦人犹、摇声相近。"《礼记》里的"摇"因秦声误为"犹"，《素问》这里则当是"摇"因奏声误为"犹"而后又假借为"尤"的，所以宋代陈自明《妇人大全良方》卷四第四引用此句即直接改正作"徇蒙招摇"，"摇"既因秦声而致误，则《黄帝内经》一书的写出，当与秦国有关。

（五）《春秋·左成十年传》说："公疾病，求医于秦，秦伯使医缓为之……医至，曰：'疾不可为也。在肓之上。膏之下，攻之不可，达之不及，药不至焉，不可为也。'公曰：'良医也'，厚为之礼而归之。"《春秋·左昭元年传》说："晋侯求医于秦，秦使医和视之，曰：'疾不可为也，是谓近女室，疾如蛊，非鬼非食，惑以丧志。良臣将死，天命不祐，'公曰：'女不可近乎？'对曰：'节之……天有六气。降生五味，发为五色，徵为五声，淫生六疾。六气曰阴、阳、风、雨、晦、明也。分为四时，序为五节。过则为菑，阴淫寒疾，阳淫热疾，风淫末疾，雨淫腹疾，晦淫惑疾，明淫心疾，女，阳物而晦时，淫则生内热惑蛊之疾。今君不节不时，能无及此乎？'……赵孟曰：'良医也'。厚其礼而归之。"《尸子》卷下说："有医竘者，秦之良医也，为宣王割座，为惠王疗痔，皆愈。张子之背肿，命竘治之，谓竘曰：'背，非吾背也，任子制焉'。治之逐愈。"这里所说的医缓、医和、医竘都是春秋战国时期的秦国良医。不仅对疾病的诊断准确，有丰富的临床经验，而且还有一套医学理论，所以《韩非子·说林下》有"秦医虽善除"之语，也无怪乎我国素有"秦多良医"的说法。

（六）《黄帝内经》是一部集体著作，是各地医疗经验和医学理论的总结。进行这项工作的地点似乎只能在秦国。上述第一点虽然为楚地方言，表明了《黄帝内经》与楚国关系，但楚国在战国时期，已由春秋时期的争霸中原而转为衰弱了，特别在战国后半期，更是丧地辱国，几经迁都，不可能从事医学整理而写出《黄帝内经》来，上述第二点谈到"方士"，表明《黄帝内经》与齐国有关，根据《史记》所载，齐国在威宣之世，由于政治上的改革和军事上的胜利，曾做到了"诸侯东朝于齐"（见《史记·

孟子荀卿列传》)，并设立了一个“稷门学宫”，以广招天下学者会于齐都，而创立精气学说的宋钘尹文和把阴阳，五行二者合为一家的邹衍，都曾游学于齐之稷门学宫，但齐国在战国后期已是江河日下，已不可能进行《黄帝内经》这样巨大的医学整理工作；然上述第三点谈到“黔首”一词，第四点谈到“摇因秦声致误”，表明《黄帝内经》与秦国有关，这是值得注意的；第五点谈到“秦医善除”，“秦多良医”，使秦国具有较好的医学基础，且秦国自商鞅“变法修刑”实行一系列的社会改革以后，逐渐做到了“民以殷盛，国以富强，百姓乐用，诸侯亲服”（见《史记·李斯列传》），而“山东之民，无不西者”（见《商子·来民》），东方诸国的人士都到秦国，扁鹊由渤海“过邯郸”，“过洛阳”而“入咸阳”（见《史记·扁鹊仓公列传》），表明了各国医学家也都到秦国，这就为各地医疗经验和医学理论的交流及总结整理具备了充分的条件。因而只有在秦国，才有可能写出《黄帝内经》这样的医学巨著来。在先秦诸子著作中，只有在秦国写成的《吕氏春秋》一书中记述的医学内容最多，也可以作为《黄帝内经》成书于秦国的一个佐证。

总之，《黄帝内经》成书于战国后期，而在秦国写成的。

# 《素问》“运气七篇”成书年代考

现在流传的《黄帝内经素问》一书中所载的《天元纪大论》、《五运行大论》、《六微旨大论》、《气交变大论》、《五常政大论》、《六元正纪大论》、《至真要大论》等七篇，是专门论述祖国医学中古代运气学说的，所以人们一般把它叫做“运气七篇”。这个“运气七篇”的写作年代较《黄帝内经》为晚，它不是《素问》本来的内容。为了正确的评价这“运气七篇”和更好的研究它的学术思想提供方便条件，这里特对它的成书年代加以探讨。

## 一、“运气七篇”成书的时间上限

宋代林亿等说过：“《素问》第七卷亡已久矣。……观《天元纪大论》、《五运行大论》、《六微旨大论》、《气交变大论》、《五常政大论》、《六元正纪大论》、《至真要大论》七篇，居今《素问》四卷，篇卷浩大，不与《素问》前后篇卷等，又且所载之事与《素问》余篇略不相通，窃疑此七篇乃《阴阳大论》之文，王氏取以补所亡之卷，犹《周官》亡《冬官》以《考工记》补之之类也”，又说：“汉张仲景《伤寒论序》云：‘撰用《素问》、《九卷》、《八十一难经》、《阴阳大论》……’乃是王氏并《阴阳大论》于《素问》中也。要之《阴阳大论》亦古医经，终非《素问》第七矣。”（均见《黄帝内经素问序》新校正注）据此，则“运气七篇”乃《阴阳大论》一书，而非《黄帝内经素问》之文。然《阴阳大论》之书，现在已别无传本，独《针灸甲乙经》中有题《阴阳大论》的一篇，但其所载内容全是《素问·阴阳应象大论》之文，而皇甫士安又明谓他的《针灸甲乙经》一书是根据《素问》、《针经》、《明堂孔穴针灸治要》等三书编撰而成，没有采用过《阴阳大论》一书。这就说明了《针灸甲乙经》中的《阴阳大论》这一篇，不是古代的《阴阳大论》之书，而是“阴阳应象大论”脱落了“应象”二字，或者是皇甫士安写这一篇题时随意略去了“应象”二字，使之成为“阴阳大论”这样一个篇题的。如果不是这里少了“应象”二字，是“阴阳应象大论”之题多了“应象”二字，而《阴阳应象大论》就是古代《阴阳大论》之书，张仲景不会在《伤寒论·伤寒杂病论集》中说他所写的《伤寒杂病论》是既撰用《素问》又撰用《阴阳大论》的。因此，林亿等所谓“运气七篇”即古代《阴阳大论》之说，是有可取之处的。

《阴阳大论》一书，东汉初年班固撰写的《汉书·艺文志》不载，表明它不是东汉建武以前的作品，而且它用了干支纪年，如它说："天气始于甲，地气始于子，子甲相合，命曰岁立"和"甲子之岁"、"乙丑岁"、"丙寅岁"、"丁卯岁"、"戊辰岁"（见《六微旨大论》）以及"甲己之岁"、"乙庚之岁"、"丙辛之岁"、"丁壬之岁"、"戊癸之岁"、"子午之岁"、"丑未之岁"、"寅申之岁"、"卯酉之岁"、"辰戌之岁"、"已亥之岁"（见《天元纪大论》）等等，更表明了它不是西汉以前的作品。我们知道，在古代，干支只用于纪日，西汉以前，是不以干支纪年的。用干支来纪年只是从东汉初期光武帝刘秀建武年间才开始的。因此，《阴阳大论》成书的时间上限，不会早于东汉初期的建武以前，而只能在这以后。

## 二、"运气七篇"成书的时间下限

《阴阳大论》这一书名，首先见于《伤寒论·伤寒杂病论集》，它说："撰用《素问》、《九卷》、《八十一难》、《阴阳大论》、《胎胪》、《药录》，并'平脉辨证'，为《伤寒杂病论》合十六卷"。张仲景写《伤寒杂病论》的时候，就已经把《阴阳大论》一书作为他的主要参考书籍，表明《阴阳大论》一书早于张仲景的《伤寒杂病论》而存在。张仲景为东汉末年灵、献时代人，因而《阴阳大论》成书的时间下限，不会晚于东汉末年灵、献时代以后，而只能在这以前。

## 三、结　　语

从上所述，我们可以看出，《阴阳大论》即今本《素问》中"运气七篇"的成书年代，是在东汉初期光武刘秀的建武以后，东汉末期的灵、献时代的东汉之季。

# 试论《黄帝素问直解》

《汉书·艺文志·方技略》载“《黄帝内经》十八卷”，而未及《素问》之名。《素问》这一书名，首见于后汉张仲景《伤寒杂病论集》中，晋代皇甫谧《针灸甲乙经·序》说：“按《七略·艺文志》‘《黄帝内经》十八卷’。今有《针经》九卷，《素问》九卷，二九十八卷，即《内经》也。”据此，则《汉书·艺文志·方技略》所载《黄帝内经》之书实赅有《素问》在内，而《素问》乃《黄帝内经》中一部分内容也，惟其在流传过程中又单独作为一部书耳，故《隋书·经籍志·子部》亦著录为“《黄帝素问》九卷”也。

概诸《素问》、《针经》或《灵枢》在内的《黄帝内经》，论述了人体解剖、生理、病因、病机、诊断、治则、摄生等方面的基本理论和各种医疗方法，形成了比较系统和比较完整的理论体系，促进了我国古代医学的发展，是张仲景撰写《伤寒杂病论》的重要参考书之一，即所谓“开《伤寒》、《金匮》之治法”者也。现在又为我们继承发扬祖国医学的必读之书。然《素问》成书时间较早，约当战国之世，文字古奥，义理深邃，较难读晓，而古医家对《素问》研究所作的注释，则为我们今天研习《素问》之书提供了方便。

《素问》有注，始于隋代全元起。惟全注《素问》于宋后即已失而不传矣！

全元起之后，在唐代，有启玄子王冰氏者，对《黄帝内经素问》一书进行了全面整理和注释，并将其从郭子斋堂受得其先师张公秘本用以填补了《素问》的亡佚，将《素问》一书勒成为二十四卷，使《素问》一书得以如今之貌而流传未绝，此诚王冰次注之功也。王冰生于近古之世，其注《素问》一书，文字质朴，未尚华饰，所得《素问》之本义为多，于祖国医学基本理论的发挥亦复不少，足补《素问》之不逮。惟惜其注释有些部分嫌简略，且遗而未注者亦夥。至宋，林亿、孙奇，高保衡等又对《素问》次注作了新校正，并保存了全注的零星内容和全注《素问》的篇卷概貌。其后，马莳、吴崑、张志聪、高世栻辈竞相为注，使《素问》注本渐至多种，且另有杨上善《太素》、张介宾《类经》等则合《素问》、《针经》或《灵枢》之文从新编撰而并为之注，从而使“施行不易，披会亦难”（王冰《素问序》语）的《素问》内容可以为人阅读矣。

其中高世栻者，字士宗，清季浙江钱塘人，师事张志聪研习《黄帝内经》等书，《清史稿·列传二百八十九·艺术一》谓其“少家贫，读时通俗诸书，年二十三即出疗病，颇有称。后自病，时医治之，益剧，久之，不药，幸愈，翻然悔曰：‘我治人，殆亦如是，是草菅人命也。’乃从志聪讲论轩、岐、仲景之学，历十年，悉窥精奥。”高氏学成之后，认为《素问》一书的各家注释，非苟简隙漏，即敷浅不经，至张志聪

《素问集注》则意义艰深，失于隐晦，仍不便初学者研习，于是乃更为之注，而写《黄帝素问直解》。高氏之注《素问》，吸收了各家《素问》注解之优，于每篇先诠释篇名，阐明其前后篇的连贯关系，次及篇中大旨逐为拈出，将一篇之中的内容分为数节，使学者易于领会，自诩其注释直接明白，此即其书之所以题之曰“直解”者也。

高氏《素问》之注，语言多要而不繁，文字亦可称晓畅，确乎符合其“直解”之实，而对经文之注释又鲜有遗漏者，真可谓“《素问》有其文，而高氏即有其解”也。在阐发《素问》经义上，高氏亦每有其独到之见地，例如其注《生气通天论篇第三》中“因于气，为腫”之文说：“气，犹风也。《阴阳应象大论》云：‘阳之气，以天地之疾风名之’。”这种见解，实较他注均优。这里高氏引用《阴阳应象大论篇第五》之文为据而训“气”为“风”，使其文成为“因于风”之句，与其上文“因于寒”、“因于暑”、“因于湿”等句构成了“风”、“寒”、“暑”、“湿”四气连述，是正确的。这是古文献上常可见到的用法。“因于风，为腫”的医学思想，在《平人气象论篇第十八》中亦可找到例证，即所谓“面腫曰风”者是也。再例如其注《五藏别论第十一》中“所谓五藏者，藏精气而不写也，故满而不能实；六府者，传化物而不藏，故实而不能满也”一段说：“申明所谓五藏者，藏精气之凝结而不输写也，但藏精气，无有糟粕，故满而不能实；若六府者，化传食物，输写不藏，故实而不能满也。盖凝结之精气充足则曰满，饮食之糟粕充足则曰实。”这就指出了此文之“满”主要是指“无形质的精微的气态物”，而“实”则主要是指“有形质的粗糙的固态物”。此文“满”、“实”二字的这种义训，比古代一些随文敷衍的解释具体而清楚，也比今人随意解说者为正确。又例如其注《大奇论篇第四十八》中“脉至如喘，名曰暴厥”之文说：“喘，疾促不伦也”。这里虽未注明此文“如”字当读为“而”，然于“喘”字之义则迳释之为“脉”来“疾促不伦”，尚属简捷明了而确切。《说文·口部》说：“喘，疾息也”。是“气息疾速”为“喘”，而“喘”有“疾”义也。根据古文字训诂的引伸原则，“喘”为“气息疾速”而有“疾”义，自可引伸以为“脉来疾速”之用，故《素问》中每有以“喘”字阐述其“脉来疾速”者。从而表明了高氏“喘”字之注实较他注为优也。还有，高氏于《五运行大论篇第六十七》中阐述“大气”与“六元之气”的关系时说：“统言之，则曰大气，析言之，则有燥、暑、风、湿、寒、火六气”；于《六微旨大论篇第六十八》中阐释“故器者，生化之字”的“器”字时，即本《周易·系辞上》“形乃谓之器”之义，说“凡有形者谓之器，人与万物生于天地之中，皆属有形，均谓之器”，等等，等等，则均有其自己的见解。

《素问》一书在其长期流传过程中，由于种种原因，以致其内容脱误者颇多，高氏都进行了仔细考校，确参订正。其于文字脱落者，则增补之，如《缪刺论篇第六十三》中“缪传引上齿，齿唇寒痛，视其手背脉血者去之，足阳明中指爪甲上一痏……”的“一痏”字上补入“各”字是其例；其于文字衍剩者，则删削之，如《缪刺论篇第六十三》中“邪客于足少阴之络，令人嗌痛不能内食，无故善怒，气上走贲上，刺足下中央之脉各三痏，凡六刺，立已。左刺右，右刺左”之文提出了删去“左刺右，右刺左”六字是其例；其于文字讹错者，则改正之，如《至真要大论篇第七十四》中“夫五味入口，各归所喜攻，酸先入肝，苦先入心……”之文改成了“夫五味入口，各归所喜，故酸先入肝，苦先入心……”是其例；其于文字倒误者，则移易之，如《脉要精微论篇第十七》中“五色精微象见矣，其寿不久也”之下的“夫精明者，所以视万物，别黑白，审短长。以长为短，以白为黑，如是则精衰矣”一段，移至“夫精明五色者，气之华也”文前是其例。其订正《素问》中所谓错讹脱误者共达八十余处之多，对学者很有启示和帮助。高氏生于清代早期，缺乏考据学知识，所解《素问》虽不无想当然之处，然高氏治学勤恳，研讨努力，其所写《黄帝素问直解》之书，仍是学者研习《素问》的一部重要参考书籍。清光绪年间淳安教谕仲学辂论述过高氏撰写《黄帝素问直解》的原因及《黄帝素问直解》一书的特点、价值和作用，他说：“当隐菴之注《素》、《灵》也，及门方盛，师若弟融会《内经》全部精蕴，逐层发挥，荒经之家率嫌其晦，士宗因作《直解》，专取隐菴言外之意，以明先圣意中之言，如锥画沙，如印印泥，视《集注》殆无多让焉。……《素问》为《灵枢》所托始，亦即医道所托始，《直解》尤利初学。此书不出，初学何观！……世有读《集注》而不能咀嚼者，还求之《直解》可矣。”这就表明了高氏的《黄帝素问直解》本是初学《素问》者的一部不可缺少的《素问》注释书，近又经于天星君加“按”于每篇末附出“讨论意见”亦即“联系临床实际，作了若干必要评述”而出版，从而使其书更富有优越性，对初学具有了更大的帮助作用，就是对《素问》研究者来说，也不失为一部有益的参考书，故颇值得一读。

# 《素问》"女子七七"、"男子八八"解

《素问·上古天真论》："女子七岁肾气盛，齿更发长；二七而天癸至，任脉通，太冲脉盛，月事以时下，故有子，三七肾气平均，故真牙生而长极，四七筋骨坚，发长极，身体盛壮，五七阳明脉衰，面始焦，发始堕；六七三阳脉衰于上，面皆焦，发始白；七七任脉虚，太冲脉衰少，天癸竭，地道不通，故形坏而无子也。丈夫八岁肾气实，发长齿更；二八肾气盛，天癸至，精气溢泻，阴阳和，故能有子；三八肾气平均，筋骨劲强，故真牙生而长极；四八筋骨隆盛，肌肉满壮；五八肾气衰，发堕齿槁；六八阳气衰竭于上，面焦，发鬓颁白；七八肝气衰，筋不能动，天癸竭，精少，肾藏衰，形体皆极；八八则齿发去。"

勘误："天癸竭，精少，肾藏衰，形体皆极"等句，当在"齿发去"之下。

**按** 本节论述人体生长发育和衰老的一般规律。所论人的生长发展，女子以"七"为准，男子以"八"为准，而论人的天癸绝竭，女子则以"七七"为期，男子则以"八八"为期。历代《素问》家于此，或置而未释，或释而未当，唯王冰注谓"老阳之数极于九，少阳之数次于七，女子为少阴之气，故以少阳数偶之"；"老阴之数极于十，少阴之数次于八，男子为少阳之气，故以少阴数合之"，其见解颇为精辟。然谓"老阴之数极于十"以"十"为"老阴"则欠妥，且对"女子七七"、"男子八八"之义亦遗而未释。这里本《素问》之义于王冰之注而进一步阐释之。

《灵枢·根结》："阴道偶，阳道奇"。所谓"偶"即双数，二、四、六、八、十是也；所谓"奇"，即单数，一、三、五、七、九是也。一、三、五、七、九等数为"奇"，属阳；二、四、六、八、十等数为"偶"，属阴。阴阳奇偶之数的"一、二、三、四、五、六、七、八、九、十"，为一切数字变化的基础，是计算世界万物的根本。

在这十个根本数字里，一、二、三、四、五等前五数为生数，六、七、八、九、十等后五数为成数，故男女阴阳多少之数不用前五数而用后五数。其数虽有"十"，然"天地之至数"则是"始于一终于九焉"（见《素问·三部九候论》），盖"十"已转化为大"一"也。

根据"阳数进，阴数退"的规律，"七"为少阳之数，"九"为老阳之数，"六"为老阴之数，"八"为少阴之数。女子属阴，其幼年为少阴之气，故以少阳之数偶之，而以"七"为准；男子属阳，其幼年为少阳之气，故以少阴之数合之，而以"八"为准，此阴阳气和乃能生成其形体也。

然人的天癸绝竭，女子何乃以"七七"为期，男子何乃以"八八"为期？《周易·系辞下》："天数五，地数五，五位相得而各有合，天数二十有五，地数三十，凡天地

之数，五十有五，此所以成变化而行鬼神也。"天数五的一、三、五、七、九等数加起来，为二十五个；地数五的二、四、六、八、十等数加起来，为三十个。天数二十五，地数三十，二者加起来共为五十五。女子属阴，其衰年为老阴之气，当合老阴之数，阴数退，故于天地之数"五十有五"中减去"六"，而得"四十九岁"的"七七"之数；男子属阳，其衰年为老阳之气，当合老阳之数，阳数进，故于天地之数"五十有五"中增加"九"，而得"六十四岁"的"八八"之数，此生气告绝阴阳气不合而形体衰毁也。

# 《素问》“乳子”词义考辨

《素问·通评虚实论篇第二十八》说：“帝曰：乳子而病热，脉悬小者何如？岐伯曰：手足温则生，寒则死。帝曰：乳子中风，热、喘鸣肩息者，脉何如？岐伯曰：喘鸣肩息者，脉实大也，缓则生，急则死。”

**按** 此两节文中“乳子”之义，杨上善、王冰、马莳等均未释；吴崑、张介宾、黄坤载、高世栻等释之为“婴儿”。如吴崑注：“乳子，乳下婴孩也”，张介宾注：“乳子，婴儿也”，黄坤载注：“病、脉相反，此非婴儿所宜”，高世拭注：“乳子秉质未充，借后天乳食以生”，等等。然据《释名·释长幼》所谓“人始生曰婴儿，胸前曰婴，抱之婴前乳养之也”之文，则婴儿为人之始生者，最大亦不过数月而已，何有切脉之诊？更不用说以脉象论生死了；张志聪亦知“乳子”释为“婴儿”未妥，遂笼统注谓“乳子天癸未至……”，既然年龄放大到“天癸至”以前，则其必与“乳”字不相涉矣，又何能称其为“乳子”？姚止庵注：“乳子，谓妇人生子而哺乳者”，《素问汇粹》则倒其文而言之，说“乳子，故当指哺乳之妇人为是”，其释“乳子”之义为“妇人生子”近是，而定其必为“哺乳者”或“哺乳之妇人”则又不必然矣，难道妇人生子后因某些缘故而未能哺乳者不能在其内？张琦、丹波元坚等释“乳子”为“产后”甚确，然未能深述其义，这里特再进一步阐发之。

《说文·乙部》说：“乳……从孚，从乙，乙者，玄鸟也。”乙，或“从鸟”作“鳦”，郑玄注《礼记·月令》说：“玄鸟，燕也”。是“乳”之为字与“燕”这个“玄鸟”相关。然则“乳”字从“孚”者，《说文·爪部》说：“孚，卵孚也，从爪，从子。”其“子”即“卵”也。徐锴注说：“鸟裒恒以爪反覆其卵也”，段玉裁注引《通俗文》说：“卵化曰孚”，徐灏笺：“鸟之伏卵，以气相感而成形”。这就表明“乳”字之为义，乃鸟类伏裒常以爪反覆其卵而使之孚化出小鸟也。鸟类“乳”为“产”者，如《吕氏春秋·季夏纪·音初》说：“主人方乳”，高诱注：“乳，产（也）”；《汉书·外戚传下》说：“宫乳掖庭牛官令舍”，《汉书·刑法志》说：“及孕者未乳”，颜师古注并说：“乳，产也”；《后汉书·酷吏列传》说：“宁见乳虎穴”，《后汉书·杜奕刘李刘谢列传》说：“豺狼乳于春囿”，李贤注并说：“乳，产也”；《汉书·外戚传下》说：“元延二年怀子，其十一月乳”，颜师古注：“乳，谓产子也”；《汉书·霍光金日磾传》说：“私使乳医淳于衍行毒药杀许后”，颜师古注：“乳医，视产乳之疾者”等等，均释“乳”义为“产”也。然“产”之义又同“生”。《说文·生部》说：“产，生也”，《国语·晋语九》说：“其产将害大，盍姑无战乎！”韦昭注：“产，生也”，可证。故“乳”又或训为“生”，如《广雅·释诂》说：“乳，生也”；《史记·扁鹊仓公列传》说：“菑川王美人怀子而不乳”，司马贞索隐：“乳，生也”，《群经音辨·辨字音清浊》

说："乳，生子也"等均是。《说文·子部》说："孪一乳两子也"，亦谓"一次生出两个孩子"也。其"乳"字训"产"或训"生"，皆谓今之"分娩"，故古人又有"娩"、"乳"二字连用者，《国语·越语上》说："将免者以告，公令医守之"，韦昭注："免、免乳也"；《汉书·外戚传上》说："妇人免乳大故，十死一生"，颜师古注："免乳，谓产子也"等即是其例，盖古时"免"、"娩"二字通也。

综上所述，此文所谓"乳子"者，乃谓"产妇"也，殆无疑义矣！

# 《素问》析疑四则

## 一

《素问·逆调论篇第三十四》说："黄帝问曰：人身非常温也，非常热也，为之热而烦满者何也？岐伯对曰：阴气少而阳气胜，故热而烦满也。"

《甲乙经》卷七第一上载此文，无"为之热"三字，非，观下文"故热而烦满也"句的答辞中有"热"字，可证。此文"人身非常温也，非常热也"之句，诸注多略而未释，惟王冰注谓"异于常候，故曰非常。"他把这里"常"字释为"非常"之"常"，把这里"非"、"常"二字释为"异于寻常"的"非常"一词，这就使此文"非常温也，非常热也"之义，成为"特别的温，特别的热"了。既然"人身"是"特别的温，特别的热"，其病情"热而烦满"证候就是自然的了，何必来一个"何也"的问辞？又何必来一个"阴气少而阳气胜，故热而烦满也"的答辞？根据此段文字的语句文法，参以医学之理，此文的"常"字不是"非常"之"常"，其"非"、"常"二字也不能连用成为一个词。考：常，即"裳"字，为"衣裳"之"裳"，故《灵枢·刺节真邪第七十五》说："常不得蔽"，《甲乙经》卷九第十一作"裳不可蔽"；《素问·风论篇第四十二》说："衣常濡"，王冰注作"衣裳濡。"《说文·巾部》说："常，下裠也，从巾，尚声。裳，常或从衣。"又说："裠，下裳也，从巾，君声。裠，帬或从衣。"《说文》"常"、"裠"二字互训，故颜师古注《急就篇》卷二"袍襦表里曲领帬"句说："帬即裳也"。《说文》于"常"字训为"下帬"，于"帬"字训为"下裳"，是"裳"乃人体所穿之"下服"即"身半以下之服装"也。

据上所述，《素问》此文"人身非常温也，非常热也"的"常"，字，亦即"衣裳"的"裳"字，观其下文"人身非衣寒也"的"衣"宇亦可证。上文"人身非常温也"句作"常"，下文"人身非衣寒也"句作"衣"，二字为对文，正与《太玄经·戾》中"颠衣到裳"、《西京杂记》卷上"金为衣兮菊为裳"同例。

人之所穿衣裳，分言之，则上曰"衣"，下曰"裳"；合言之，则统称之曰"衣裳，且"裳"亦可概"衣"，"衣"亦可概"裳"。此文"人身非常温也，非常热也"的"常"字，非专指人之"下服"，而实概有"衣"；下文"人身非衣寒也"的"衣"字，亦非专指人之"上服"，而实概有"常"，故于鬯《香草续校书·素问》于此谓"此言裳，下文言衣，变文耳"。

此文"常"字为"衣裳"之"裳"，作"穿的衣裳"讲。其"人身非常温也，非常热也”之文，是说“人身不是穿的衣裳温”，也“不是穿的衣裳热”。正因为“人身不是穿的衣裳温热”却又有“热而烦满”之象，所以此文才有“为之热而烦满者何也”的发问，否则，其所问则无谓矣！

## 二

《素问·金匮真言论篇第四》说：“故春善病鼽衄……故冬不按跻，春不鼽衄”。

此文“鼽衄”之义，有些注语随文敷衍，未予阐释；有些注语将其析之为二证，如王冰注说：“鼽，谓鼻中水出；衄，谓鼻中血出”。吴崑注说：“鼻出水谓之鼽，鼻出血谓之衄”，张琦注说：“邪客于肺，气道不利，则鼻塞而鼽，血升于上，肺气不降，则出于鼻而为衄”。这里王冰释“鼽”为“鼻中水出”，不知何所据？而吴崑因之，张琦释“鼽”为“鼻塞”，乃本于《说文》。《说文·鼻部》说：“鼽，病寒鼻窒也，从鼻，九声”，“鼻窒”即“鼻塞”也。《素问·气交变大论篇第六十九》“颏而鼽”的“鼻”字即是其“鼻塞”之义。然“鼽”，“衄”二字连用为“鼽衄”，屡见于《黄帝内经》中，恐不宜析为二证，当为一疾病名词。《素问·水热穴论第六十一》说：“故曰冬取井荥，春不鼽衄”，《素问·五常政大论篇第七十》说：“从革之纪……鼽衄”，“少阳司天……鼽衄、鼻窒”，“少阴司天……鼽衄，鼻窒”，《素问·六元正纪大论篇第七十一》说：“凡此阳明司天之政……鼽衄”，“凡此少阳司天之政……鼽衄”，“凡此少阴司天之政……鼽衄”，“热至则……鼽衄”，《素问·至真要大论第七十四》说：“少阴司天……鼽衄”，“少阳司天……甚则鼽衄”，“太阳司天……鼽衄”，《灵枢·经脉第十》说：“大肠手阳明之脉……鼽衄”，“胃足阳明之脉……鼽衄”，“膀胱足太阳之脉……鼽衄”，“足太阳之别……实则鼽窒，头背痛，虚则鼽衄”，等等。如果“鼽衄”为二证，“鼽”是指“鼻塞”，“衄”是指“鼻出血”，试问“鼻塞”和“鼻出血”这二者之间有什么不可分割的必然联系而致《黄帝内经》屡屡连言？且上面所引《素问·五常政大论篇第七十》中论述“少阳司天”和“少阴司天”的病证时，“鼽衄”与“鼻窒”并提，如“鼽衄”为二证而“鼽”训为“鼻塞”，则其下文之所谓“鼻窒”岂不为寻余？由此可见，此文“鼽衄”只能是一个病证名词，而不应该把它分释为二证。

何谓“鼽衄”？《说文·血部》说：“衄，鼻出血也，从血，丑声”，《诸病源候论·伤寒病诸侯下·伤寒衄血侯》说：“衄者，鼻出血也”，《内经》诸注亦均以“鼻出血”释此“衄”字，是此文之“衄”为“鼻孔出血”已殆无疑义。然则“鼽”字之义为何？王冰注《素问·刺禁论篇第五十二》说：“任脉自鼻鼽两傍上行至目瞳子下”，所谓“目瞳子下”，为任脉之终左右四白穴。王冰以“鼻”、“鼽”二字连用，而为任脉循行于面的左右相夹部位，显然是人体的一个部位名词。《太素》卷八首篇说：“大肠手阳明之脉……鼽衄”，杨上善注：“鼻形为鼽也”，《太素》同篇又说：“胃足阳明之脉……鼽衄”，杨上善注：“鼽，鼻形也”。是“鼽”为“鼻形”。鼻形，正是任脉循行于面而左右相夹之部位。《素问·六元正纪大论篇第七十一》说：“阳明所至为鼽、尻、阴、股、膝、髀（此字当在“股”上讹误于此）、腨（此字为衍文）、胻、足病”。其“阳明所至”为“鼽病”者，正以胃足阳明经脉“起于鼻”也。是“鼽”即为“鼻”。鼽，训“鼻”，训“鼻形”，则此文“鼽衄”即为“鼻内出血”之病证矣，故张志聪注此即直接称之曰“鼻衄”。《诸病原候论》所载“鼻衄候”，亦即《黄帝内经》中所谓“鼽衄”之病证也。

## 三

《素问·骨空论篇第六十》说：“……伤食灸之不已者，必视其经之过于阳者，数刺其俞而药之。”

此文“数刺其俞而药之”句，王冰未释，马莳释以“数刺其俞而用药以调治之”，遂将此句所论述的治疗变成了“针刺”和“用药”两法。一人倡之，众人和之。于是，诸家均沿其意而注之，如张介宾注说：“刺可写其阳，药可调其阴，灸之不已，当变其治法如此”，张志聪注说：“故当视其经之过于阳者之处，数刺其俞而泄之，使阴藏之毒与阳相绝，而再饮以解毒之药治其阴”等等。真是望文生训，莫此为甚！如果按照诸家的这种注释，此文即为“频频针刺其俞穴而用药物治疗”。如此，则于文欠通矣。其实，此文“药”字，当读如《太玄经·养》注所说：“如毒疾之发而不可救药也”的“药”字，通“疗”，作“治病”讲，《诗·大雅·板》说：“不可救药”，《春秋·左襄二十六年传》说：“不可救疗”，可证。

《申鉴·俗嫌》说：“药者，疗也，所以治病也，无疾则勿药可也。肉不胜食气，况于药乎?”《说文·草部》说：“藥药，治病草，从草，樂声”。是“药”之为义本谓“治病草”，治病之草称“药”，药物可以治病，故“药”字之义义转而为“治”义。《荀子·富国篇》说：“彼得之不足以药伤补败”，杨倞注：“药，犹‘医’也”；《孔子家语·正论解》说：“不如吾所闻而药之”，王肃注：“药，治疗也”。是“药”字即为“医治”之义。药，一作“𤻲”，《说文·疒部》说：“𤻲，治也，从疒·乐声。疗或从尞”，《说文通训定声·小部》说：“𤻲，疗，治也，从疒，乐声，或从尞声，谓治病”，广韵·入声·十九铎》说：“𤻲，治病”。药，又作“楽”，《群经音辨·木部》说：“药，治也”，注：“音疗，《诗》：‘泌之洋洋，可以乐饥’。”

“药”与“疗”通而训“治”，这在古代文献中每有用之者，如《墨子·非攻中》所谓“譬若医之药人之有病者然”者，即言“譬若医之治人之有病者然”也；《墨子·非攻下》所谓“此譬犹医之药万有余人”者，即言“此譬犹医之治万有余人”也；《素问·四气调神大论篇第二》所谓“夫病已成而后药之”者，即言“夫病已成而后治之”也。是则《素问·骨空论篇第六十》此文所谓“数刺其俞而药之”者，亦即言“数刺其俞而治之”也。

## 四

《素问·六元正纪大论篇第七十一》说：“太阳所至为寝汗、痉。”

此文所述“寝汗”一证，诸注多限释为“盗汗”，如王冰注说：“寝汗，谓睡中汗发于胸嗌颈腋之间也，俗误呼为盗汗”，马莳注亦说：“寝汗，盗汗也”等等。然“太阳所至”而为出的“汗”证，未必皆是“盗汗”，因而这里“寝汗”一词之义，就未可定其全为“盗汗之证”。考“寝汗”一词，在《黄帝内经》一书里，亦见于《素问·藏气法时论篇第二十二》中，惟彼“汗”下多一“出”字。该篇说：“肾病者……寝汗出”，新校正注《素问·气交变大论篇第六十九》引文“肾病者……寖汗出”，《素问·气交变大论篇第六十九》亦说：“岁水太过……寖汗出”。是“寝”、“寖”二字古可通假，《太玄经·敛》说：“墨敛䉯䉯，濅我匪贞”，注：“王本‘濅’作寝’。”寝，濅又作“濅”，即“濅”字，亦是“寝”、“濅”二字古通用之证。

《素问》此文“寝”字，当读作“寖”。所谓“寝汗”者，乃言“寖汗”也。然则何谓“寖汗”？《广雅·释诂》说：“寖，渍也”，《广韵·上声·四十七寝》说：“寖，渍也”。“渍”、“渍”字同，见《方言》卷七“浞涿谓之霑渍”条下戴震疏证。《汉书·五行志》说：“其后寖盛”，《汉书·律历志下》说：“恩爱寖薄”，颜师古注并说：“寖，古‘浸’字，《广雅·释诂》王念孙疏证亦说：“寖与浸同”。是：“寖”、“浸”字同，古作“寖”而今作“浸”也，故“寖”训“渍”而“浸”亦可训为“渍”，《淮南子·原道训》说：“上漏下湿，润浸北房”，许慎注：“浸，渍也”。“浸”可训“渍”亦可训为“渐”，《广雅·去声·五十二沁》说：“浸，渍也，渐也”是其例。“渐”亦训为“渍”，《荀子，劝学篇》说：“兰槐之根是为芷，其渐之滫……”，杨倞注：“渐，渍也”，《太素·五藏痿》说：“有渐于湿”，杨上善注：“渐，渍也”。此“渍”字为“浸润濡湿”之义。是故“寖汗”者，浸汗也，渍汗也，浸渍而汗也，谓津液浸渍而出为汗其身浸湿濡渍而甚也。寒水太盛，阳气不治，失其固护之权，以致津液外出而为汗，何必定在睡中而出？王冰等惟注其为“盗汗”，其义似嫌狭隘之甚！

# 《素问》析疑三则

## 一

《素问·宝命全形论篇第二十五》说："夫盐之味咸者，其气令器津泄、弦绝者其音嘶败、木敷者其叶发，病深者其声哕，人有此三者，是谓坏府。"

**按** 此文"木敷者其叶发"之句，张志聪注谓："如木气敷散，其叶蚤发生"，乃随文为释，其义为误；而王冰、马莳、张介宾、高士宗等注虽合此文之义，然于此文"敷"、"发"两个关键性之字，或释而无当，或混而不释，亦属未妥；惟张琦注谓"敷当作陈，发当作落"，主张改"敷"为"陈"而改"发"为"落"，这是本于杨上善《太素》之文，然而此"敷"、"发"二字均未误，改文则又不必矣。

考《太素·知鍼石》载此文作"木陈者，其叶发落"。敷，在古代义可训"陈"，《尚书·舜典》说："敷奏以言"，孔安国传"敷，陈〈也〉"，可证。《素问》此文"敷"字即训"陈"。是"木敷者"即谓"木陈者"。惟此所训之"陈"非"陈设"之"陈"、乃"陈久"之"陈"也。《素问·鍼解篇第四十五》说："菀陈则除之者，出恶血也"，王冰注："陈，久也"；《素问·奇病论篇第四十七》说："治之以兰，除陈气也"，王冰注："陈，谓久也"；《尔雅·释诂上》说："矢、陈也"，郝懿行义疏："古者'陈'、'田'声同，其字通用。……《说文》云：'田、陈也'。盖'田'有行列，又以陈久为良，故'亩'字从田、从久，是'陈'又为'久'矣。"都说明"陈"有"久旧"之义。木陈旧则枯朽而其叶不著矣，故下文曰"其叶发"。所谓"其叶发"者，即"其叶废"也。"发"，"废"二字古同声而通用，如《墨子·非命上》说："废以为刑政"、《墨子·非命中》则作"发而为刑"；《荀子·礼论篇》说："夫昏之未发齐也"，杨倞注引《史记》则作"夫昏之未废齐也"；《素问·大奇论篇第四十八》说："男子发左，女子发右"，《外台秘要·风偏枯方二首》中则引作"男子则废左，女子则废右"，等等，均是"废"、"发"二字通用之例。《尔雅·释诂下》说："废、舍也"，郝懿行义疏："废与发通，《方言》云：'发税舍车也'，以'舍车'为'发'，'发'即'废'也。《庄子·列禦冠篇》云：'曾不发药乎'，《列子·黄帝篇》作'曾不废药乎'，是'废'，'发'古字通。发之与废，义若相反，而实相成。"王念孙《广雅·释诂》"废，置也"条下疏证亦说："发与废声近而义同"。是此文"其叶发"读为"其叶废"无疑。废，《尔雅·释诂下》训为"舍也"，《广雅·释诂》训为"置也"。"舍"同"捨"，捨置，犹"委弃"也，故《太素·知鍼石》所载此文"发"下有"落"字而作“其叶发落”。其叶发落，即“其叶废落”。其叶废落，始与上“其音嘶败”之句同一文例；然再据此两句之文例之，则下文“其声哕”之句下，当据《素问·三部九候论篇第二十》“若有七诊之病，其脉候亦败者死矣，必发哕噫”之义补一“噫”字而作“其声哕噫”之句，则义通而文句齐矣。

## 二

《素问·举痛论篇第三十九》说：热气留于小肠，肠中痛，瘅热焦渴，则坚乾不得出，故痛而闭不通矣”。

**按** 此文“肠中痛，瘅热焦渴”句的“痛”字为衍文，当删去，作“肠中瘅热焦渴”，《太素·邪客》载此文无“痛”字，可证。然其“瘅热焦渴”之义，诸注俱随文敷衍，未详其义，故不知其解究若何？惟张琦注谓“惟闭不通属热，外症必焦渴也”，把“焦渴”释为人体疾病之“外证”，乃指“舌乾口渴”，为疾病的一个临床证候，似不符合此文本义。细玩此“热气留于小肠、肠中瘅热焦渴，则坚乾不得出，故痛而闭不通矣”之全文，则清楚地看到此文是说“热气停留在小肠，则小肠中瘅热之气太盛，使其津液焦渴而致糟粕坚硬乾结不能从肛门排出，故气机壅遏，不通则痛，从而表现出腹中胀痛而大便闭塞不通之证”。此文论述的次序明明是：首述病因、病位，次述病机，后及临床证候，何能将“焦渴”释为“舌乾口渴”的“外证”？热在小肠未及于胃而为“腹痛便闭”者何必定见“舌乾口渴”？殊不知古代“口渴”之“渴”字作“潵”，而“渴”之本训为“尽”。《说文·水部》说：“渴、尽也，从水，曷声”；《广韵·入声·十七薛》说：“渴，水尽”；《群经音辨》卷四说：“渴，水空也”等均训“渴”义为“尽”也。

渴，今字通作“竭”。《墨子·亲士》说：“是故谿陕者速涸”，毕沅注：“涸，渴也”；《礼记·月令》说：“水始涸”，郑玄注：“涸，竭也”。这里毕沅注《墨子·亲士》“涸”训“渴”而郑玄注《礼记·月令》中“涸”训“竭”，是“渴”与“竭”可通，盖以训“尽”之“渴”今通作“竭”也。《墨子·大取》说：“以死亡之体渴兴利”，毕沅注：“《说文》云：‘渴，尽也’。……今经典多以‘竭’为‘渴’。”《广雅·释诂》说：“渴，尽也”，王念孙疏证：“渴，今通作‘竭’。”是“渴”字古训“尽”而今通作“竭”，则此文“焦渴”即当读为“焦竭”矣，《太素·邪客》载此文正作“焦竭”。既读“焦竭”，则其义即为“肠中津液枯涸”而绝非“舌乾口渴”也。《诸病源候论·解散病诸候·解散渴候》所谓“津液渴燥”之语，亦是说“津液枯涸燥竭”而与其下文“故渴而引饮也”的“渴”字异义也。

古时训“尽”之“渴”字，今通作“竭”。其“竭”字训“尽”之义兴而“渴”字之义又转为“口渴”之义，成为“潵”字之今文。于是“渴”为“口渴”之义起而为“空尽”之义废，从而“潵”之一字亦弃而不用矣！明、清之际的《内经》注家，多不识此古文字义训的演变情况，故其释每有谬误，只于此“渴”字之解即可见一斑。

## 三

《素问·脉解篇第四十九》说："所谓甚则跃者，九月万物尽衰，草木毕落而堕，则气去阳而之阴，气盛而阳之下长，故谓跃。"

**按** 此文载于《脉解》之篇，其"脉解"篇名，在《太素》名之为"经脉病解"，是其内容乃解释经脉病证的，从而表明此文"躍"为一病证名词无疑。然则"躍"之为证若何？高世栻注谓"躍者，少阳枢转之象"。然"枢转"非病态，似未是。考：《广雅·释诂》说："躍，跳也"，《广韵·下平声·三萧》说："跳，躍也"，《列子·汤问》说："有遗男始龀，跳往助之"，张湛注："音调，躍也"。是"躍"、"跳"二字古互训，所以诸注均以"跳"、"躍"二字连用，如王冰注："亦以其脉……循足跗，故气盛则令人跳躍也"，马莳注："阳气盛于阴分，而长于下体，故盛则为跳躍耳"，张介宾注："其有病为跳躍者，以足少阳脉下出足之外侧，阴覆于下，而仍欲上长，故病多跳躍也"等等。细玩诸注所谓"跳躍"之义，蓋指"跳高"、"跳远"之"跳"，俗之所谓"蹦"耳，或谓之"蹦跳"是也，与杨上善在《太素·经脉病解》中注此文所说"躍，勇动也"之义相同。蹦蹦跳跳，不是病证，故非此文"躍"字之义。

"躍"训"跳"，已见上述。《灵枢·经筋第十三》中有"脚跳坚"一证，是"跳"为"脚病"。《荀子·非相篇》说："禹跳"，杨倞注："《尸子》曰：禹之劳，十年不窥其家，手不爪，胫不生毛，偏枯之病，步不相过，人曰禹步"，《尚书大传·略说》说："禹其跳。……其跳者，踦也"，郑玄注："踦，步足不相过也"。其，古通"綦"，《广雅·释诂》说，"綦，尳，蹇也"，王念孙疏证："《昭二十年穀梁传》云：两足不能相过，齐谓之綦……"。禹劳苦治水十年，常以水为事，故为水湿所伤而身病偏枯，正是《庄子·齐物论》所谓"民湿寝则腰疾偏死"者也。偏枯之病，一脚失其常用，行走则步不能相过而成《尸子》所谓"禹步"、《荀子》所谓"跳"、《尚书大传》所谓"其跳"之证。然禹病之"跳"，当为"跳跛"，殆即《素问·通评虚实论篇第二十八》中所谓"蹠跛"是也。《说文·足部》说："跛，行不正也"，《群经音辨》说："跛，偏任也"，《礼记·礼器》说："有司跛倚以临祭"，郑玄注："偏任为跛"。禹病偏枯，一脚伤而失用，一脚健而独任，故其"跳"为"偏任"而"行不正"之"跳跛"也。"跳"字虽可训为"躍"，但"跳跛"之"跳"则非此文之所谓"躍"证，因上文已有"偏虚为跛"之证，如此文"躍"字释为"跳跛"，则证既嫌重复，且又不类"草木毕落而堕"之象。

《说文·足部》说，"跳，蹶也"，《广雅·释诂》说："蹶，跳也"。《说文》训"跳"为"蹶"者，以跳起者易致颠蹶；《广雅》训"蹶"为"跳"者，以颠蹶者每先跳起也。"跳"、"蹶"二字，义有相因，故在古时可互训。

《孟子·离娄上》说："《诗》曰：天之方蹶，无然泄泄"，朱熹注："蹶，颠覆之意"。"蹶"有"颠覆"之意，故《说文·足部》说："蹶，僵也"，《战国策·齐二·孟尝君在薛》说："颠蹶之请，望拜之谒，虽得则薄矣"，鲍彪注："蹶，僵也"。僵仆倒地，在常人多为不慎而失足所致，故《广韵·入声·十月》说："蹶，失足”。是“蹶”乃“失足而颠覆倒地”，即今之所谓“跌倒”、“摔跤”，俗语所谓“栽跟头”也。《方言》卷十三说：“跌，蹷也”，郭璞注：“偃地也”，戴震疏证：“蹶、蹷同”。所谓“偃地”，亦即“僵仆倒地”。蹶为颠蹶，跌为跌仆，二字义同，故可连用而为“跌蹶”。人体行走偶尔跌蹶为失足，如常发生跌蹶则为病候矣。跌蹶为人体倒仆，有堕落之象，始与“草木毕落而堕”合。跌蹶，在《金匮要略》第十九篇中有此病。

# 《素问》析疑二则

## 一

《素问·汤液醪醴论篇第十四》说："其有不从毫毛而生，五藏阳以竭也，津液充郭，其魄独居，孤精于内，气耗于外，形不可与衣相保，此四极急而动中，是气拒于内而形施于外……"

**按** 此文乃论述肿病发生的机制及证候。然其所谓"五藏阳以竭也"句，诸注均释之为"阳气竭尽"，如马莳注说："帝言病有不从毫毛而生，非由于外而生于内，五藏阳气皆已竭尽，津液充溢皮肤发为肿胀。"张介宾注说："不从毫毛生，病生于内也。五藏阳已竭，有阴无阳也。"吴崑注说："五藏列于三焦，五藏阳已竭，是三焦无阳也。"等等。如此文"五藏阳已竭"之义，果为"阳气竭尽"，则下文所论治法"开鬼门"、"洁净府"以汗之、泄之则不可理解矣，以汗、泄则阳更伤也。以，在古代诚可与"已"通，然亦可读若"为"，《经传释词》卷一引《玉篇》说："以，为也。"此文"以"字正读若"为"。是"五藏阳以竭"者，乃"五藏阳为竭"也。而此文"竭"字，亦非"竭尽"之义，乃"阻塞"之义当读若"遏"。竭、遏二字俱谐"曷"声，例得通假。《墨子·脩身》说："藏于心者无以竭爱"，于鬯《香草续校书》于此文注说："竭当读为遏，《诗·文王篇》：'无遏尔躬'，陆释云：'遏或作竭'。明'遏'、'竭'二字通用。《书·汤誓》云：'率遏众力'，彼'遏'当读为'竭'，说见前校。'竭'之读为'遏'，犹'遏'读为'竭'矣……。下文云'动于身者无以竭恭，出于口者无以竭驯'，两'竭'字并当一例读'遏'。"是"竭"字古可通"遏"无疑。这就表明此文"五藏阳以竭也"，可读为"五藏阳为遏也"。《春秋·左昭二十年传》说："式遏寇虐"，杜预注："遏，止也"；《说文·辵部》说："遏，微止也，从辵，曷声"。是"遏"之为义，乃"阻止闭塞"，其"竭"读"遏"，故"竭"亦为"止塞"之义。《素问·缪刺论篇第六十三》说："五络俱竭"，王冰注："阳气乱则五络闭结而不通"，即本此义。其实，在古典医学著作里，"竭"字读为"遏"而训"阻塞"之义并不是少见的，如《素问·举痛论篇第三十九》所谓"阴气竭，阳气未入"者，即是言"阴气遏，阳气未入"也；《金匮要略·五藏风寒积聚病脉证并治第十一》所谓"三焦竭部，上焦竭善噫……下焦竭即遗溺失便"者，即是言"三焦遏部，上焦遏善噫……下焦遏即遗溺失便"也。此文"五藏阳以竭"，其阳气阻遏于内而不用，水气泛滥于皮肤，"津液充郭"而为肿病也。

## 二

《素问·生气通天论篇第三》说："阴平阳秘，精神乃治；阴阳离决，精气乃绝。"

**按** 此文乃论述阴阳的静躁对精气的影响作用，从而决定生命的存亡，为上文之结语。然其"阴平阳秘，精神乃治"之义，诸家多注而未明，如马莳注说："必彼之阴气得其和平，而此之阳气知所秘密，则精神乃治。"张介宾注说："平，即静也；秘，即固也。人生所赖，惟精与神，精以阴生，神以阳化，故阴平阳秘，则精神治矣。"张志聪注说："调养精气神者，当先平秘其阴阳。"等等。这里马莳注"平"为"和平"，欠确切，而注"秘"为"秘密"，则使人亦嫌不甚明了其所说矣；张介宾注"平"为"静"，颇有见地，而注"秘"为"固"，则又不然矣，且说"人生所赖，惟精与神，精以阴生，神从阳化"把此文"精神"一词分而释之，则更嫌其未究此段文字之文法及文义也；至于张志聪之注，则不胜"囫囵吞枣"之甚，而不必于此加议矣。观此文"阴平阳秘，精神乃治"二句，与下二句"阴阳离决，精气乃绝"为对文，则此"平"、"阳"二字为误倒，作"阴阳平秘"之句为是。只有"平秘"，始与下文"离决"为对。《鬼谷子·摩篇》说："平者，静也"，上文已引张介宾注亦说："平，即静也"，是"平"为"静"义；《列子·力命》说："自然者，默之成之，平之宁之"，张湛注："平宁无所施为"。无所施为，亦谧静之义。秘者，《广雅·释言》说："秘，密也"，《广韵·去声·六至》说："秘，兵媚切，密也……俗作秘"，然《尔雅·释诂下》说："密，静也"，《尚书·舜典》说："四海遏密八音"，孔安国传："密，静也"。"秘"训"密"，而"密"则训"静"，是"秘"亦"静"也。此文"平"训"静"，"秘"亦训"静"，二字叠词同义，与下"离决"之词同。从理论上讲，阴阳之性，对言之则阴静而阳动（然阴无极静而阳无极动），合言之则阴阳俱喜宁静而忌躁动也。《素问·痹论篇第四十三》说："阴气者，静则神藏，躁则消亡"，是言阴气静则安而躁则害也；《素问·生气通天论篇第三》说："阳气者，精则养神，柔则养筋"，而"烦劳则张，精绝"，是言阳气静则安而躁则害也；《素问·至真要大论篇第七十四》说："夫阴阳之气，清静则生化治，动则苛疾起"，是总言阴阳之气静则安而躁则害也。阴阳之气以静为安而能生化，故此文说"阴平阳秘，精神乃治"也。此所谓"精神乃治"者，殆即"精气乃治"也。精气，古可写作"精神"《礼记·聘义》说："精神见于山川"，郑玄注："精神，亦谓精气也"；《素问·五藏别论篇第十一》说："藏精气而不写也"，林亿新校正谓"全元起本及《甲乙经》、《太素》'精气：作'精神'。"可证。"精气乃治"，与下"精气乃绝"为对文。

据上所述，此文"阴平阳秘"，乃"阴阳平秘"之误，而"阴阳平秘"之义，本为"阴阳清静宁谧"。然今人颇有望文生义而将此文"阴平阳秘"释为"阴阳平衡"，且恐人误会其阴阳平衡之义而添字作释以成为"阴阳相对平衡"者。这与祖国医学阴阳学说虽无乖，然非此文本义，故为研究整理《黄帝内经》之文者所不敢取也。

# 《素问》解疑三则

《黄帝内经》成书较古，疑难之处实多，这里写出《素问》解疑三则，以和同志们研讨。

## 一

《素问·生气通天论》说："阳气者，精则养神，柔则养筋。开阖不得，寒气从之，乃生大偻，陷脉为瘘，留连肉腠；俞气化薄，传为善畏，及为惊骇；营气不从，逆于肉理，乃生痈肿；魄汗未尽，形弱而气烁，穴俞以闭，发为风疟……。"

**按** 此"阳气者，精则养神，柔则养筋"之文，王冰注谓"然阳气者，内化精微养于神气，外为柔软以固于筋"；吴崑、马莳之注文稍异而义略同，均变"精"、"柔"二字之词性以释，恐未当；张介宾注谓"神之灵通变化，阳气之故精明也；筋之运动便利，阳气之柔和也。故精则养神，柔则养筋"。其望文生训，释"精"为"精明"，释"柔"为"柔和"。然"阳气"怎样"精明"？怎样"柔和"？实难体认，其释未确，不足为训。张志聪注谓"阳气者，水谷之精也，故先养于五藏之神；柔者，少阳初生之气也，初出之微阳而荣养于筋，是以少阳之主筋也"。将"阳气"定为"五谷之精"、将"柔"释为"少阳初生之气"，从而使此"阳气"和"柔"分之为二物，于文则不顺，于理则不通矣；高世栻注谓"精，精粹也。柔，柔和也。上文烦劳精绝，至目盲耳闭而神气散乱，故曰'阳气者，精则养神'，所以申明上文阳气不精而神无所养也。上文大怒气绝，至血菀而伤筋，故曰'阳气者，柔则养筋'，所以申明上文阳气不柔而筋无所养也。"然"阳气"何谓"精粹"？何谓"柔和"？其与张介宾同，望文生训，不足取也，且将此"阳气者，精则养神，柔则养筋"之文用为上段内容之释以作其殿，亦未为是。

上文"阳气者，烦劳则张，精绝，辟积于夏，使人煎厥，目盲不可以视，耳闭不可以听，溃溃乎若坏都，汩汩乎不可止"、"阳气者，大怒则形气绝，而血菀于上，使人薄厥"两条，是说明躁扰则阳气失常而神、形为病；此文"阳气者，精则养神，柔则养筋"，是说明安静则阳气正常而神、形皆治。此文"精则养神"、"柔则养筋"两句为对文，乃说明阳气的特性和作用，而"精"、"柔"两字于此为变文。这里"精"字，乃"靖"之假借。"精"、"靖"俱谐"青"声，故例得通假，所谓"同声假借"也。《广雅·释诂》说"靖，安也"；《国语·晋语》说"故食谷者，昼选男德以象谷明，宵静女德以伏蛊慝"，韦昭注"静，安也"。是"靖"训"安"，"静"亦训"安"，二字义同，故可如《说文通训定声·鼎部》所谓“靖，假借为静”也。据此，则“精”为“靖”字之假借，而“靖”与“静”字义同而又可假借为“静”，故《白虎通·情性》说“精者，静也”。关于“柔”字，《尔雅·释诂下》说“柔，安也”，《广韵·下平声·十八尤》说“柔，安也”，《尚书·尧典》“柔远能迩”句孔安国传亦谓“柔，安也”。上言“精”字读为“静”而其义训为“安”，此言“柔”字之义亦训“安”，是“精”、“柔”训“安”义同也。然“安”字之义又训“静”，《方言》卷十说“安，静也”，《仓颉篇》卷中说“安，静也”，可证。是“静”、“安”二字可互训，其义则相通也。从而表明了此文“精则养神”者，乃言“静则养神”也；此文“柔则养筋”者，乃言“静则养筋”也。一句话，安静则阳气养神又养筋也。然其一言“精”、一言“柔”者，是变文耳，与《素问·逆调论》之上文言“常”、下文言“衣”同例也。惟此“安静”之义，乃谓其不躁动烦劳，与下文“阳密”或“阳秘”之义正同，非谓其静止不动也。

此文“阳气者，精则养神，柔则养筋”之“养”字，似非“补养”之“养”，当训“治”。《周礼·天官冢宰·疾医》说“以五味五谷五药养其病”，郑玄注“养，犹治也”。是“养”可训“治”无疑。“精”、“柔”二字为变文而皆训“安静”，“养”训“治”，则此“阳气者，精则养神，柔则养筋”之义，即为“安静则阳气正常而治神治筋”；或者其“养神”、“养筋”为“神养”、“筋养”之倒装，即为“安静则阳气正常而神治筋治”也。

## 二

《素问·生气通天论》说：“凡阴阳之要，阳密乃固。两者不和，若春无秋，若冬无夏，因而和之，是谓圣度。故阳强不能密，阴气乃绝。”

**按** 此文“阳密乃固”句之“密”字，王冰、吴崑、张介宾释之为“闭密”，马莳释之为“秘密”，张志聪释之为“固密”。细析诸注之前后文，其所谓“闭密”、“秘密”、“固密”，文虽有异，然均似谓“坚固关闭”之义。如此，则与本段文字内容之义稍嫌左。根据《素问》所载阴阳学说的根本思想和本段文字的精神，此“密”字训为“闭固”之义，不如训为“安静”之义为长，惟高世栻释为“藏密”略近之。然其释下文“秘”字又曰“秘密”，则又与诸注义同而有误矣。

在古代文献里，训“密”为“静”义是颇不乏其例的，如《尚书·尧典》说“四海遏密八音”，孔安国传“密，静也”，《尔雅·释诂下》、《群经音辨·山部》亦皆谓“密，静也”，均是其例；然“密”又训“宁”，《国语·周语下》说“密，宁也”，《孔子家语·论礼》说“夙夜基命，宥密无声之乐也”，王肃注亦谓“密，宁也”；而“宁”之义亦训“静”，故《尔雅·释诂上》说：“密、宁，静也”，是所谓“阳密”者，乃言“阳气宁静”也，惟其“阳气宁静”则阴阳和调“乃固”也。此文“阳密乃固”之“固”，与上文“苍天之气清净则意志治，顺之则阳气固”、“阳者，卫外而为固也”等“固”字训“坚固”之义有别，当与《素问·阴阳应象大论》中“喜怒不节，寒暑过度，生乃不固”的“固”字义同而训为“长久”。《小尔雅·释诂》说“固，久也”，是“固”可训“久”无疑。如斯，则阴阳和调之枢要，在于阳气宁静始乃久长也。众所周知，其阴阳运动的特性，阴为静而阳为动。然所谓“阳为动”者，只是对“阴为静”而言；其所谓“阳气宁静”者，又只是对“阳气烦劳”而言，故此可以总之曰“阳性动而忌烦劳喜宁静”也。

阳性动而忌烦劳喜宁静，阴性静其忌、喜亦如是也，故《素问·痹论》有“阴气者，静则神藏，躁则消亡”之记述。然“阴性静”亦是对“阳性动”而言。阴阳，作为一个整体言之，则是不断运动的。《素问·阴阳应象大论》说“阴在内，阳之守也；阳在外，阴之使也”，本篇《素问·生气通天论》说“阴者，藏精而起亟也；阳者，卫外而为固也”。阴阳二气相互依赖，相互促进而以运动为常。但是，阴阳之运动，必须在宁静状态下进行才是有益的，《素问·至真要大论》说“夫阴阳之气，清静则生化治，动则苛疾起”，说明了这一点。

阴阳学说的基本思想是在“运动”中保持“宁静”，故此文论“阴阳之要”的“阳密乃固”句，当释为“阳静乃久”之义为优。阳气安谧宁静，则阴阳和调而乃久长。

《礼记·多饮酒义》说“产万物者圣也”。郑玄注“圣之言生也”；《广韵·去声·四十五劲》说“圣，式正切，生也”。是“圣”可训“生”也。生，当读如《素问·六节藏象论》“生之本，本于阴阳”、《素问·阴阳应象大论》“生乃不固”之“生”，指“生气”。《说文·又部》说“度，法制也”，《群经音辩·又部》说“度，法制也”，犹今之所谓“规律”之义。“因而和之，是谓圣度”者，谓“阴阳和调是生气的正常规律”，和之乃可久长也。如阳气躁动烦扰，阴阳“两者不和”，则为孤阴独阳，“若春无秋，若冬无夏”，而无以生长矣，是以下文有曰：“故阳强不能密，阴气乃绝。”

## 三

《素问·金匮真言论》说：“夫精者，身之本也。故（冬）藏于精者，春不病温；夏暑汗不出者，秋成风疟。此平人脉法也。”

**按** 本文“此平人脉法也”句中“平人”、“脉法”之文，古注多歧义。有谓“平人”为“不病之人”者，如张介宾、张志聪、高世栻等；有释“平人”曰“平病人”者，如王冰、马莳等；有囫囵吞枣而其义不明者，如杨上善之注。关于“脉法”之义，杨上善、马莳释之为“切脉”，张介宾、张志聪则以“经脉”释之，而王冰、高世栻又顺文以过，无以睹其义也。另外，林亿等谓“此平人脉法也”全句之义“与上文不相接”，疑为他处之文而错续于此也；张琦亦谓此句乃“他经脱文”。其实，诸注皆未确，盖以其皆不明训诂而未识文字之古义也。

此文“平人”二字，和《素问·平人气象论》中所谓“平人者，不病也”的“平人”一词是指“健康人”者不同，和《金匮要略·血痹虚劳病脉证并治》中所谓“夫男子平人，脉大为劳，极虚亦为劳”的“平人”一词是指“脉病形不病”者亦不同。因为它不是一个“词”。此“平”字当作“辨别”解，《说文·亏部》说：“平，语平舒也。从亏，从八。八，分也”。《说文·八部》说：“八，别也，象分别相背之形。凡八之属皆从八”；又说：“分，别也。从八，从刀，刀以分别物也。”是“平”之为字“从八”而有“分别”义也。又“平”之为义可通“辨”，《脉经》卷八第九载“平……疟脉证”、《外台秘要·疗疟方》引张仲景《伤寒论》谓“辨疟脉”可证，《伤寒论·伤寒杂病论集》所谓“并平脉辨证”者亦即谓“并辨脉辨证”也。辨，古作“乎”、“釆”。“辨”亦“别”也，《说文·釆部》说：“釆，辨别也，象兽指爪分别也。凡釆之属皆从釆，读若辨。乎，古文釆。”总之，“平”字之义可训为“辨别”也。如此，则本文所谓“此平人……”者，即谓“止辨别人……”也。

关于此文“脉法”之“脉”字，则义当训“诊”。脉，篆文字作“衇”，又作“脈”，籀文字作“䘑”。脉、脈、衇、䘑，形异而字同。《说文·𠂢部》说：“䘑”，血理分衺行体者。从𠂢，从血。脈，䘑或从肉。䘑，籀文。”是“脉”为人体的“经脉”，其在人体具有运行血气以养全身的作用。经脉的变动，即为人体的疾病。人体有病，可参合在人体脉动部以手循按审察经脉的变动情况而诊断之。这就叫做“切脉”。切脉，又叫“切诊”，又叫“脉诊”，又叫“切脉诊”，是祖国医学的重要诊法之一。因为“切脉”是一种“诊法”，故“脉”字之义可引伸而为“诊”。在古代文献里，“脉”读“诊”义是屡见不鲜的：如《汉书·艺文志·方技略》说“原诊以知政”，《隋书·经籍志·医方》则谓“原脉以知政”，是“脉”字之义同“诊”也；《史记·扁鹊仓公列传》所言“至今天下言脉者，由扁鹊也”，即谓“至今天下言诊者，由扁鹊也”；《素问·金匮真言论》所言“故善为脉者，谨察五藏六府，一逆一从……”者，即谓“故善为诊者，谨察五藏六府，一逆一从……”也；《素问·示从容论》所言“臣请诵《脉经》上下篇，甚众多矣”者，即谓“臣请诵《诊经》上下篇，甚众多矣”也；《素问·疏五过论》所言“善为脉者，必以比类奇恒从容知之”者，即谓“善为诊者，必以比类奇恒从容知之”也，等等。

据上所述，“脉”字古可训“诊”义，当勿庸置疑。此文“脉法”之“脉”字，只有训作“诊”字之义，其句始能与其前文相贯而理通。吴崑于此文注说“脉法，犹言诊法也”，这是很有见地的。考本段“夫精者，身之本也。故（冬）藏于精者，春不病温；夏暑汗不出者，秋成风疟”等文，根本未及于经脉和脉象，如将其下文“此平人脉法也”一句之“脉”字释为“经脉”或“切脉诊”，岂不是南其辕而北辙、后之语而不符前之言哉?！无怪乎林亿等人谓“此平人脉法也”之文“与上文不相接”也。

现在本文“此平人脉法也”句中“平人”、“脉法”之义已阐释清楚，这就可以明白地看出：本段文字中“夫精者，身之本也”两句，是“故（冬）藏于精者，春不病温；夏暑汗不出者，秋成风疟”等文的起句，说明精气是人身的根本，精气的藏泄，决定着人体的发病与否；“此平人脉法也”一句，是“故（冬）藏于精者，春不病温；夏暑汗不出者，秋成风疟”等文的结语，说明是辨别人体病与不病的诊法。

# 《灵枢经》析疑四则

现在流传的《灵枢经》一书，一般认为它是《黄帝内经》中的组成部分，成书的时间较早，距今已有两千多年，其中不少内容的文字保存了古义，以致许多学者都发生了误注。这里特就《灵枢经》的内容摘出了数点，发表一下自己的看法，写出了这篇“《灵枢经》析疑四则”一文，来和同志们共同研讨。

## 一

《灵枢·脉度第十七》说：“五藏不和则七窍不通，六府不和则留为痈。”

《难经·三十七难》亦载此文，其改“七窍”为“九窍”虽非，然其“留”下有“结”字则是。此文当于“留”下补一“结”字而为“六府不和则留结为痈”，以与上文“五藏不和则七窍不通”为对句。“六府不和则留结为痈”的“痈”字，一些注家咸释之为“痈疡”、“痈肿”（此指“畜结痈脓”之“痈肿”），如张介宾注说：“六府属阳主表，故其不利则肌腠留为痈疡”，杨玄操在《难经·三十七难》中注说：“六府，阳气也。阳气不和，则结痈肿之属，故云‘为痈’也”等等，就是其例。这种解释，是与《内经》此文的原意相左的，只要细阅一下本段全文即可看到这一点。此文之下，紧紧相接的文字是：“故邪在六（“六”字原无，今据《难经·三十七难》文补）府则阳脉不和，阳脉不和则气留之，气留之则阳气盛矣；邪在五，藏则阴脉不和，阴脉不和（此十三字原作“阳气太盛则阴不利，阴脉不利”十二字，误，今据《难经·三十七难》文改）则血留之，血留之则阴气盛矣。阴气太盛，则阳气不能荣也，故曰关，阳气太盛，则阴气弗能荣也，故曰格，阴阳俱盛，不得相荣，故曰关格。关格者，不得尽期而死也。”这明明是说邪在六腑或五藏，使藏府阴阳之脉偏盛偏衰，则或血或气留之而不得相荣，成为关格之病。所谓“关格之病”者，其或如《灵枢·终始第九》中“人迎与太阴脉口俱盛四倍以上”的论脉的“关格”，或如《伤寒论·平脉法第二》中“关则不得小便，格则吐逆”的论证的“关格”。然而无论其为论脉的人迎与寸口俱盛四倍以上的关格或为论证的不得小便而又吐逆的关格，均无涉于痈疡，其“六府不和则留结为痈”之“痈”何能谓其定是“痈疡”？考：痈，古代可假借为“壅”，而“壅”字是可写作“痈”的，如《难经·五十六难》说：“肺之积，名曰息贲，在右胁下，覆大如杯，久不已，令人洒淅寒热，喘咳，发肺壅”，《脉经》卷六第七引其文即作“发肺痈”，可证。《素问·大奇论篇第四十八》说：“肺之雍，喘而两胠满；肝雍，两胠满，卧则惊，不得小便；肾雍，脚下至少腹满……”，《甲乙经》卷十一第八载其文诸“雍”字，均作“痈”。是“痈”又可假借为“雍”字，而“雍”字亦读为“壅”。《汉书·武帝纪》说：“是化不下究，而积行之君子雍于上闻也”，颜师古注：“雍读曰壅”；《汉书·元帝纪》说：“是故壬人在位，而吉士雍蔽”，颜师古注：“雍读曰壅”；《尔雅·释地》郝懿行义疏说：“雍，壅也”；《白虎通·辟雍》说：“雍之言壅也”，是“雍”可读为“壅”无疑。

据上所述，在古代，“痈”可假借为“壅”，亦可假借为“雍”，而“雍”亦可读为“壅”，则《灵枢·脉度第十七》本文“六府不和则留结为痈”的“痈”字当亦为“壅”字之假借。《汉书·景十三王传》说：“今臣雍阏不得闻”，颜师古注：“雍读曰壅。雍，塞也”；《群经音辨》卷二说：“雍，塞也”。“壅”有“塞”义，故于古即“壅”、“塞”二字连用，构成“叠词复义”的今之所谓“相同联合词”，《汉书·盖诸葛刘郑孙毋将何传》中“正直之路雍塞”句的“雍塞”之用是其例。这里“六府不和则留结为痈”的“痈”字读“壅”而义为“壅塞”，始与上句“五藏不和则七窍不通”的“不通”之义相协，而与下文“阴阳俱盛，不得相荣，故曰关格”的“关格”一病无忤。其实，在祖国医学的古典著作里，“壅”字被写作“痈”是颇不乏其例的，如《素问·病能论篇第四十六》所渭“夫痈气之息者，宜以针开除去之”，就是“夫壅气之息者，宜以针开除去之”也；《金匮要略·肺痿肺痈欬嗽上气病脉证治第七》所谓“肺痈，喘不得卧，葶苈大枣泻肺汤主之”，就是“肺壅，喘不得卧，葶苈大枣泻肺汤主之”也。

## 二

《灵枢·邪气藏府病形第四》说：“脾脉……滑甚为㿉癃”，“肾脉……滑甚为癃㿉”。

此文于脾脉滑甚曰“㿉癃”，于肾脉滑甚曰“癃㿉”，若乎二病，实则一也。“癃㿉”者，“㿉癃”也；“㿉癃”者，“癃㿉”也。其病虽有“在脾”、“在肾”的不同，然其却皆为“㿉癃”之病。何谓“㿉癃之病”？历代注释均误将其析之为二，说“㿉”为“㿉疝”、“癃”为“癃闭”，如马莳注说：“脾得滑脉而甚，则为㿉疝，为癃溺”，“肾得滑脉而甚，则肾邪有余当膀胱闭癃及成㿉疝也”；张志聪注说：“脾为阴湿之土，湿热则为疝㿉，为小便闭癃”，“肾有热则为小便闭癃，为睾丸肿㿉”，惟张介宾“脾脉滑甚……故为㿉癃疝”之注较确，但其注“肾脉……滑甚为癃㿉”亦说“癃，小便不利也；㿉，疝也”却又误矣。㿉，亦作“颓”，作“㾯”，又作“隤”。《广韵·上平声·十四皆》、《小学钩沈》卷二并说，“㿉，阴病”；《群经音辨》卷三说：“颓，委也”，《尔雅·释诂上》说：“虺颓，病也”，郝懿行义疏：“颓，《诗》作‘隤’”；《说文·自部》说，“隤，下队也”（“队”即“坠”正字，见《墨子·七患》“队其子于井中”句下毕沅注），《汉书·食货志上》说：“因隤其土以附苗根”，颜师古注亦谓“隤谓下之也，音颓”。是“㿉”乃“委弃不用”而“纵缓下坠”的“阴病”，殆即杨上善所谓“丈夫小腹中有块，下冲阴痛”和王冰所谓“睾垂纵缓”的“颓疝”是也，故《释名·释疾病》说：“阴肿曰隤，气下隤也，又曰疝，亦言诜也，气诜诜引小腹急痛也。”

癃，一作“瘙”，籀文作“瘁”，其义本可训为“小便不利”即读为“癃闭”之“癃”，但这里“癃”字与“痔”字连用，构成了“癃痔”或“痔癃”之词，就不当释为小便不利而只能训为“罢癃”之“癃”了。在《素问·脉解篇第四十九》中有“颓癃疝”之文，如释“癃”为“小便不利”而夹杂于“颓”、“疝”二字之间，则其义为不顺而其文亦拙矣。“痔癃”之为词与“颓癃疝”之为词义同。“癃”为“罢癃”之“癃”，而“罢癃”之词，每见于古文献中，如《史记·平原君虞卿列传》说：“臣不幸有罢癃之病”，《云梦秦简》说：“罢瘁守官府”等即是其例。然则何为“罢癃”？段玉裁《说文解字注》说：“病当作癃罢者，废置之意。凡废置不可事事曰罢癃，《平原君传》躄者自言‘不幸有罢癃之病’。然则凡废置皆得谓之罢癃也。”其“罢癃”之义为“废置”而“癃”之为字亦“废弃”之义也。《说文·疒部》说：“癃，罢也”。（“罢”、“疲”同，见《战国策·周策》“韩氏罢于兵”句下鲍彪注），《汉书·高帝纪下》说：“年老癃病勿遣”，颜师古注：“癃，疲病也”，《淮南子·览冥训》说：“平公癃病”，许慎注：“癃病，笃疾”，《急就篇》卷四说：“笃癃瘘疲迎医匠”，颜师古注：“笃，重病也；癃，疲病也”，《周礼·地官司徒·小司徒之职》说：“以辨其贵贱老幼疲疾”，郑注：“疲疾，言癃病也”。是病至疲笃痼疲为“癃”。痔为前阴病疝而其势委废纵缓，故曰“痔癃”，或如《素问·脉解篇第四十九》称之曰“颓癃疝”也。

## 三

《灵枢·通天第七十二》说：“太阳之人，多阳而无（无，原作“少”，今据《甲乙经》卷一第一文改）阴，必谨调之，无脱其阴而写其阳，阳重脱者易狂，阴阳皆脱者，暴死不知人也。”

此文“阳重脱者易狂”句的“易”、“狂”二字为误倒，当乙转而作“狂易”。在古代文献里，“狂”，“易”二字，每有连用而为“狂易”一词者，如《汉书·王子候表》说：“乐平候䜣病狂易”，《汉书·五行志》说：“万事失在狂易”，《白虎通·考黜》说：“而得有狂易之疾”，《周礼·天官冢宰·阍人》说：“奇服怪民不入宫”，郑注引《春秋传》：“怪民·狂易”，《国语·晋语九》说：“今臣一旦有狂疾”，韦昭注：“……犹人有狂易之疾”，《甲乙经》卷十一第二说：“狂易，多言不休，及狂走欲自杀，及目妄见，刺风府”，又说：“狂易，鱼际及合谷、腕骨（谷）、支正、少海、昆仑主之”，又说：“狂易，见鬼与火，解溪主之”，《神农本草经》说：“白头翁，味苦温，主温疟，狂易”，又说：“蜣螂，味咸寒，主……大人瘨疾狂易”，《千金翼方》卷二十七第八说：“内踝上三寸绝骨宛宛中灸五十壮，主……狂易”，《外台秘要·脚气门·服汤药色目方》引苏恭说：“紫雪，疗……狂易叫走”，《黄帝内经明堂》说：“短气，心痹，悲怒，气逆，恐，狂易”，杨上善注：“狂易者，时歌时笑，脱衣驰走，改易不定”等等皆是。所谓“狂”者，乃泛指“性理颠倒，神志失其常用”的病证，非独谓“逾垣上屋，骂詈不避亲疏”之“狂”也，故高诱注《吕氏春秋·孟夏纪·尊师》说：“暗行妄发谓之狂”、许慎注《淮南子·主术训》说：“狂，犹乱也”。所谓“易”者，《淮南子·俶真训》说：“昔公牛哀转病也，七日化为虎”，许慎注：“转病，易病也。

江淮之间公牛氏有易病化为虎，若中国有狂疾者发作有时也”。是“易”亦“狂”也，故《国语·吴语》说：“员不忍称疾辟易，以见王之亲为越之禽也”，韦昭注：“辟易，狂疾”。

《韩非子·内储说下》说：“公惑易也”。惑易，亦“狂易”也，或作“狂惑”，《神农本草经》卷二说：“白薇，味苦平，主……忽忽不知人，狂惑”是其例。

易，与“瘍”通。《说文·疒部》说：“瘍，脉瘍也，从疒，易声”，段玉裁注：“脉瘍，叠韵。善惊之病也”；《广雅·释诂》说：“狂，瘍，痴也”（《说文·疒部》说：“痴，不慧也，”），狂训痴，瘍亦训痴，是“狂”、“瘍”二字义同。“狂易”为一相同联合词，诸注对《灵枢》此文“易”字均遗而未释，其于义虽无伤，然于文则未得耳！

凡性理颠倒，神志失常而为出的病证，皆曰“狂易”。狂易之病，有多种不同表现，但总起来可分为“虚证”、“实证”两大类。《灵枢》此文所论述的“狂易”之病，则为“阳气重脱”的“虚证”。阳脱则神伤而失守不聪，从而发为狂易之病，这在《黄帝内经》一书中并不是绝无仅有的，《灵枢·九针十二原第一》所谓“夺阳者狂”、《素问·腹中论篇第四十》所谓“石之则阳气虚，虚则狂”等文，均是论述“阳虚而病狂易”的。

## 四

《灵枢·根结第五》说：“满而补之，则阴阳四溢，肠胃充郭，肝肺内䐜，阴阳相错；虚而写之，则经脉空虚，血气竭枯，肠胃僻辟，皮肤薄著，毛腠夭膲。”

此段文字中“肠胃僻辟”的“僻辟”二字，马莳注说：“肠胃僻辟，僻积之意”。张志聪注说：“僻，虚怯也；辟，僻积也”，张介宾注说：“僻，畏怯也；辟，邪僻不正也”。按照马莳、张志聪之注，则为肠胃襞积叠复；按照张介宾之注，则为肠胃畏怯而歪斜。诸注之误，不待细审，一看即知。如依其释，试问其病“虚而写之”，正气消索，肠胃何为“襞积叠复”？试问肠胃无主神志之用，何能“畏怯”？且肠胃虚则虚矣，又何必“歪斜”？故诸家之注实属不当。

《灵枢》此文“僻”字，《甲乙经》卷五第六作“慑”，慑与僻通，见《广雅·释诂》王念孙疏证。《太素·刺法》作“摄”。僻，慑，摄，均当为“聂”字之假借。此文“僻辟”即“聂辟”，与《素问·调经论篇第六十二》中所谓“虚者聂辟气不足”的“聂辟”同。《素问》诸注所释“聂辟”之义亦多为误。考《说文·耳部》说：“聂，附耳私小语也。从三耳。”是“聂”有“小”义。《群经音辨》说：“聂，牒也”，《说文·肉部》说：“牒，薄切肉也”。“聂”训“牒”，“牒”为“薄切肉”，亦证“聂”有“薄弱”之义。薄弱微小为“聂”，重言之则曰“聂聂”，《素问·平人气象论篇第十八》说：“平肺脉来，厌厌聂聂，如落榆荚，曰肺平”，王冰注：“浮薄而虚者也”。《金匮要略·水气病脉证并治第十四》所谓“四肢聂聂动者”，亦是说其病有“四肢轻微颤动”之证象也。

《灵枢》此文“辟”字，《吕氏春秋·士容论·审时》说：“后时者，纤茎而不滋，厚糠而多秕，庄（疑有误）辟米而不得恃”，高诱注：“辟，小也”。是“辟”训“小”也。《诸病源候论·小儿病诸候三·哺露候》说：“血气减损，不发肌肉而柴辟羸露”。柴辟羸露，亦“瘦小困败”之义。“聂”为“薄小”，“辟”亦为“瘦弱”，二字义同，叠词而为“聂辟”。聂辟者，小弱也。肠胃小弱，正与上文“肠胃充郭”为对文。上为“满而补之”则邪气盛实，故其肠胃充大，此为“虚而写之”则正气虚竭，故其肠胃弱小也。

# 《灵枢经》析疑三则

《湖北中医杂志》1980年第五期上发表了拙文“《灵枢经》析四疑则”，这里又写成“《灵枢经》析疑三则”一文，来和研究《灵枢经》一书的同志们共同商讨。

## 一

《灵枢·终始第九》说：“少气者，脉口、人迎俱少而不称尺寸也。如是者，则阴阳俱不足，补阳则阴竭，泻阴则阳脱。如是者，可将以甘药，不可饮以至剂……”。

**按** 本文中“可将以甘药，不可饮以至剂”，其“甘药”何谓？“至剂”何解？过去《内经》学家于此或为误注，或注而不确，如马莳注说：“此针之所以不可施也，仅可将理以甘和之药，不可饮以至补至泻之剂”，张介宾注说：“如是者，但可将以甘药。甘药之谓，最有深意，盖欲补虚羸，非纯甘不可也。至剂，刚毒之剂也，正气衰者，不可攻，故不宜用也”，张志聪注说：“甘药者调胃之药，谓三阴三阳之气本于中焦胃府所生，宜补其生气之源，道之流行，故不可饮以至剂，谓甘药太过反留中也”，等等。他们这里把所谓“甘药”，释之为“甘和之药”，“纯甘之药”，“调胃之药”，就是“甘味”之药，这是在望文生训，不太恰当的。阴阳俱不足之病，其治疗何能定要“纯甘”，定要“调胃”？观《难经·十四难》中“损其肺者，益其气；损其心者，调其荣卫；损其脾者，调其饮食，适其寒温；损其肝者，缓其中；损其肾者，益其精”等治“损”之法可知。如果把此文“甘药”，理解成了“甘味之药”，这不仅不是《灵枢》此文的本义，而且给理解下文所谓“至剂”之意堵塞了思路，造成了困难，所以无怪乎诸注“至剂”之义都属谬而无当了。其实，此文所谓“甘药”与《灵枢·邪气藏府病形第四》中“诸小者，阴阳形气俱不足，勿取以针，而调以甘药也”的“甘药”一词同义。然则何谓“甘药”？《庄子·天道》说：“斲轮徐则甘而不固”，陆德明音义：“甘者缓也”；《淮南子·道应训》说：“大徐则甘而不固”，许慎注：“甘、缓意也”；《广雅·释诂》也说：“甘，缓也”《灵枢·官能第七十三》所谓“手甘者”亦是说的“手缓者”。其“甘”字之义可训为“缓”，是“甘药”者，即“缓剂”也，殆无疑义矣！

至于此文“至剂”之义，马莳谓为“至补至泻”之剂，其加“补”、“泻”之字以成义，已非解《经》之法，且此文明谓“阴阳俱不足”，其治疗上何有“至泻”云为？张志聪谓为“甘药太过”，然此文“至剂”二字明为一词，与上“甘药”为对文。其果为“甘药太过”，则当读之为“可将以甘药，不可饮以甘药太过”。如此，则文即欠顺矣；张介宾谓为“刚毒之剂”，恐亦非《灵枢》本文之义，以“阴阳俱不足”患者，其用药之禁当不限于药之“刚毒”也。考：《国语·郑语》说：“夫如是，和之至也”，韦昭注：“至，极也”；《月令七十二候》说：“夏至，五月中”，吴澄集解引《韵会》：“至，极也”。至，训“极”，而“极”即“急”也，《方言》卷十：“极，吃也”，戴震疏证：“极，急也，谓语急而吃”。是“极”义为“急”。又“极”与“亟”通，“亟”亦“急”也，《荀子·赋篇》说：“出入甚极，莫知其门”，又说：“无羽无翼，反覆甚极”，杨倞注并说：“极读为亟，急也”；《庄子·盗跖》说：“亟去走归”，陆德明音义：“亟，纪力反，急也。本或作极”。是“至”训“极”，“极”与“亟”通而义均为“急”，则知此文“至剂”即为“急剂”矣。《素问·至真要大论篇第七十四》说：“治有缓急”。“急剂”与“缓剂”对，其病“阴阳俱不足”应治以缓剂，自当禁之以急剂，故此文说“可将以甘药，不可饮以至剂”也。如此，则此文顺而理通矣！

## 二

《灵枢·五味论第六十三》说：“黄帝曰：苦走骨，多食之令人变呕，何也？少俞曰：苦入于胃，五谷之气皆不能胜苦，苦入下脘，三焦之道皆闭而不通，故变呕。齿者，骨之所终也，故苦入而走骨，故入而复出，知其走骨也”。

**按** 《甲乙经》卷六第九载此文“故入而复出”之句无“故”字，其下有“必黧疏”三字，是。此“故”字当移冒于下句。此文所论“变呕”一证，历代注家均释之为“呕吐”，如杨上善、马莳，张介宾、张志聪等均作如是注，这是不妥当的。在日常生活中，未尝见其“多食苦”而定为“呕吐”之变者，且“呕吐”为“胃气之逆”，其与“走骨”何与？再说，此果为呕吐，亦是苦入于胃而复出于口，又何必定要扯到了“齿”上？惜历代注家缺乏训诂学知识而不识此文“呕”字之训，遂将其误注为“呕吐”，以致这段文字之义长期以来不可全文贯读而“变呕”一证被误解！

考此文所述，于多食“酸”，则曰令人“癃”，于多食“鹹”，则曰令人“渴”；于多食“辛”，则曰令人“洞心”；于多食甘，则曰令人“悗心”，惟于此多食“苦”下，则曰令人“变呕”，在“呕”字上加了一个“变”字。这情况，似乎不是偶然的，因为人在正常情况下，是无“癃”，无“渴”，无“洞心”，无“悗心”的，但却是有“呕”存在的，而这个“呕”又是可以“变”的。然而此文之“呕”究竟何所解释呢？《方言》卷十三说：“妪，色也”，郭璞注：“妪煦，好色貌”，戴震疏证：“妪亦作呕”；《广雅·释诂》说：“呕煦，色也”，王念孙疏证：“《逸周书·官人解》云：‘欲色妪然以愉’，《大戴礼》‘妪’作‘呕’……呕，妪、伛古通用。”是“呕”字通“妪”而其义训“色”，则此文所谓“变呕”者，即“变色”，亦即“色变”也。然此处所说的“色”，当是指“齿色”。惟其是指“齿色”之“变”，所以下文特释之曰：“齿者，骨之所终也，故苦入而走骨，入而复出，故知其走骨也”，齿为骨之余，故苦味入胃走骨而复出于齿，以致齿色变焉，其齿变为色黑黄而理粗疏；惟其齿色有变，故知其苦走骨也。这就是此文“苦走骨，多食之令人变呕”的本来意义。也只有这样读，此段之文才能文贯而理周。

## 三

《灵枢、通天第七十二》说：“太阴之人，其状黮黮然黑色，念然下意，临临然长大，腘然未偻，此太阴之人也。”

**按** 《甲乙经》卷一第十六载此文“腘然未偻”作“䐃然未偻”，误；历代注家于此“腘然未偻”之释亦多牵强，如马莳注说：“临临然，长大之貌也。其腘虽长大，然直身而非伛偻之状也”；张介宾注说：“临临然，临下貌。腘然未偻，言膝腘若屈而实非伛偻之疾也”；张志聪集注引赵氏说：“身半以下为阴，是以临临然明胫之长大也”，又引朱卫公说：“腘胫长大，故俯恭于身半之上，而腘未伛偻也”。他们将这里的“腘”字均释为人体的“腘窝”部位，从而将“伛偻”和“腘脚”连在一起，说什么“言膝腘若屈而实非伛偻之疾也”，什么“其腘虽长大，然直身而非伛偻之状也”，什么“腘胫长大，故俯恭于身半之上而腘未伛偻也”等等。考“伛偻”者，乃“背曲”也，试问其与“腘脚”何与？尤其马莳、朱卫公辈均为“腘长大”之说，竟将“腘”字连到了上文的“临临然长大”读，则遂使其文句亦乱而不通矣。本来，这几句的文字非常有规律而一看即可清楚的，其“黮黮然”是形容“黑色”的，“念然”是形容“下意”的，“临临然”是形容“长大的”“腘然”是形容“未偻”的。所谓“腘然未偻”者，其“未偻”乃“末偻”之误，以“末”，“未”二字形近而致也。《淮南子·地形训》说：“其人面（此处当有脱文）末偻修颈”；《庄子·外物》说：有人于彼，修上而趋下，末偻而后耳”，郭象注：“耳郤近后而上偻”。是“末偻”又称“上偻”，故《春秋·右昭三年传》说：“顾而见人黑而上偻”，《春秋·左哀十四年传》说：“有陈豹者，长而上偻望视”。

末偻，又称：“背偻”，《说文·人部》“偻”字条下说：“周公韈偻，或言背偻”《小尔雅·居卫》说：“禹、汤、文、武及周公……或秃骭背偻”，《诸病源侯论》卷五载有“背偻候”是也。

《庄子·达生》说：“见痀偻者承蜩”《列子·黄帝》中作“见痀偻者承蜩”，张湛注：“痀偻，背曲疾也”。是“痀偻”或“痀偻”，亦“末偻”也。

末偻，又通“伛偻”。《广雅·释言》说：“伛，偻也”，《广韵·上声，九麌》说：“偻，伛疾也”。是“伛”，“偻”二字可互训，故连用之而为“伛偻”，叠词同义也。《广雅·释诂》说：“伛、偻，曲也”。“伛”、“偻”二字均为“曲”义，故“伛偻”即为“背曲之疾”，或为“背脊弯曲之象”，《灵枢·厥病第二十四》说：“……伛偻者，肾心痛也”，《素问·刺禁论篇第五十二》说：“刺脊间，中髓为伛”王冰注：“伛，谓伛偻，身蜷屈也”，《小学钩沈》引《通俗文》说：“曲脊伛谓之偻”。

由于“末偻”为“背脊之弯曲”，故此文特以“腘然”形容之。《荀子·富国篇》说：“诎要桡腘”，杨倞注：“腘，曲脚中”；《太素》卷五首篇说：“人有腋腘”杨上善注：“戈麦反，曲脚也”；《玉篇·肉部》说：“腘，曲脚也”；《骈雅·释诂》说：“腘腘，曲卻也"；《广韵·入声·二十一麦》说："腘，曲脚中也"，是"腘"训"曲脚"或"曲脚中"也。既然"腘"训"曲脚"或"曲脚中"而人体"腿弯"称"腘"，则是"腘"有"曲"义无疑，故此文以"腘然"形容"背曲"之"末偻"，自是文用有据矣。《广雅·释亲》说："腘腘，曲脚也"，王念孙疏证："腘者，曲貌也，《灵枢·通天篇》云："太阴之人，其状腘然末偻，是也"，更证明了这一点。

# 《内经》析疑三则

《内经》成书较早，文字古奥，且多错简，虽经历代医家注释，但其中有不少内容读起来仍感不易晓悟，笔者多年来研讨，对其中某些内容稍有领会，现写出《内经》析疑三则，以就正于有志发掘祖国医学宝藏的同志们！

## 一

《素问·汤液醪醴论》说："平治于权衡·去宛陈莝，微动四极，温衣，缪刺其处，以复其形……"这段文字是论述"津液充郭，其魄独居"的"水肿病"的治疗方法的。它首先提出了"平治于权衡"的治疗原则，接着指出了各种具体治疗方法。其中"去宛陈莝"之义，历代注释，颇有谬误。兹选其有代表性者二说，列在下面：

（一）王冰注说："去宛陈莝，谓去积久之水物犹如草茎之不可久留于身中也。"

（二）丹波元坚说："按《鸡蜂普济方》引初和甫曰：去宛陈莝，谓涤肠胃中腐败也。"（宛，原误为"远"，今改正）

**按** 前者只谓"去积久之水物犹如草茎之不可久留于身中也"，未说明"去"水的具体方法，其意似谓连上句"平治于权衡"读，为治疗"水肿病"的一般原则；后者谓为"涤肠胃中腐败也"，似指从大便以攻去体内之积水，如《金匮要略·水气病篇》所谓"病水，腹大，小便不利，其脉沉绝者，有水，可下之"之例，但均非本文原意。考"去宛陈莝"的"莝"字，《太素·知汤药》作"茎"，观王冰注文"犹如草茎……"句，似《素问》原文本亦作"茎"而被误为"莝"的。茎，古常写作"茎"，而易误为莝，《医心方》卷八第八载"唐犀角汤"方中"紫苏茎"的"茎"就误为"莝"，可证。茎，杨上善注《太素·知汤药》不连"去宛陈"三字读而连下句，然亦不可卒读，笔者疑"茎"为另一句之字，其句因脱落太甚而只留下一"茎"字，故不可再为句。据此，则"去宛陈"三字本为一句。"去宛陈"者，谓除去其宛陈之物也，《灵枢·九针十二原》所谓"宛陈则除之"是也。宛，一作菀，又作郁，也作蕴；陈，指久旧，宛陈，指体内郁积陈旧之浊物，殆无疑义。然本节"去宛陈"之句，则非泛指一切疗法以排出体内浊物，而是指的一种具体治疗方法。根据马克思主义的观点，一定历史时期的文化艺术（包括语言文字），有一定历史时期的特点。《内经》的文字，还是用《内经》的内容去帮助理解才较为接近正确。《灵枢·小针解》说："宛陈则除之者，去血脉也"，什么叫做"去血脉"？《素问·针解篇》说得较清楚，它说："菀陈则除之者，出恶血也"，王冰注说："菀，积也。陈，久也。除，去也。言络脉之中血积而久者，针刺而除去之也”。杨上善注《太素·知汤药》也说：“宛陈，恶血聚也。有恶血聚，刺去也”。这就充分表明本节所谓的“去宛陈”，是一种针刺络脉的放血疗法。针刺络脉放血治疗水肿病，这在《内经》里是有具体体现的，如《灵枢·水胀》说：“黄帝曰：肤胀鼓胀可刺邪？岐伯曰：先泻去胀之血络，后调其经，刺去其血络也”。《灵枢·四时气》说：“风疢肤胀，为五十七痏，取皮肤之血者，尽取之”。本节“去宛陈”疗法，自被误解为药物攻水之法后，则针刺络脉放血治疗水病之法即被湮没无闻。在继承发扬祖国医学遗产的今天，发掘出“去宛陈”这一针刺络脉放血治疗水肿病的方法，亦诚属水肿。《水胀》说：“黄帝曰：肤胀鼓胀可刺邪？岐伯曰：先泻去胀之血络，后调其经，刺去其血络也”，《灵枢·四时气》说：“风疢肤胀，为五十七痏，取皮肤之血者，尽取之”。本节“去宛陈”疗法，自被误解为药物攻水之法后，则针刺络脉放血治疗水病之法即被湮没无闻。

## 二

《素问·调经论》说：“寒湿之中人也，皮肤不收，肌肉坚紧……”，其“皮肤不收”一句，约有下列几种解释：

（一）吴崑说：“不收者，肌肤虚浮不收敛也”。

（二）张介宾说：“凡寒湿中人，必伤卫气，故皮肤不收而为纵缓”。

（三）高士宗说：“其寒湿之中人也，在于皮肤肌肉之间，故皮肤不收……。不收，汗出而不闭密也”。

**按** 《灵枢·岁露论》说：“寒则皮肤急而腠理闭”。本节寒湿中人的所谓”皮肤不收”之证，吴崑释为“肌肤虚浮”，张介宾释为“皮肤纵缓”，高士宗释为“汗出而不闭密”，均与“寒主收引凝敛”之性不合，且与下句“肌肉坚紧”之证相反，故丹波元简谓“《甲乙》·《太素》近是”。然丹波亦未阐明本节“皮肤不收”之义。考“不”之一字，古与“丕”通故有用作语助词而无义者。如《战国策·秦策》说：“楚国不尚全事”，鲍彪注：“不尚，尚也”；《礼记·中庸》说：“不显惟德”，郑康成注：“不显，言显也”，等等均是。《小尔雅·广训》亦谓“不显，显也；不承，承也”。“不”与“丕”通用，为语助词，无义。则本节“皮肤不收”即为“皮肤收”也，故《甲乙荎》卷六第三、《太素·虚实所生》均止作“皮肤收”而无“不”字。皮肤收，始与“寒性收敛”之义合，太阳伤寒则恶寒发热身痛而无汗即是明证。本节“皮肤不收”，与《四气调神大论》所载“恶气不发”之句同一文例。此“皮肤不收”为“皮肤收”，彼“恶气不发”即为“恶气发”也，《太素·顺养》载其句止作“恶气发”，无“不”字。唯其“恶气发”，则出现“风雨不节，白（甘）露不下”而导致万物“菀槀不荣”。故王冰以下注皆误。

## 三

《灵枢·本输》说：“少阳属肾，肾上连肺，故将两藏”。谁将两藏？何以为“将”？

将哪两脏？这在前代注家有谓是肾将领三焦和膀胱者，有谓是肾将领三焦和肺者，前者如马莳、张介宾，后者如张志聪。

（一）张介宾注说：“三焦为中渎之府，膀胱为津液之府，肾以水藏而领水府，理之当然，故肾得兼将两脏。

（二）张志聪注说：“一肾配少阳而主火，一肾上连肺而主水，故肾将两藏也。”

**按** 张介宾释为肾将三焦、膀胱，既遗肺藏，于文字又未通，张志聪释为肾将三焦和肺，于本文原意亦未为得。考这三句文字，原有错简，其“少阳属肾”一句，《甲乙经》卷一第三，《太素·本输》均作“少阴属肾”。其“肾上连肺”一句的“肾”字为衍文，《甲乙经》卷一第三止作“上连肺”，无“肾”字，可证。这样校正后，其文就是“少阴属肾，上连肺，故将两藏”。故，是一个承接释词，犹今之“所以”。将，《荀子·解蔽篇》说：“作之则将”，杨倞注，“将，行也”；《广雅·释诂》也说：“将，行也”。是“将”可作“行”字解。因此，本文“少阴属肾，上连肺，故将两藏”，其义本自清楚，就是说的少阴经脉归属于肾而上连于肺，所以它的少经气行于肺、肾两藏。这和《灵枢·经脉》所谓“肾足少阴之脉”，“属肾”，“入肺中”文同，且从《素问·水热穴论》“少阴者，冬脉也，故其本在肾，其未在肺”之文中，亦可得到理解。其实，这三句的前后文，从“肺合大肠”句起，至“是六府之所与合者”句止，是论述“六府之所与合”的。这三句插入中间，与前后文均不相属，疑为他篇之文错简在此。注家每将这三句与其前后文拉扯在一起，故愈注而愈乱。

# 《黄帝内经》揭疑三则

《黄帝内经》一书中，疑难之处较多，这里特提出几点，写成“《黄帝内经》揭疑三则”一文，来和同志们研讨。

## 一

《素问·脉要精微论篇第十七》说：“夫五藏者，身之强也。头者，精明之府，头倾视深，精神将夺矣；背者，胸中之府，背曲肩随，府将坏矣；腰者，肾之府，转摇不能，肾将惫矣；膝者，筋之府，屈伸不能，行则偻附，筋将惫矣；骨者，髓之府，不能久立，行则振掉，骨将惫矣，得强则生，失强则死”。此文之“五藏”二字，诸注多释为“心”、“肝”、“脾”、“肺”、“肾“的“五神藏”，如王冰注说：“藏安则神守，神守则身强，故曰‘身之强也’。……强谓中气强固以镇守也”；张介宾注说：“此下言神气之失守，而内应乎五藏也。藏气充则形体强，故‘五藏’为‘身之强’。……藏强则气强故生，失强则气竭故死”；张志聪注说：“此言四体百骸髓精筋骨亦皆由藏府之所资也……”等等，这都是望文生义，不足以为训也。考此段文字，实上文“五藏者，中之守也……”之对。上文言“中之守”，此文言“身之强”，上文言“中”，此文言“身”。“身”实指“身形”。对“中”而言，则为“外”也，何得而扯上“五种藏”?!观此段末文“得强则生，失强则死”之句，可见此“身之强”的所谓“五藏”，系指此段文中所谓的“精明之府”、“胸中之府”、“肾之府”、“筋之府”，“髓之府”的“头”、“背”、“腰”、“膝”、“骨”也。换言之，此文“身之强”的所谓“五藏”，即指“头”，“背”、“腰”、“膝”、“骨”的“精明之府”、“胸中之府”“肾之府”、“筋之府”、“髓之府”等五府也。

细玩此段全文之义，首二句“夫五藏者，身之强也”，说明“头”、“背”、“腰”、“膝”、“骨”等五府为身形之“强”；从“头者，精明之府”至“骨将惫矣”等文，说明五府的位置、意义及其病变后的临床表现；末二句“得强则生，失强则死”为结语，说明“头”、“背”、“腰”、“膝”、“骨”等身形五府“强”的重要性。殆无疑义，故吴崑改此“五藏”之文为“五府”也。

“藏”字之义古可训“府”，《群经音辨·艸部》说：“藏，藏物之府也”。“藏”义训“府”，凡言“府”者即可用“藏”字，故“胃”、“肠”、“膀胱”等“传化之府”在古文献上每有称之为“藏”者：如《甲乙经》卷七第一上所载“三阳皆受病而未入于府者，故可汗而已”；《周礼·天官冢宰·医师》说：“参之以九藏之动”，郑玄注：

“正藏五，又有胃、膀胱、大肠、小肠”，贾公彦疏：“云……‘正藏五’者，谓五藏肺、心、肝、脾、肾，并气之所藏，故得‘正藏’之称，不数之者，上已有注云。‘又有胃、膀胱、大肠、小肠’者，此乃六府中取此四者以益五藏为‘九藏’也……”；又如《素问·灵兰秘典论篇第八》载黄帝问“愿闻十二藏之相使贵贱何如”，其下歧伯答以“心”、“肺”、“肝”、“胆”、“膻中”、“脾”、“胃”、“大肠”、“小肠”、“肾”、“三焦”、“膀胱”等十二藏府的功能及其相互关系，如此“藏”“府”互用，《素问》尚有数条。总之，“身之强”的所谓“五藏”，实指其下“精明之府”、“胸中之府”、“肾之府”、“筋之府”、“髓之府“等“五府”，而绝对不是指所谓“五神藏”的“心”、“肝”、“脾”、“肺”、“肾”也。

根据训诂学，在古文献上，“藏”、“府”二字本是互训的，“藏”可训为“府”，“府”亦可训为“藏”。然对“心”、“肝”、“肺”、“脾”、“肾”和“胆”、“胃”、“大肠”、“小肠”、“三焦”、“膀胱”，不同的阴阳属性和功能特点，分之为“五藏”和“六府”，其“藏”、“府”二者之义又是不容稍相淆乱的。

## 二

《灵枢·根结第五》说：“太阳根于至阴，结于命门；命门者，目也。阳明根于厉兑，结于颡大；颡大者，钳耳也。少阳根于窍阴，结于窗笼；窗笼者，耳中也”。《灵枢·卫气第五十二》“太阳之本，在跟以上五寸中，标在两络命门；命门者，目也”，“手太阳之本，在外踝之后，标在命门之上一寸也”和《素问·阴阳离合论篇第六》“太阳根起于至阴，结于命门”等文。然“两目”何以名之曰“命门”？张志聪马莳诸家之注，不是随文敷衍，就是荒诞不稽。惟王冰于《素问·阴阳离合论篇第六》“结于门命”之下注谓“命门者，藏精，光照之所，则两目也。……《灵枢经》曰：‘命者门，目也。’此与《灵枢》义合”。实为精确，然今亦未易使人懂其真义，这里且伸而明之。

考《国语·鲁语上》说：“黄帝能成命百物，以明民共财”，韦昭注：“命，名也”《史记·天官书》说：“岁星赢缩，以其舍命国”，张守节正义：“命，名也”；《史记·天官书》说：“免七命，曰小正、辰星、天欃、安周星、细爽、能星、鉤星”，司马贞索隐：“谓星凡有七名。命者，名也”；《广雅·释诂下》亦谓“命，名也”。是“命”可训为“名”也。《墨子·尚贤中》说：“乃名三后……”，毕源注：“孔书‘名’作‘命’”；《说文·口部》说：“名，自命也”。是“名”又可训为“命”矣。“命”、“名”二字古声同而其义互通，则此文“命”字亦当读为“名”也。而“名”又通“明”，《素问·天元纪大论篇第六十六》说：“君火以明”，王冰注引则作“君火以名”，《墨子·明鬼下》说：“敢问神明？……”毕源注：“‘明’同‘名’也”，而《释名·释言语》说：“名，明也，名实事使分明也”。是“名”、“明”二字古可通用无疑。“命”字之义与“名”同而“名”又通“明”，“命”、“名”、“明”三字声同而义通，故此文“命”字可作为“明”用。是此文所谓“命门”者，即谓其为“明门”也。

《尚书·洪范》说："视曰明"。人之"视"乃"睛"之映物作用，睛映物曰"明"，失其映物之用则曰"失明"，或曰"丧明"。

睛，又通作"精"。《灵枢·大惑论第八十》说："精之窠为眼"，《问子堂集·杂文二·释人》说："眼谓之目"。"目"为"睛之窠"。目开则睛之光照映物以"明"是为视，目闭映阻"明"无以用则无视矣。外物之内印，均由两目而出入，故"目"可称之为"门"。此"门"之用，乃在于"视"曰"明"，故此"门"特称之曰"明门"，惟此文"明门"之"明"借用"命"字。明门，正与下文"窗笼"对。

此文"命门"之"命"，为"明"之借字，"命门"即为"明门"，而"明"乃"睛"视物之"能"，"睛"寓于"目"中"目"为"睛之窠"，其开闭与"明"之关系至为密切，故《内经》中每称"目"为"命门"也。

## 三

《灵枢·刺节真邪第七十五》："刺此者，必于日中，刺其听宫，中其眸子，耳闻于耳，此其输也"。此文之"眸子"，张介宾、马莳之注似均指"两目"之"珠子"，惟张志聪注谓"眸子，耳中之珠"。然日人丹波元简又引《说文》所载"眸，目童子也"之文为据而斥张志聪说："志以为'耳中之珠'者何?"据此，则此文之所谓"眸子"者，在人体究竟何所指，实有加以考察的必要。

考《说文·目部》说："眸，目童子也，从目，牟声"；《广韵·下平声·十八尤》说："眸，目童子"；《孟子·离娄上》说："莫良于眸子"，赵歧注："眸子，目童子也"。"童"、"瞳"字通，故古代或作"童"，或作"瞳"。眸，亦作"牟"，如《淮南子·说山训》说："杯水见牟子"；《荀子·非相篇》说，"尧舜参牟子"，杨倞注："牟，与'眸'同。参牟子，谓有二瞳之相参也"。是"眸子"即"瞳子"也。《释诂·释形体》说："瞳子……或曰眸子"；《汉书·陈胜项籍传》说："舜盖重童子，项羽又重童子"，颜师古注："童子，目之眸子"。是"瞳子"即"眸子"也。从而表明古时"眸子"、"瞳子"，二者通用有指为"瞳人"或"瞳神"者，有指为"目珠"或"眼珠"者。然"眸子"或"瞳子"指为"瞳人"已为人们所习知，其指为"目珠"则例见下文：《小学钩沉》卷八说，"瞳，目珠子也"；《说文·目部》"眸"字条下徐颢笺亦说："盖目珠谓之"眸子"等等。《广雅·释亲》说，"珠子谓之眸"《论衡·列通》说："眸子如豆，为身光明"。其"眸子"如"豆"形体圆，是"眸子"之所以又叫做"目珠子"故也；珠子谓之"眸"，则"眸子"似不必限于"目珠"矣，若"耳珠"当亦可称为"眸子"也。

此文"刺其听宫，中其眸子"者，是言针刺其听宫之穴，当刺中其眸子。如谓此文"眸子"必指"目珠"，则针刺耳前缘之听宫穴，未见有中于目珠者，且目珠亦不能为之针刺也。张介宾、马莳以"听宫""其脉与目相通"或"其气与眸子相通"为释，实属牵强之至！盖未见古文献上有如是意义之记述也。

其实，张志聪"眸子，耳中之珠"之注不误，听宫穴正在耳中珠子上。听宫穴，又叫"多所闻穴"。《素问·气穴论篇第五十八》说："耳中多所闻二穴"，王冰注：

“听宫穴也，在耳中珠子，大如赤小豆”；《甲乙经》卷三第十一说：“听宫，在耳中珠子，大明（“明”字疑衍）如赤小豆》”；《备急千金要方》卷二十九第一说：“听宫，在耳中珠子，大如赤小豆”；《铜人腧穴针灸图经》卷一说：“听宫，在耳中珠子，大如小豆是”；《针灸聚英》卷一上说：“听宫（原误为“会”，今改），一名‘多所闻’，耳中珠子，大如赤小豆”等等，均说明“听宫穴”在“耳中珠子”上。珠子谓之眸，“目中珠子”称为“眸子”，此“耳中珠子”亦称为“眸子”也。故此文说“刺其听宫，中其眸子”也。其所谓“刺其听宫，中其眸子”者，正谓“听宫穴”在“耳中珠子”上，刺其穴则当刺中其珠子也。然所谓“耳中珠子”者，即今人之所谓“耳屏”是也。

# 读《黄帝内经》札记（一）

编者按　为了更好地配合国家中医药管理局及中华中医药学会提倡的“读经典，做临床”学术活动，我刊从本期起将刊载我国著名中医药学家、中医古籍训诂专家，本刊学术顾问李今庸先生的《读〈黄帝内经〉札记》系列文章。我们深信，通过阅读此文，读者不仅能学习到大师精湛的治学之方，帮助自己读懂、读透《黄帝内经》这部中医经典著作，以更好地指导临床实践，更能受益于老一辈中医学家的治学态度和精神。

## 1. 人将失之耶

《素问·上古天真论篇》说：“时世异耶？人将失之耶？”

**按**　此文“人将失之耶”句之“人将”二字误倒，当乙转，作“将人”为是。《经传释词》卷八说：“将，犹‘抑’也”，《春秋·左昭八年传》说：“抑臣又闻之”，杜预注：“抑，疑辞”。在我国古籍中常有此文例，如《素问》本篇下文说：“材力尽邪？将天数然也?”《素问·徵四失论篇》说：“子年少智未及邪？将言以杂合耶?”《灵枢·周痹篇》说：“在血脉之中邪？将在分肉之间乎?”《灵枢·逆顺肥瘦篇》说：“夫子之问学熟乎，将审察于物而心生之乎?”《灵枢·病传篇》说“或有导引、行气、乔摩、灸焫（“焫”字原误在“刺”字之下，今改）、熨、刺、饮药之一者，可独守耶？将尽行之乎?”《灵枢·岁露论篇》说：“贼风邪气因得以入乎？将必须八正虚邪乃能伤人乎?”《难经·七难》说：“此六者，是平脉邪？将病脉耶?”《难经·十八难》说：“其外痼疾，同法耶？将异也?”等等皆是。（“也”、“邪”、“耶”三字同义）《备急千金要方》卷二十七第一载此文正作“时代异邪”，而《备急千金要方》作“时代异邪”者，乃孙思邈避李世民御讳而改“世”为“代”也。

## 2. 不知持满

《素问·上古天真论篇》说：“今世之人不然也，以酒为浆，以妄为常，以欲竭其精，以耗散其真，不知持满，不时御神……”

**按**　此文“不知持满”句之“满”，与“盈”字通，故《说文·水部》说：“满，盈满也，从水，㒼声”，而《皿部》说：“盈，器满也，从皿夃”，《水部》说：“溢，器满也，从水，益声”。其《㒳部》说：“㒼，平也，从廿，五行之数，二十分为一辰，从㒳，㒳，平也”。是则所言“持满”者，即谓“持盈”也，守持盈满而不失也。《越绝书·吴内传》说：“天贵持盈。持盈者，言不失阴阳日月星辰之纲纪也”，此言天道贵正常运行而不失其所。房玄龄注《管子·形势篇》说：“能持满者，能与天合”。此言人道贵守持盈满而合于天道。男女交合而不可以过为也。“不知持满”者，谓斲丧太过也。可参阅拙著《古医书研究·天下至道谈考义一则·侍赢》条。其下句“不时御神”之“时”，声转读为“善”，《诗·小雅·頍弁》说：“尔酒既旨，尔殽既时”，毛萇传：“时，善也”，《广韵·上平声·七之》亦说：“时，善也”，可证。

### 3. 逆於生乐

《素问·上古天真论篇》说：“务快其心，逆于生乐，起居无节，故半百而衰也。”

**按** 此文“逆于生乐”，读为“迎于性乐”也。逆，义训“迎”，《尔雅·释言》说：“逆，迎也”，《方言》卷一说：“逆，迎也，自关而东曰逆，自关而西或曰迎”，《说文·辵部》说：“逆，迎也，从辵，屰声。关东曰逆，关西曰迎”，《灵枢·九针十二原篇》说：“逆而夺之，恶得无虚”？《灵枢·小针解篇》说：“迎而夺之者泻也”，以“逆”作“迎”也。生者，《吕氏春秋·恃君览·知分》说：“生，性也”，《孟子·告子上》说：“生之谓性”，《申鉴·杂言下》说：“生之谓性也，形神是也”。《荀子·正名篇》说：“生之所以然者谓之性”。《说文·生部》说：“生，进也，象草木生出土上。凡生之属皆从生”，徐灏笺：“生，古‘性’字，书传往往互用。《周礼·大司徒》：‘辨五土之物生’，杜子春读‘生’为‘性’……”足见此“生”字可读为“性”，殆无疑义矣。“逆”训“迎”而“生”训“性”，其“迎于性乐”以求“务快于心”，则起居无节度矣。人之生活起居乖于常理，则必导致早衰而不终其寿命也。

### 4. 不肖

《素问·上古天真论篇》说：“愚智贤不肖，不惧于物，故合于道”。

**按** 此文“贤、不肖”之文，与其上“愚、智”之文一样，义反而相对为文，在我国古代文献上多有用之者，如本书后《解精微论篇》说：“行之有贤不肖，未必能十全”，《灵枢经·本藏》说：“愚智贤不肖，无以相倚也”，《孟子·万章上》说：“其子之贤不肖，皆天也”，《史记·扁鹊仓公列传》说：“士无贤不肖，入朝见疑”，《淮南子·主术训》说：“无愚智贤不肖，皆知其为义也”，《吕氏春秋·孟春纪·贵己》说：“无贤不肖，莫不欲长生久视”，《文子·上仁》说：“故贤者尽其智，不肖者竭其力”，《商君书·更法》说：“贤者更礼，而不肖者拘”等等皆是其例。是“不肖”之词多与“贤”为对，然而“不肖”之义训若何？《说文·肉部》说：“肖，骨肉相似也，从肉，小声。不似其先，故曰不肖也”。是“肖”之本义为“骨肉相似”，其人生理上骨肉“不似其先”，则称其“不肖”，故杨琳《小尔雅·广训》“不肖，不似也”条下今注说：“在父权社会里，为了保证血统的纯正，孩子是否像父亲是至关重要的。如不似其父，则为‘野种’、‘杂种’。《左传·成公四年》：‘非我族类，其心必异’。”肖，从肉，小声。骨肉不似其先，虽合“肖”字本义，但此“不肖”一词，乃和“贤”为对，而“贤”字则无“骨肉相似”之训，也无“纯种”、“家种”之义。是此“不肖”一词之用当非“肖”字之本义。至于以人之德行善恶为释者，贤，褒义词，谓有善行，有才能之人；不肖，贬义词，谓有恶行，无才能之人。《孟子·万章上》说：“（尧子）丹朱之不肖，舜之子（商均）亦不肖”。以尧、舜圣君有善行，其子丹朱、商均有恶行，不似其先，故贬之曰“不肖”。舜之父瞽瞍有恶行，舜有善行，亦不似其先，然不称舜为“不肖”者，以舜有善行不得贬之也。可见称不似其先者为“不肖”是有条件的，从而表明此“不肖”之“肖”非用“骨肉不相似”之本义，故何新《老子新解》释“不肖”为“不学”也。余窃以为此“肖”字乃“贤”之借，《玉篇·贝部》说：“贤，下田切”，而其《肉部》说：“肖，先醮切”。是“贤”、“肖”二字声转可通也。“不肖”当读为“不贤”。“不贤”之义，正与上文“贤”相反为对。若作“贤不贤”，则于文为复，乃借“肖”为“贤”，变文而为“贤不肖”，其义同而于字则不复矣。故《后汉书·来歙传》说：“又臣兄弟不肖”，李贤等注：“肖，似也。不似，犹‘不贤’也”。

## 5. 恶气不发

《素问·四气调神大论篇》说：“恶气不发，风雨不节，白露不下，则菀稾不荣。”

**按** 《汉书·食货志》说：“古者天降灾戾”，颜师古注：“戾，恶气也”。是“恶气”即“戾气”也。戾，声转为“疠”，《春秋·左昭四年传》说：“疠疾不降”，杜预集解：“疠，恶气也”，《周礼·天官冢宰·疾医》载：“四时皆有疠气”。字又作“沴”，《汉书·孔光传》说：“六沴之作”，颜师古注：“沴，恶气也，音戾”。是“戾气”、“疠气”、“沴气”三者，皆谓“恶气”也。

此文“恶气不发”之“不”，为衬音助词，《礼记·中庸》说：“不显惟德”，郑玄注：“不显，言显也”；《战国策·秦策》说：“楚国不尚全事”，鲍彪注：“不尚，尚也”；《孟子·滕文公上》说：“不亦善乎”，赵岐注：“不亦者，亦也”；《荀子·正论篇》说：“与不老者休也”，杨倞注：“不老，老也，犹言‘不显，显也’。”《尚书·西伯戡黎》说：“我生不有命在天”，孔安国传：“言我生有寿命在天”也；《春秋·左成八年传》说：“《诗》曰：‘恺恺君子，遐不作人’。”杜预注：“言文王能远用善人。不，语助”。据此，则当读为“不发，发也”。“恶气不发”读为“恶气发”，与《素问·调经论篇》“皮肤不收”之为“皮肤收”同一文例。《太素·顺养》载此文，正作“恶气发”。至于“发”字之义，《淮南子·主术训》说：“是故草木之发若烝气”，许慎注：“发，生（也）”。惟其恶气发生，则时发风雨而无节制，造成甘露不降。此“白露”之“白”，乃“甘”字形近而误，当改正之。甘露不下，则百草不得滋养，而禾稈亦蕴菀不荣。

## 6. 夫病已成而后药之

《素问·四气调神大论篇》说：“夫病已成而后药之，乱已成而后治之，譬犹渴而穿井，斗而铸锥，不亦晚乎！”

**按** 此文“夫病已成而后藥之”之“藥”，与《素问·骨空论篇》“数刺其俞而藥之”之“藥”同，皆为“㽲”之借字。《说文·艸部》说：“藥，治病艸，从艸，樂声”，《说文·疒部》说：“㽲，治也，从疒，樂声。療，或从尞”，二字俱谐“樂”声，例得通假，故此文借“藥”为“㽲”也。《诗·大雅·板》说：“不可救藥”，《春秋·左襄二十六年传》说：“不可救療”。是《诗》用借字，《春秋》用《说文》正字异体也。《诗·陈风·衡门》说：“泌之洋洋，可以樂饥”，《群经音辨·木部》谓此“樂，治也”，注“音療”，是“樂”字亦借为“㽲”也。

## 7. 藏精而起亟也

《素问·生气通天论篇》说：“阴者，藏精而起亟也；阳者，卫外而为固也。”

**按** 此文“阴者，藏精而起亟也”之“亟”，王冰注谓“亟，数也”，非是。亟，当为“及”，读“迫不及待”之“及”，读“逮及”之“及”。《广雅·释诂》卷一下说：“亟，急也”，是“亟”可训为“急”，而《说文》“急”字“从心，及声”，可用之为“及”，《释名·释言语》说：“急，及也，操切之使相逮及也”，其“逮”、“及”二字互训，《说文·又部》说：“及，逮也，从又人”，《尔雅·释言》说：“逮，及也”。是“及”、“逮”二字义同也。观“及”之为字，“从人，从又”，然“又”即“手”也。人前行，其后之人以手及之也，谓阳前行以为外固，而阴精旋而及之也，乃阴阳相随相应，阳前而阴后，相即相离，和谐而化合以生者也，正如《素问·方盛衰论篇》所论：“阴阳并交者，阳气先至，阴气后至”，王冰注：“阴阳之气并行而交通于一处者，则当阳气先至，阴气后至，何者？阳速而阴迟也。《灵枢经》曰：‘所谓交通者，并行一数也’。由此，则二气亦交会于一处也”。

# 读《黄帝内经》札记（二）

## 1. 天明　冒明

《素问·四气调神大论篇》说："天明则日月不明，邪害空窍，阳气者闭塞，地气者冒明。"

**按**　此文"天明"之"明"，当声读为"盲"，读若《吕氏春秋·季夏纪·音初》"天大风晦盲"之"盲"。所谓"晦盲"者，《说文·雨部》说："霜，晦也"，段玉裁注："晦本训月尽，引申为日月不见之称"，《尔雅·释言》说："晦，冥也"，高诱注此文说："盲，瞑也"，瞑与冥同，《说文·冥部》说："冥，窈也，从日六，从冖，日十数，十六日而月始亏，冥窈也，冖亦声"，段玉裁注："窈与杳音义同"。《说文·木部》说："杳，冥也，从日在木下"，段玉裁注："冥，窈也，莫为日且冥，杳则全冥矣。由莫而行地下，而至于榑桑之下也"，则日光全不见矣，故引申为凡不见之称。是则此"天明"读"天盲"，谓"天蒙暗不明"也。天不明，即"日月不明"，以"天运当以日光明"者也。《淮南子·精神训》说"夫空窍者，精神之户牖也"。邪害空窍，害与"曷"通，《孟子·梁惠王上》说："《汤誓》曰：'时日害丧'。"《尚书·汤誓》作"时日曷丧"，可证。曷，读"遏"，空窍壅遏，则精神不能往来出入，天地阴阳失于交通，以致"阳气者闭塞，地气者冒明"，此"冒明"与上句"闭塞"为对文，其"明"字当如上文"天明"之"明"声转为"盲"，义为"不明"也。

## 2. 云雾不精　白露

《素问·四气调神大论篇》说："云雾不精，则上应白露不下。"

**按**　《汉书·京房传》说："阴雾不精"，颜师古注："精，谓日月清明也"。此文《云雾不精》句，与《京房传》之文义同，亦读若《史记·天官书》"天精而见景星"之"精"，今作"晴"。在汉代以前典籍里无"晴"字。《仓颉篇》、《说文》皆作"姓"。《仓颉篇》卷中说："姓，雨止无云"，《说文·夕部》说："姓，雨而夜陈星见也，从夕，生声"。其《汉书·天文志》说："天暒星而见景星"，孟康注："暒，精明也"，裴骃集解引孟康注《史记》说："精，明也"，司马贞索引韦昭注《史记》说："精，谓清朗"。"姓"、"暒"、"精"是皆今之"晴"字，其"晴"则首见于《玉篇·日部》之中也。

此文"则上应白露不下"者，《月令气候图说》："处暑后十五日，斗柄指庚，为白露，八月节，秋属金，金色白，阴气渐重，露凝而白也"。恐非《黄帝内经》意。白露乃"甘露"之误，《老子》第三十二章说："天地相合，以降甘露"，《吕氏春秋·孟春纪·贵公》说："甘露时雨，不私一物"，《白虎通·封禅》说："德至天，则斗极明，日月光，甘露降……甘露者，美露也，降则物无不盛也"，《太平御览》卷十二《天部》引《汉书》说："宣帝元康元年，甘露降未央宫，大赦天下"，《文选·杨子云羽猎赋》说："国家殷富，上下交足，故甘露零其廷，醴泉流其唐"，李善注："《礼记》曰：'天降膏露，地出醴泉'，《孝经援神契》曰：'甘露，一名膏露'。"是甘露降则时适，万物以盛，其必天地相合，阴阳交泰而始降也。《广韵·去声·十遇》引《元命包》说："阴阳乱为雾"，《尔雅·释天》亦谓"地气发天不应，曰雾"，其云雾不晴，则上必应"甘露不下"也。

### 3. 阴阳者气血之男女也

《素问·阴阳应象大论篇》说："阴阳者，气血之男女也。"

**按** 此文"气血之男女"之所谓"男女"，当概括万物之"雌雄"、"牝牡"在内，言"阴阳两性交配"也，故《周易·系辞下》说："男女媾精，万物化生"。《春秋繁露·循天之道》说："天地之阴阳当男女，人之男女当阴阳，阴阳亦可以谓男女，男女亦可以谓阴阳"。是"阴阳"、"男女"其义一也。《灵枢·邪客篇》说："天有阴阳，人有夫妻"，可见"男女"是指"夫妻"也，而夫妻则指"两性相交"也。两性相交，则关乎身体健康，家庭和睦，人类繁衍，所谓"重人伦，广继嗣"也。我国古代在"以礼防淫，辅之以刑"的思想指导下，并不避讳谈两性之事（宋以后始羞言之），且有"性教育"之说，《白虎通·辟》说："父所以不自教子何？为渫渎也"是其例，所以《孟子·告子上》说："食色，性也"，人之性欲，天生成就有的，《礼记·礼运》说："饮食男女，人之大欲存焉"，齐宣王更是告诉孟子说："寡人有疾，寡人好色"。《白虎通·嫁娶篇》说："男三十筋骨坚强，任为人父，女二十肌肤充盈，任为人母，合为五十，应大衍之数，生万物也。"是言男女之限嫁娶不得过此也，非谓必以男三十、女二十始嫁娶也。男女嫁娶，阴阳和合，乐而有节，则和平寿考，故智者之养生也，必"节阴阳而调刚柔"。及迷者极欲，贪色无厌，阴阳无度，耗精伤神，斲丧身体，转化而为人体的致病因素，如《灵枢·口问篇》说："夫百病之始生也，皆生于风雨寒暑，阴阳喜怒……，"《灵枢·顺气一日分为四时篇》说："夫百病之始生者，必起于燥湿寒暑风雨，阴阳喜怒……"《素问·调经论》说："夫邪之生也，或生于阴，或生于阳，其生于阳者，得之风雨寒暑；其生于阴者，得之饮食居处，阴阳喜怒"。是阴阳交合过度，乃人体病因之一。综上所述，可见此文"阴阳者，血气之男女也"之"阴阳"，乃谓阴阳和合，两性相交，殆无疑义矣。

### 4. 温之以气

《素问·阴阳应象大论篇》说："形不足者，温之以气；精不足者，补之以味。

**按** 此文为对偶句，论述形、精虚证的治疗原则。《素问·通评虚实论篇》说："邪气盛则实，精气夺则虚"，《灵枢·刺节真邪篇》说："虚者不足，实者有余"。根据临床两大类病机的特点，《素问·调经论篇》提出了"有余者泻之，不足者补之"，《灵枢·根结篇》亦谓"有余者泻之，不足者补之"，而《灵枢·刺节真邪篇》则更主张要“泻其有余，补其不足”。表明了“补虚泻实”是《黄帝内经》治病的基本原则，而此文所论述的无论是“形不足”抑或是“精不足”，则皆为“不足”之证。皆是“虚证”，皆宜于具有“补益”功效的方药为治，而此“形不足者”，却提出治疗其病要“温之以气”。然考“温”字是药物的四性之一，而非是药物功效。虽然有不少温性药具有补益作用，如首乌、菟丝子、巴戟天、黄芪、阿胶、山药、杜仲、破故纸、钟乳石等，但也有不少温性药物不具有补益作用，如木香、槟榔、茴香、木瓜、苏子、藿香、羌活、藁本、白芷、苍耳子、威灵仙、刘寄奴、半夏、杏仁、红蓝花、延胡索等等。是故此文“温”字当为“𥁕”之借字，《说文·皿部》说：“𥁕，以皿食囚也”。食，读饲，以皿饲囚，有饲养之义，始与“补益”之义合。然医药之书，皆借“温”为“𥁕”，“温行而‘𥁕’废矣。

## 5. 其治宜灸焫

《素问·异法方宜论篇》说：“北方者，……其治宜灸焫。故灸焫者，亦從北方来”。

**按** “其治宜灸焫”之“焫”，义训为“烧”，《通俗文》卷说：然火曰焫”。然，今俗作“燃”。《说文》作“爇”，其《火部》说：“爇，烧也，从火，蓺声”，《仓颉篇》卷下说：“爇，烧燃也”，《玉篇·火部》说：“爇，而悦切，烧也。焫同上”。是“焫”、“爇”二字皆训“烧”也。而“烧”亦训“爇”，《说文·火部》：“烧，爇也，从火，尧声”，《玉篇·火部》说：“烧，尸遥切，爇也，燔也”，是“爇”、“烧”可互训也。然则“灸”者，《说文·火部》说：“灸，灼也，从火，久声”，而“灼”亦“烧”也。《灵枢·背腧篇》说：“灸之则可，刺之则不可，气盛则泻之，虚则补之。以火补者，毋吹其火，须自灭也。以火泻者，疾吹其火，传其艾，须其火灭也”。故《广雅·释诂》卷二上说：“灼、烧、焫、灸、爇也”。是“灸”乃“燃烧艾火治病而燃火”则曰“焫”。可见“灸”、“焫”二字皆有“燃烧”之义训，乃古之“叠词同义”，今之所谓“相同连合词”也。

## 6. 所治天突与十椎及上纪

《素问·气穴论篇》说：“背与心相控而痛，所治天突与十椎及上纪”。

**按** 王冰注：“今《甲乙经·经脉流注孔穴图》当脊十椎下并无穴目，恐是七椎也”。王注是。第七椎下为“至阳穴”。古代“七”字写作“十”，横长竖短。而“十”字写作“十”，横短竖长。二者字形相近，易致讹误。《素问·刺禁论篇》“七节之傍，中有小心”之“七”字，则是“十”字之误。“十节之傍”，正是通于胆府的“胆俞穴”，胆俞穴内通于“胆府”，故有“小心”之称。（参见拙著《古医书研究·素问考义》第三十九则：“七节之傍，中有小心”）此《气穴论篇》文中“七”误为“十”，彼《刺禁论篇》文“十”，误为“七”。二者误字虽异，然其皆为字误一也。

此文下句“斜下肩交十椎下”之“十”亦为“七”字之误，王冰注已直谓其“斜之肩下交于七椎”也。

# 读《黄帝内经》札记（三）

## 1. 凡相五色之奇脉

《素问·五藏生成篇》说："凡相五色之奇脉，面黄目青，面黄目赤，面黄目白，面黄目黑者，皆不死也；面青目赤，面赤目白，面青目黑，面黑目白，面赤目青，皆死也。"

**按** 此文"凡相五色"之"相"字，义训为"视"，《国语·齐语》说："桓公召而与之语，訾相其质"，韦昭注："相，视也"；《淮南子·脩务训》说："相土地宜燥湿肥墝高下"，高诱注："相，视也"，《后汉书·张衡列传》说："怨高阳之相寓兮，伷颛顼之宅幽"，李贤注："相，视也。"此文乃视面部五色之望诊，以决其病之死生，实与脉象无涉，不得谓"之奇脉"，是"之奇脉"三字为衍文，当删。《针灸甲乙经》卷一第十五，载此文止作"凡相五色"，无"之奇脉"三字。可证。

## 2. 必齐毒药攻其中

《素问·汤液醪醴论篇》说："当今之世，必齐毒药攻其中，镵石针艾治其外也。"

**按** 下《玉版论要篇》亦有"必齐主治"句。是"必齐"为一治法名词，与下句"镵石针艾治其外也"的"镵石"一词为对文。"必齐"之"必"，乃"泌"字之借，《说文·水部》说："泌，侠流（《玉篇·水部》作狭流）也。从水，必声"，读如《灵枢·营卫生会篇》中"泌糟粕"和"济泌别汁"之"泌"，今犹有谓"内分泌"之语者。泌，又与"滗"声同义近，《玉篇·水部》说："滗，音笔，笮去汁也"。《广雅·释诂》卷二下说："滗，笮，盪也"，王念孙疏证："滗之言逼，谓逼取其汁也"。是"必齐"者，为"泌齐"或"滗齐"也，乃谓以"新鲜草药压榨取汁服之以治病"也，是一种"剂型"，而非一个药方之名，《黄帝内经》对其无药物组成即是明证。此前，曾经有人在报纸上像发现新大陆一样，叫嚷《黄帝内经》中有"十四方"，硬把《黄帝内经》中"必齐"二字，毫无根据地说成是"火齐汤"三字之误，真是有些异想天开。众所周知，"必"字，篆文作"𠁰"，而"火"字篆文作"灬"，二者字形相远，"必"字少有错为"火"字之机会，况且将"必齐"改为"火齐"，又于其下加一"汤"字成为"火齐汤"，这种加字以足义的读书方法，也不是读中医经典著作的好方法。再说，与《黄帝内经》中的"十三方"皆不相类，其何得称之曰"方"？

## 3. 胃疸

《素问·平人气象论篇》说："已食如饥者，胃疸"。

**按** 此文“已食如饥者”之“如”，读作“而”，《经传释词》卷七说：“而，犹‘如’也”，引《易·明夷·象传》曰：“君子以莅众用晦而明，虞注曰：‘而，如也’。”在古典医籍里，亦每有用“如”读“而”者，如《素问·大苛论篇》中“脉至如喘，名曰暴厥”，“脉至如数，使人暴惊”，《金匮要略·痉湿暍病篇》中“夫痉脉，按之紧如弦”等。此“已食而饥”者，乃后世所谓“消谷善饥”是也。《说文·疒部》说：“疸，黄病也，从疒，旦声”，《类篇·疒部》说：“癀，故光切，疸病也”。如此则黄疸与消谷善饥并见矣。然考诸《金匮要略·黄疸病篇》所论，黄疸病为湿热发黄，多有“腹满”之证，不大可能并见“消谷善饥”。其见“消谷善饥”之证者，非“黄疸”乃“消中”也。《素问·脉要精微论篇》所谓“瘅成为消中”是也。是其“胃疸”之“疸”当作“瘅”也。王冰《素问·疟论篇》“瘅疟”注说：“瘅，热也”。“瘅”训“劳”训“热”而“疸”为“黄病”，二字声同义异，唯其“声同”，故可“通假”，因其“通假”，段玉裁《说文》“瘅”下注说，故“二字互相假而淆惑矣”。

## 4. 无虚无实

《灵枢·九针十二原篇》说：“无虚无实，损不足而益有余，是为甚病，病益甚。”

**按** 此文有脱误，当据《针灸甲乙经》卷五第四和《难经·八十一难》于此文“实”下再补一“实”字、“虚”下再补一“虚”字，作“无实实，无虚虚”。《金匮要略·藏府经络先后病篇》所言“虚虚”、“实实”之上，各补一“无”字，作“无实实，无虚虚”，其“无”字则当读为“毋”，为禁止之词，“无实实，无虚虚”者，谓治病当泻实补虚，如《金匮要略·藏府经络先后病篇》所说“补不足而损有余”，切勿“实其实”而“虚其虚”也，以造成“损不足而益有余”，加重病情，是曰“甚病”，使病更加趋于危重，如此者，医之罪也。

## 5. 日应九变

《灵枢·官针篇》说：“凡刺有九，日应九变。”

**按** 此文“日”字误，当作“以”。《吕氏春秋·季秋纪·审己》说：“人皆以之也”，高诱注：“以，用也”，而《说文·已部》说：“㠯，用也”，则作“㠯”，是“㠯”、“以”字同，且《玉篇·人部》说：“以，余止切，用也，古作㠯”。足见“以”字古作“㠯”，而与“日”字形相近，遂将“㠯”字误之为“日”也。《针灸甲乙经》卷五第二载此文正作“以”字，可证。

## 6. 察其以

《灵枢·四时气篇》说：“睹其色，察其以，知其散复者，视其目色，以知病之存亡也。”

**按** 本文“察其以”之“以”字误，当作“目”。上文已作论述，“以”字古写作“㠯”，与“目”字形近，故“目”误为“㠯”而被改为“以”。下句“视其目色，以知病之存亡也”，论述“望目诊法”，足证其为“目”字无疑。况且前《九针十二原篇》、《小针解篇》以及《针灸甲乙经》卷五第四皆有“睹其色，察其目，知其散复”之明文。

## 7. 卫出于下焦

《灵枢·营卫生会篇》说："营出于中焦，卫出于下焦。"

**按** 此文"卫出于下焦"之"下"字，当作"上"，作"下"者为误。从书中岐伯答黄帝问"三焦之所出"文看，"上焦出于胃上口，并咽以上，贯膈而布胸中，走腋，循太阴之分而行"，并指出其"与营俱行于阳二十五度，行于阴亦二十五度"，自当是论述卫气之所出者；其"中焦亦并胃口（原作"中"，误，今改），出上焦之后，此所受气者，泌糟粕，蒸津液，化其精微，上注于肺脉，乃化而为血"，是说营血之所出；其"下焦者，别迴肠，注入膀胱"，则为津液之所出。特别是《灵枢·决气篇》说："上焦开发，宣五谷味，熏肤充身泽毛，若雾露之溉，是谓气"，杨上善在《太素·六气篇》对此文注之则说："上焦开发，宣扬五谷之味，熏于肤肉，充身泽毛，若雾露之溉万物，故谓之气，即卫气也"。况且《太素·营卫气篇》载此文，正作"营出于中焦，卫出于上焦"，而《备急千金要方》卷二十第四、《外台秘要》卷六《三焦脉病论二首》亦皆谓"荣出中焦，卫出上焦"。荣，与"营"同。是则"卫出于上焦"无疑。古写"上"作"二"，写"下"作"二"，二者字形相近，容易致误，故"上"误为"下"，以致误为"卫出于下焦"，后世《伤寒论》注家未能详核，遂误"上焦"为"下焦"，随着《伤寒论》一书及其注释的广为流传，"卫出于下焦"之说逐渐成为伤寒家们的共识，进入伤寒论家们思想体系中，指导伤寒的临床实践。此乃古代"积非成是"之一例也。

## 8. 余闻阴阳之人何如

《灵枢·阴阳二十五人篇》说："黄帝曰：余闻阴阳之人何如？伯高曰：天地之间，六合之内，不离于五，人亦应之。"

**按** 此文"余闻阴阳之人何如"之"闻"字，当读为"问"，二字古通。如《诗·大雅·文王之什·文王》说："亹亹文王，令闻不已"，而《墨子·明鬼下》则引作"穆穆文王，令问不已"。闻，作"问"；《荀子·尧问篇》说："不闻，即物少至，少至则浅"。杨倞注："闻，或为'问'也"，王念孙亦曰："闻，即'问'字也"；《睡虎地秦墓竹简·日书甲种·生子》说："壬申生子，闻"，而《睡虎地秦墓竹简·日书乙种·生》则作"壬申生，有问邦"，闻，作"问"；《太玄经·童》说："初一，闻贞增默，外人不得。测曰：闻贞增默，识内也"，司马光集注："王本'闻'作'问'。"《广韻·上平声·二十文》说："闻，《说文》云：'知声也'，又音'问'，䎽，古字"。《古文字研究》第五辑《楚月名初探·关于昭固墓楚简的年代》说："䎽，即'闻'字，此处读为'问'。"是"闻"可读为"问"无疑。问，亦可读为"闻"，如《礼记·檀弓上》说："有子问于曾子曰，问丧于夫子乎"？陆德明《经典释文》说："问或作闻"，是其例。此例不必多举，则"闻"、"问"二字义可通也。然则此文之所谓"余闻阴阳之人何如"者，正谓"余问阴阳之人何如"也。

# 读《黄帝内经》札记（四）

## 1. 脉至如喘

《素问·大奇论篇》说："脉至如喘，名曰暴厥，暴厥者，不知与人言。"

**按** 此"脉至如喘"，王冰释为"如人之喘状也"，乃望文生义，非是。如，读"而"。喘，《说文·口部》说："疾息也"。是"喘"，有"疾"义。"脉至如喘"者，乃谓"脉至而疾"也。病发暴然，故称"暴厥"。"暴"者，王冰《素问·厥论篇》注说："犹'卒'也"。故《金匮要略·藏府经络先后病篇》称之曰"卒厥"。卒，读曰"猝"。

《素问·厥论篇》说："帝曰：厥，或令人腹满，或令人暴不知人，或至半日远至一日乃知人者，何也？岐伯曰：阴气盛于上则下虚，下虚则腹胀满，腹满（腹满二字，原作"阳气盛于上"五字，误，今改）则下气重上而邪气逆，逆则阳气乱，阳气乱则不知人也"，王冰注："暴，犹'卒'也，言卒然冒闷不觉醒也。不知人，谓闷甚不知识人也。或谓尸厥"。"尸厥"者，谓其"身脉皆动而形无知"，"其状若尸"也。是"尸厥"、"卒厥"、"暴厥"，其名有三，其病则一，可用针、药治之也。

## 2. 桂心

《灵枢·寿夭刚柔篇》说："黄帝曰：药熨奈何？伯高答曰：用淳酒二十斤，蜀椒一斤，乾姜一斤，桂心一斤，凡四种，皆㕮咀，渍酒中……"

**按** 此文"桂心"一药，当用"桂枝"之"尖梢"，《释名·释形体》说："心，纤也，所识纤微，无物不贯也"。阮元《释心》云："《释名》此训最合本义"。"纤细而锐"者，皆可名为"心"。但言"心"，而具"纤锐"、"纤细"之意见矣。《说文·心部》次于《思部》，《思部》次于《囟部》，《糸部》"细"字即"从囟"得"声"得"意"。今人俗书"尖"字，古作"钎"，"钎"与"纤"同意。《易·说卦》云："坎，其于水也，为坚多心"，虞翻云："坚多心者，棗棘之属"。按棗棘之属初生未有不先见尖刺者，尖刺即"心"也。《说文》"朿"字即今之"刺"字，解曰"木芒也，故重"朿"为"棗"，并"朿"为"棘"，皆归《朿部》，皆有"尖心"之木也。是所谓"桂心"者，乃谓"桂尖"也，即"桂枝尖"，非谓桂枝去皮也。有用桂枝"去皮"者，乃不识"桂心之义"而误也。

## 3. 循胫上睪

《灵枢·经脉篇》说："足厥阴之别，名曰蠡沟，去内踝上五寸，别走少阳。其别者，径胫上睾，结于茎。其病气逆则睾肿卒疝……”

**按** 此文“径胫”之“径”，乃涉下“胫”字而误右半，当作“循”。《针灸甲乙经》卷二第一下、《黄帝内经太素·十五络脉》、王冰《素问·缪刺论篇》注引“足厥阴支络”正皆作“循”，可证。而“上睾”之“睾”字，史崧《音释》说：“睾，音高，阴丸也”，其在《素问·诊要经终论篇》注引“循胫上皋结于茎”，又作“皋”。是“睾”、“睾”、“皋”三者一字也。然《黄帝内经太素》说：“循胫上皋，结于茎”，杨上善注：“皋，囊也。此络上囊，聚于阴茎也。”人之“阴丸”有二，皆居于“囊”之内，而“囊”则包于“阴丸”之外。是以或释之曰“阴丸”，或释之曰“囊”也。

## 4. 茎垂者

《灵枢·刺节真邪篇》说：“茎垂者，身中之机，阴精之候，津液之道也。故饮食不节，喜怒不时，津液内溢，乃下留于睾，血道不通，日大不休，俛仰不便，趋翔不能。此病荥然有水，不上不下，铍石所取，形不可匿，常不得蔽。”

**按** 此文“茎垂者”之“茎”、“垂”二字，据《灵枢·邪客篇》“辰有十二，人有足十指，茎垂以应之，女子不足二节以抱人形”之文，是谓人体两个组织部位无疑。其“茎”指“阴茎”而“垂”则指“阴囊”矣。故《针灸甲乙经》卷九第十一载此文作“茎睾者”。睾，《黄帝内经太素》作“皋”，训为“阴囊”是也。身中之机，《黄帝内经太素·五节刺篇》作“中身之机”，杨上善注：“阴茎在腰，故‘中身’。阴茎（茎，原误为“葉”今改）垂动有造化，故曰‘机’也。其“机”既是“阴精之候”，亦为“津液之道也”。“血道不通”之“血”为“水”字之误。如饮食不节，水多，内溢，而下流于睾，水道不通，日大不休，“此病荥然有水，不上不下”，肿在阴囊，用铍针破皮去水以为治。

## 5. 筋急则引卵与舌

《灵枢·经脉篇》说：“肝者，筋之合也，筋者，聚于阴气而脉络于舌本也。故脉弗荣，则筋急，筋急则引舌与卵，故唇青舌卷卵缩”。

**按** 《周易·系辞》说：“形乃谓之器”，此文“筋者，聚于阴气而脉络于舌本也”之“阴气”二字，《针灸甲乙经》卷二第一上、王冰《素问·诊要经终论篇》注引皆作“阴器”，是以“阴器”为人之形体之一也。至于“筋急则引舌与卵，故唇青舌卷卵缩”之“卵”字，《素问·诊要经诊论》和《灵枢·终始》二篇，在论述厥阴终绝时皆有“甚则舌卷，卵上缩则终矣”。卵，即是王冰等注之“阴丸”，《素问·骨空论篇》称之谓“阴卵”也。“卵”、“囊”二字，声转可通，故可又称之为“囊”，《素问·热论篇》说：“伤寒……六日，厥阴受之，厥阴脉循阴器而络于肝，故烦满而囊缩”，可证。《灵枢》称“卵缩”，《素问》称“囊缩”，《素问》称“阴卵”，今则称“阴囊”，其义一也。

## 6. 戴眼 绝汗

《灵枢·终始篇》说：“太阳之脉，其终也。戴眼，反折，瘈瘲，其色白，绝皮乃绝汗，绝汗则终矣。”

**按** 此论述太阳脉终绝之候，其“绝皮乃绝汗，绝汗则终矣。”文有误，亦见于《素问·诊要经终论篇》，作“绝汗乃出，出则死矣”为是。是太阳循身之背，起于目内眥，上额，交巅，下项，抵腰，至足，其气主一身之皮毛；手太阳起于手小指，循臂上肩，至目与足太阳相交，故其脉终绝则证见“戴眼”、“反折”、“瘈瘲”、“绝汗”也。所谓“戴眼”者，王冰注“睛不转而仰视也”，即眼珠上掉无精光而多白眼也。“反折”者，《灵枢·经筋篇》说：“阳急则反折”，背为阳，背部筋脉挛急则反折。反折，《灵枢·热病篇》作“腰折”，作“身反折”，《针灸甲乙经》卷七第四作“脊强反折”，《金匮要略·痓湿暍病篇》则作“背反张”也。瘈瘲，又作“掣縱”，即手足抽搐也。绝汗，王冰《素问·诊要经终论》注说：“绝汗，谓汗暴出如珠而不流，旋复干也”。证见“反折”、“瘈瘲”犹可施疗，而“戴眼”、“绝汗”外显则虽盧，扁在世亦末如之何也已矣！

# 读《黄帝内经》札记（五）

## 1. 膏之原　肓之原

《灵枢·九针十二原篇》说："膏之原，出于鸠尾，鸠尾一；肓之原，出于脖胦，脖胦一。"

**按**　《素问·刺禁论》说："鬲肓之上，中有父母"。此文"膏之原"之"膏"，读为"鬲"，"膏"、"鬲"二字声转可通也，《黄帝内经太素·诸原所生》载此文，正作"鬲之原"。《释名·释形体》说："膈，塞也，隔塞上下，使不与谷气相乱也"（原误为"使气与谷不相乱也"，今据苏輿校改）。鬲，又称"鬲膜"，或叫"鬲募"。《素问·疟论》说："横连募原也"。王冰注："募原，谓鬲募之原系"。鬲，又作"膈"。《黄帝内经太素·杂刺》说："邪在大肠，刺膈之原、巨虚上廉、三里。"杨上善注："膈，膈也。膈之原出鸠尾也"。"鸠尾"者，王冰《素问·气府论》注："鸠尾，心前穴名也。其正当心蔽骨之端，言其骨垂下如鸠鸟尾形，故以为名也"，又说："鸠尾在臆（《说文·肉部》说："肊，匈骨也。从肉乙，臆，肊或从意"）前蔽骨下同身寸之五分，任脉之别，不可灸刺。人无蔽骨者，从歧骨际下行同身寸之一寸"。《针灸甲乙经》卷三第十九说："鸠尾，一名尾翳，一名鶡骬，（原误作"骬"，今改），在臆前蔽骨下五分，任脉之别，不可灸刺"。此"鸠尾"一穴，《针灸甲乙经》、王冰《气府论》注皆云"不可刺灸"者，恐其伤及心也。然"鸠尾"既是"十二原穴"之一，《灵枢·九针十二原》说："十二原出于四关，四关主治五脏。五脏有疾，当取之十二原"，且《灵枢·经脉》说："任脉之别，名曰尾翳，下鸠尾，散于腹，实则腹皮痛，虚则痒搔，取之所别也"。是"鸠尾"不必全禁灸刺也，疑"灸"字为衍文，当删，止作"不可刺"，禁"刺"不禁"灸"也。

《说文·肉部》说："肓，心下鬲上也，从肉，亡声"，而"肓之原"则出于"脖胦"，称为"下肓"也。《黄帝内经太素·诸原所生》说："肓之原，出于脖胦"，杨上善注："肓，谓下肓，在齐一寸。脖，蒲忽反。胦，于桑反，谓胦齐也。"《灵枢·四时气》说："邪在小肠者，连睾系……散于肓，结于脐，故取之肓原以散之……"杨上善《黄帝内经太素·杂刺》注此文说："肓原，脖胦也，齐上一寸五分也"。《素问·腹中论》说："病名伏梁，此风根也。其气溢于大肠而著于肓，肓之原在齐下，故环齐而痛也"，王冰注："齐下，谓脖胦，在齐下同身寸之二寸半，《灵枢经》曰：'肓之原，名曰脖胦'"，而王冰在《素问·气府论》注中又有"脖胦，在齐下同身寸之一寸"之文。《针灸甲乙经》卷三第十九则说："气海，一名脖胦，一名下肓，在脐下一寸五分，任脉气所发，刺入一寸三分，灸五壮"。据上所述，则"脖胦"一穴，杨上善注《诸原所生》谓"在齐一寸"，是其"齐"下脱一"下"字，且"一寸"之下又脱"五分"

二字，而注《杂刺》谓“齐上一寸五分也”，其“上”字为“下”字之误；王冰注《腹中论》谓“在齐下同身寸之二寸半”，其“二”字为“一”字之误；而注《气府论》谓“在齐下同身寸之一寸”，其“一寸”之下脱一“半”字，唯《针灸甲乙经》之文不误，其述前一穴“阴交，一名少关，一名横户，在脐下一寸”，述后一穴“石门，三焦募也，一名利机，一名精露，一名丹田，一名命门，在脐下二寸”，而“脖胦”亦即“气海”居“阴交”、“石门”两者之间，正“在脐下一寸五分”也。齐，与“脐”同。

## 2. 其支者

《灵枢·经脉篇》说：“肝足厥阴之脉，起于大指丛毛之际……循阴股，入毛中，过阴器，抵少腹……是动则病腰痛，不可以俛仰，丈夫㿗疝，妇人少腹肿，甚则嗌干，面尘，脱色”。

**按** 此文“过阴器”之“过”，《针灸甲乙经》卷二第一上、《黄帝内经太素·经脉连环》及《素问·刺腰痛篇》王冰注皆作“环”，于义为长，以其脉“循阴器一周”（杨上善语）也。当据改。

考：《素问·刺腰痛篇》说：“厥阴之脉，令人腰痛，腰中如张弓弩弦”，王冰注：“足厥阴脉自阴股，环阴器，抵少腹。其支别者，与太阴、少阳结于腰髁下狭（侠）脊第三、第四骨空中，其穴即中髎、下髎”；同篇又说：“腰痛引少腹控䏚，不可以仰，刺腰尻交者，两髁胂上”，王冰注：“腰尻交者，谓髁下尻骨两傍四骨空左右八穴，俗呼此骨为八髎骨也，此腰痛取腰髁下第四髎即下髎穴也，足太阴、厥阴，少阳三脉左右交结于中，故曰腰尻交者也……髁骨，即腰脊两傍起骨也。侠脊两傍腰髀之下各有胂肉陇起而斜趋于髁骨之后，内承其髁，故曰两髁胂也，下承髁胂肉，左右两胂各有四骨空，故曰上髎、次髎、中髎、下髎。上髎当髁骨下陷者中，余三髎少斜下按之陷中是也”；《素问·缪刺论》说：“邪客于足太阴之络，令人腰痛，引少腹控䏚，不可以仰息”，王冰注：“足太阴之络，从髀合阳明上贯尻骨中，与厥阴、少阳结于下髎，而循尻骨内入腹，上络嗌，贯舌中”；同篇又说：“次腰下侠尻有骨空各四，皆主腰痛……是足太阴、厥阴、少阳所结”。《针灸甲乙经》卷二第一上“肝足厥阴之脉……与督脉会于巅”下，亦有小注说：“一云‘其支者，从小腹与太阴、少阳结于腰髁夹脊下第三、第四骨孔中’。”可见，此文“肝足厥阴之脉”中，确然夺去一条支脉，殆无疑义也。当于“抵少腹”句下，补入“其支者，与太阴、少阳结于腰髁下侠脊第三、第四骨空中”等二十二字。否则，“是动则病腰痛，不可以俛仰”等则无理论基础矣。

据上述所引王冰注“腰尻交者……是太阴、厥阴、少阳三脉左右交结于中，故曰腰尻交者也”和“腰下侠尻有骨空各四，皆主腰痛……是足太阴、厥阴、少阳所结”之文，则此在“脾足太阴之脉”一条中，亦当有夺文矣！

## 3. 丈夫㿗疝

《灵枢·经脉篇》说：“肝足厥阴之脉……是动则病腰痛不可以俛仰，丈夫㿗疝，妇人少腹肿。”

**按** 丈夫㿗疝，所谓“丈夫”者，谓“男子”也。《说文·尺部》说：“周制以八寸曰尺，十尺曰丈，人长八尺，故曰丈夫”也。《素问·上古天真论》有“丈夫八岁，肾气实，齿更发长”之文。

“㿉疝”者，乃一病证名词，《灵枢·邪气藏府病形篇》亦有“肝脉……滑甚为㿉疝”句。然《说文·疒部》无“㿉”字，而《𨸏部》有“隤”字，义训“下隊也”，下隊，即“下墜”也，故《释名·释疾病》说：“阴肿曰隤，气下隤也，又曰疝”。隤，字又作“颓”，《黄帝内经太素·经脉病解》说：“厥阴所谓颓疝、妇人少腹肿者，曰厥阴者辰也，三月阳中之阴也，邪在中，故曰颓疝，少腹肿”，杨上善注：“邪客厥阴之脉，遂为颓疝”。《素问·阴阳别论》说：“三阳为病发寒热，下为痈肿及为痿厥腨痟，其传为索泽，其传为颓疝”，王冰注：“然阳气下墜，阴脉上争，上争则寒多，下墜则筋缓，故睾垂纵缓，内作颓疝”。而《素问·脉解篇》则字又作癞疝”。是“㿉”、“隤”、“颓”、“癞”四者形虽异，而义则同也。

## 4. 筋瘘颈肿

《灵枢·经筋》：“颈筋急，则为筋瘘颈肿寒热在颈者，治在燔针劫刺。”

**按** 《说文·疒部》说：“瘘，颈肿也，从疒，娄声”，段玉裁注：“《淮南·说山训》：‘鸡头已瘘’，高注：‘瘘，颈肿疾也’。鸡头，水中芡也……肿，痈也，疾也。鸡头，水中芡也……肿，痈也。颈肿，即《释名》之‘痈喉’。段注引《淮南子》“鸡头已瘘”谓“瘘”是“颈肿疾”即“鼠瘘”则是，引《释名》“痈喉”即《灵枢》“猛疽”则非。考《释名·释疾病》说：“痈喉，气著喉中，不通成痈也”，叶德炯曰：“《灵枢经·痈疽篇》：‘歧伯曰：痈发于嗌中，名曰猛疽。猛疽不治化为脓，脓不泻，塞咽，半日死’即此”。是“痈喉”病在“喉”而“鼠瘘”病在“颈”，“痈喉”为“急性”而“鼠瘘”为“慢性”也。段氏于此误引《释名》之文而未引《黄帝内经》之文以注此“瘘”，实亦千虑之一失也。《灵枢·寒热篇》说：“寒热瘰疬在于颈腋者，皆何气使生？岐伯曰：此皆鼠瘘寒热之毒气也，留于脉而不去者也。黄帝曰：去之奈何？岐伯曰：鼠瘘之本皆在于藏，其余上出于颈腋之间，其浮于脉中，而未内著于肌肉而外为脓血者，易去也。黄帝曰：去之奈何？岐伯曰：请从其本引其末，可使衰去，而绝其寒热，审按其道以予之，徐往徐来以去之，其小如麦者，一刺知，三刺而已”。《素问·骨空论》说：“鼠瘘寒热，还刺寒府。寒府在附膝外解营”，王冰注：“膝外骨间也……营，谓深刺而必中其营也”。

# 读《黄帝内经》札记（六）

## 1. 心系急则气道约

《灵枢·口问篇》说："人之太息者何气使然？歧伯曰：忧思则心系急，心系急则气道约，约则不利，故太息以伸出之。"

**按** 《说文·口部》说："喟，大息也，从口，胃声"，段玉裁注："《论语》两云'喟然叹曰'，谓'大息而吟叹也'。"大与太通。太息，又作"长太息"，"长太息"者，"太息长"也，俗所谓"出长气"。此文以人之"太息"病机而反映出"心亦司呼吸"之功能也。《素问·灵兰秘典论》说："膻中者，臣使之官，喜乐出焉"，王冰注："膻中者，在胸中两乳间，为气之海……膻中主气，以气布阴阳"。《灵枢·邪客篇》说："故宗气积于胸中，出于喉咙，以贯心脉，而行呼吸焉"，此"脉"字误，《黄帝内经太素·营卫气行》载此文作"肺"，杨上善注："其清者宗气，积于膻中，名曰气海，其气贯于心肺，出入喉咙之中而行呼吸"，是"心"、"肺"两藏共司呼吸，非唯"肺藏"独专也。

《灵枢·五味篇》说："其大气之搏而不行者，积于胸中，命曰气海，出于肺，循喉咙，故呼则出，吸则入"。《说文·口部》则说："呼，外息也，从口，乎声；吸，内息也，从口，及声"，段玉裁注："外息，出其息也，内息，纳其息也"。一呼一吸谓之息，鼻者心气之所出入也。《说文·自部》说："自，鼻也，象鼻形。凡自之属皆从自"。是"自"读若"鼻"也。《说文·鼻部》说："鼻，所以引气自畀也，从自畀声。凡鼻之属皆从鼻"。段玉裁注："鼻之一呼一吸相乘除，而引气于无穷"，长有天命也。其"息"字则"从心、从自"者，段玉裁注："心气必从鼻出，故从心自"。自者，鼻也。是"心"亦主"呼吸"也无疑。

## 2. 津液布扬

《灵枢·天年篇》说："六府化穀，津液布扬，各如其常，故能长久"。此"长"、"久"二字误倒，当乙转。《黄帝内经太素·寿限》载此正作"久长"。其"津"之本义为"水渡"，如古之"孟津"、"逍遥津"，今之"天津"是也。读"将鄰切"。诸书借作"盡"。《说文·血部》说："盡，气液也，从血，聿声"，是"盡"字训"气液"，而"液"字训"盡"，则"盡"、"液"二字义通也。"盡"与"津"声同，各书皆做"津"为"盡"，"津"行而"盡"废矣。

《释名·释形体》说："津，进也，汁进出也"，王先谦曰："《一切经音义》二十五引《三苍》云：'津，液汁也'。液汁出在外，迺可见。《周礼·大司徒》说"'其民黑而津'注：'津，润也'。"津润叠韻也。

杨上善注《黄帝内经太素·经脉连环》“是主津所生病者”句说：“津，汗也”，《释名·释形体》说：“汗，津也，出在于表，涅涅然也”，王先谦曰：“《汉书·刘向传》：‘汗，出而不反者也’。”是“出而不反”之“汗”谓之“津”。而《说文·水部》说：“汗，身液也”。《素问·宣明五气篇》说：“五藏化液，心为汗”，王冰注：“泄于皮腠也”，则“汗”又谓之“液”也。是故“津”、“液”二字每连用。如《素问·灵兰秘典论》说：“膀胱者，州都之官，津液藏焉”，《灵枢·本藏篇》说：“六府者，所以化水穀而行津液者也”，《素问，六节藏象论》说：“津液相成，神乃自生”，《素问·逆调论》说：“夫水者，循津液而流也”，《灵枢·胀论》说：“廉泉玉英者，津液之道也”，《灵枢·津液五别篇》说：“五穀之津液和合而为膏者”，《灵枢·刺节真邪篇》说：“茎垂者，身中之机，阴精之候，津液之道也”等等皆是。然而，“津”、“液”二者虽义可通，毕竟还是可分的，《灵枢·决气篇》说：“何谓津？歧伯曰：腠理发泄，汗出溱溱，是谓津。何谓液？歧伯曰：穀入气满，淖泽注于骨，骨属屈伸洩泽，补益脑髓，皮肤润泽，是谓液”。《灵枢·津液五别篇》说：“故三焦出气，以温肌肉，充皮肤，为其津。其流（当作“留”）而不行者为液”。是津在外而液在内。汗出腠理为津，滑利关节，濡润空窍，补益脑髓者为液也。《灵枢·经脉篇》说：“大肠……是主津（此下原有“液”字，衍，今据《太素》删）所生病者”，“小肠……是主液所生病者”。亦分之为二，可见“津”、“液”二者可分，然二者字义相通，又可互相代用，致其可分又不可分，不可分而又可分，是“津”、“液”二字之为用，对文则异，散文则通也。今之学者，学术浮躁，不读书，不阙疑，不懂装懂，信口开河，在新世纪全国高等中医药院校规划《内经选读》教材中，竟写出“理论上津与液有别，临床上津脱与液脱实难区分”等话以误导青年学生，既然是不合临床实际，还写在教材中干什么？然究竟是《黄帝内经》这一理论不合乎实际？抑是作者还未体会到这一实际？实应该给以考虑。

### 3. 人有三百六十节

《灵枢·邪客篇》说：“天有阴阳，人有夫妻，岁有三百六十五日，人有三百六十节……此人与天地相应者也。”

**按** 此文“人有三百六十节”之“六十”下，当据《黄帝内经太素·天地合》補一“五”字，作“人有三百六十五节”为妥。以上句作“岁有三百六十五日”也。有言“人有三百六十节”者，言其统数也，未可为非，如《吕氏春秋·孟春纪·本生》说：“天全则神和矣，目明矣、耳聪矣、鼻臭矣、口敏矣，三百六十节皆通利矣”，是其例。这是古人在长期仰观俯察过程中所获得的整体观念。然而，在此之前，人们竟有说中医学上“人有三百六十五节”为错误者，是其不明“节”字之义。而误以“节”为“骨节”也。杨上善《黄帝内经太素·虚实所生》“夫十二经脉者，皆络三百六十五节”注：“节，即气穴也”，《素问》有《气穴论》一篇，其开头即说，“余闻气穴三百六十五，以应一岁”。又说：“肉之大会曰谷，肉之小会曰谿，肉分之间，谿谷之会，以行荣卫，以会大气……谿谷三百六十五穴会，亦应一岁”《素问·痿论》说：“衝脉者，经脉之海也，主渗灌谿谷”，《灵枢·小针解》说：“节之交，三百六十五会者，络脉之渗灌诸节者也”，是衝脉络脉之血气渗灌谿谷诸节，以维护神的活动，《灵枢·营卫生会篇》说：“血者，神气也”。故《灵枢·九针十二原》说：“所言节者，神气之所出入也，非皮肉筋骨也”，杨上善《黄帝内经太素·九针要解》注：“数人骨节，无三百六十五，此名神气之所出入之处为节，非皮肉筋也，故络脉渗灌三百六十五空穴，以为节会也”，王冰《素问·调经论》注：“三百六十五节者，非谓骨节，是神气出入之处也”。是“节”乃人身神气出入之所，为我国古代医学家之共识。气穴，亦叫“空窍”，杨上善《黄帝内经太素·顺养》注“空窍，谓三百六十五穴也”是也。《淮南子·精神训》说：“孔窍者，精神之户牖也”。“孔”与“空”同，既然空窍是人身精神之户牖，是人身神气之所出入往来处，就构成人身与外部环境联系之通道，而传递信息。人之吸气，身上有孔闭处，皆入聚于肾肝；呼气之时，有孔开处，气皆从心肺而出，比之呼吸也。此《难经·四难》所谓“呼出心于肺，吸入肾于肝”也，以定鍼刺出纳补泻也。言“节”者必为“三百六十五”者，以应“岁之三百六十五日”而体现天地万物之“整体论思想”也。随着实践之发展，具体数字不必然也，杨上善注《黄帝内经太素·气穴》有曰：“昔神农氏录天地间金石草木三百六十五种，法三百六十五日，济时所用。其不录者，或者有人识用，或无人识者，盖亦多矣。次黄帝取人身体三百六十五穴，亦法三百六十五日。身体之上，移于分寸，左右差异，取病之输，实亦不少，至如《扁鹊灸经》取穴及名字，即大有不同，近代《秦承祖明堂》、《曹子氏灸经》等所承别本，处所及名亦皆有异，而除病遣疾，又复不少，正可以智量之，适病为用，不可全言非也。而并为非者，不知大方之论，所以此之量法，圣人设教有异，未足怪之也”。

### 4. 肺主涕

《灵枢·九鍼论》说：“五液，心主汗，肝主泣，肺主涕，肾主唾，脾主涎，此五液所出也。”

**按** 王冰《素问·宣明五气篇》“五藏化液”注：“泄于皮腠”者为“汗”，“润于鼻窍”者为“涕”，“注于眼目”者为“泪”，“溢于唇口”者为“涎”，“生于牙齿”者为“唾”也。然《说文》无“泪”字，目液本作“涕”，如《礼记·檀弓上》说：“垂涕洟”，陆德明《经典释义》：“涕音他计反，洟音夷，自目曰涕，自鼻曰洟”，孔颖达疏：“目垂于涕，鼻垂于洟”，《说文·水部》说：“涕，泣也，从水，弟声”，段玉裁注：“按‘泣也’二字，当作‘目液也’三字，转写之误也。《毛传》皆云‘自目出为涕’，《篇》、《韵》皆云‘目汁’，泣非其义”。《说文·水部》又说：“潸，涕流貌，从水，散省声。《诗》曰：‘潸焉出涕’。”段王裁注引《毛传》：“潸。涕下貌”。可见“涕”本是“目液”殆无疑义矣。

“涕”，在《黄帝内经》里失去“目液”之本义而取代“鼻液”之“洟”，故其全书无“洟”字。凡论述“鼻液”者，皆以其“涕”字称之，如上引《素问·宣明五气篇》之“肺为涕”、《灵枢·九鍼论》之“肺主涕”，以及《素问·解精微论》之“故脑渗为涕”，《素问·气厥论》之“鼻渊者，浊涕下不止也”等等，甚至《素问·评热病论》之劳风“欬出青黄涕”，虽非“鼻液”，亦名之曰“涕”，因《黄帝内经》无“痰”字，且肺在变动为欬而主涕然也。

“溢于唇口”为“涎”，“生于牙齿”为“唾”，二者在“五藏化液”之整体功能活动中，以维护其协调平衡。

《说文·口部》说："唾，口液也，从口，垂声，涶，唾或从水"，《说文·㳄部》说："㳄，慕欲口液也，从欠水，凡㳄之属皆从㳄"，段玉裁注："有所慕欲而口生液也，故其字从欠水，俗作涎"。是"唾"训"口液"，而"涎"训"慕欲口液"也。其为"口液"则一，有"慕欲"之"口液"则为"涎"，无"慕欲"之"口液"则为"唾"也。与王冰之注"涎"、"唾"有别。

《灵枢·口问篇》说："人之涎下者，何气使然？岐伯曰：欲食者，皆入于胃，胃中热则虫动，虫动则胃缓，胃缓则廉泉开，故涎下"，《灵枢·津液五别篇》说："中热则胃中消谷，消谷则蟲上下作，肠胃充郭故胃缓，胃缓则气逆，故唾出"。据此，则"涎"、"唾"一也，无分于"溢于唇口"、"生于牙齿"也。

# 读《黄帝内经》札记（七）

## 1. 天年

《素问·上古天真论篇》说：“故能形与神俱，而尽终其天年，度百岁乃去。”

**按** 此文“天年”之“年”，篆文作“秊”，《说文·禾部》说：“秊，穀孰也，从禾，千声，《春秋传》曰：‘大有秊’。”《玉篇·禾部》说：“秊，奴颠切，载也，禾取一熟也。年，同上。”载，亦“年”也，俗语“一年半载”是也。孰，熟字同。是“禾取一熟”谓之“年”，以纪人之寿算，谓之曰“年寿”，《吕氏春秋·季春纪·尽数》说：“故精神安乎形，而年寿得长焉”是也。

所谓“天年”者，谓“人身之年寿”也。《金文大字典》所载“天”字有作“”形者，为人之正面形，而《说文·身部》所载篆文“身”字则作“”，为人之侧身形，故“天”字之义，可训为“身”。《吕氏春秋·孟春纪·本生》说：“以全其天也”，同书《季春纪·论人》说：“若此则无以害其天矣”，又同书《仲夏纪·大樂》说：“终其寿，全其天”，高诱注皆说：“天，身也”，《淮南子·原道训》说：“故达於道者，不以人易天”，许慎注：“天，身也，不以人间利欲之事易其身也”，同篇又说：“故圣人不以人滑天”，许慎注：“天，身也，不以人事滑乱其身也”。《汉书·西南夷传》说：“從东南身毒国，可数千里，得蜀贾市人”，颜师古注：“即天竺也”，《后汉书·西域传》说：“天竺国一名身毒”，《咸賔錄·西域志》说：“天竺国一名身毒，大国也”。是“天”之训“身”殆无疑义矣。故“天年”亦可写作“身年”，《素问·上古天真论篇》说：“身年虽寿能生子也”是其例。

## 2. 鼓胀有二

《素问·腹中论篇》说：“黄帝问曰：有病心腹满，旦食则不能暮食，此为何病？岐伯对曰：名为鼓胀。帝曰：治之奈何？岐伯曰：治之以鸡矢醴，一剂知，二剂已。帝曰：其时有复发者，何也？岐伯曰：此饮食不节，故时有病也。虽然，其病且已时，故当病气聚于腹也。”

《灵枢·水胀篇》说：“鼓胀何如？岐伯曰：腹胀身皆大，大与肤胀等，色苍黄，腹筋起，此其候也。……肤胀，鼓胀，可刺邪？岐伯曰：先泻其胀之血络，后调其经，刺去其血络也。”

**按** 《素问》、《灵枢》各记述一则“鼓胀”之病，然二者不是一病。前者以“心腹胀满，旦食而不能暮食，且愈后易复发”为特点，后者以“腹胀身皆大，大与肤胀等，色苍黄，腹筋起”为特点。前者为“气鼓”，治以“鸡矢醴方”，后者为“水鼓”，先刺血络放血，后调其经，水俞五十七穴选而取之。然《素问》“鸡矢醴方”佚而未见，今据《黄帝内经太素·胀论》补出：“可取鸡粪作丸，熬令烟盛，以清酒一斗半沃之，承取汁，名曰鸡醴，饮取汗，一齐不愈，至于二齐，非直独疗鼓胀，肤胀亦愈”。余用鸡矢醴方：雄鸡屎6克炒黄，米酒汁一小碗。将雄鸡屎盛于一干净小布袋内，同米酒汁一起，放入罐或小锅内于火上煮汁，去滓，顿服之。二、三日一服。

《说文·酉部》说：“醴，酒一宿孰也，从酉，豊声”，段玉裁注：“《周礼·酒正》注曰‘醴犹體也。成而汁滓相将，如今恬酒矣’”。恬即甜也。

取雄鸡屎法：大雄鸡一只，关于大鸟笼内，或选室内一角，将地扫干净，固定其鸡，不使外行，每日饲以米、水，不得杂食污饮，将每日鸡屎收起贮于清洁容器内，加盖，备用。

### 3. 血枯

《素问·腹中论篇》说：“帝曰：有病胸胁支满者，妨于食，病至则先闻腥臊臭，出清液，先唾血，四支清，目眩，时时前后血，病名为何？何以得之？岐伯曰：病名血枯。此得之年少时有所大脱血，若醉入房，中气竭肝伤，故月事衰少不来也。帝曰：治之奈何？复以何术？岐伯曰：以四乌鲗骨、一藘茹，二物并合之，丸以雀卵，大如小豆，以五丸为后饭，饮以鲍鱼汁，利肠中及伤肝也。”

**按** 《灵枢，五邪篇》说：“邪在肝，则两胁中痛，寒中，恶血在内”。身有留血，留血不去，则新血不生，虽生则因留血之阻而不能循经以行，故“时时前后血”而“月事衰少不来也”。王冰注：“夫醉劳力以入房，则肾中精气竭耗；月事衰少不至，则中有恶血淹留。精气耗竭，则阴萎不起而无精。恶血淹留，则血痹著中而不散”。上云“时时前后血”者，正是“留血在身”之徵也。王冰又说：“《古本草经》曰：乌鲗鱼骨，味咸冷平，无毒，主治女子血闭；藘茹，味辛寒平，有小毒，主散恶血；雀卵，味甘温平，无毒，主治男子阳萎不起，强之令热，多精有子；鲍鱼，味辛温平，无毒，主治瘀血，血痹在四支不散者。”新校正云：“按《甲乙经》及《太素》‘藘茹’作‘闾茹’。详王注性味乃‘闾茹’，当改‘藘’做‘闾’。“考“藘”、“闾”皆读“凌如切”，二字可通假，不必改字也。

《释名·释饮食》说：“鲍鱼，鲍，腐也，埋藏淹使腐臭也”。《说文·鱼部》说：“鲍，饐鱼也”，《玉篇·鱼部》说“鲍，於业切，盐渍鱼也”。皆是言“鲍鱼”。新校正云：此文“肠中”别本一作“傷中”，作“傷中”是。《汉书·艺文志·方伎略》有“五藏傷中十一病方三十一卷”。此文“傷中”即指“傷肝”，以“肝”为“五藏之一”而“居中”也。其“及”字则疑为“即”字因声近而误。若然，则此句即读为“利傷中即傷肝也”。

此病“恶血在内”，阻滞气血不能运行于周身，导致出现虚证的表象，形成所谓“本实标虚”。《素问·阴阳应象大论》说：“治病必求于本”，因而，医者必须在中医药学理论指导下，透过证候表象，抓住“时时前后血”的“瘀血”病机，治以“四乌鲗骨一藘茹丸”，使恶血得散，气血得以流畅，如杨上善注之说以“补肝伤”也。一如《金匮要略·血痹虚劳病篇》“五劳虚极羸瘦，腹满不能饮食，食伤，忧伤，饮伤，房室伤，饥伤，劳伤，经络荣卫气伤，内有干血，肌肤甲错，两目暗黑”，以“逐血攻瘀”之“大黄䗪虫丸”为治，使干血去，血气活，达到“缓中补虚”之效。

张介宾，明代医家，其将《黄帝内经》内容拆散而以类相从，编撰为《类经》一书。其於“血枯”一病，未深究，妄改方中“藘茹”为“茹藘”。《诗·国风·郑风·東门之墠》说：“茹藘在阪”，毛苌传：“茹藘，茅蒐也”，孔颖达疏：“茹藘，茅蒐”，《释草》及李巡曰：“茅蒐，一名茜，可以染绛”，陆璣疏：“一名地血，齐人谓之茜，徐州人谓之牛蔓，然则今之倩草是也”。是“茹藘”为“茜草”，《神农本草经》谓“其主寒湿风痹，黄疸”，与《内经》“血枯”之证不合。张介宾学术行为嫌草率，而今尤有甚者，竟然企图否定“考据学”的研究方法，得意地称自己用茜草治愈“血枯病”，果真如此吗？其治疗的病人，是“病至则先闻腥臊臭”？有“时时前后血”吗？把“月事不来”的病人都当成“血枯病”，岂不贻笑大方！

## 4. 二阳之病发心脾

《素问·阴阳别论篇》说：“二阳之病发心脾，有不得隐曲，女子不月，其传为风消，其传为息贲者，死不治。”

**按** 王冰注谓“二阳，谓阳明大肠及胃之脉也”，似不确切。考《素问·逆调论》有说：“肝，一阳也，心，二阳也”。此文“二阳”，乃谓“心”也。脾，乃“痹”之借字。是“二阳之病发心脾”者，谓“心之病发为心痹”也。《黄帝内经太素·阴阳杂说》载此文，正作“二阳之病发心痹”也。《素问·痹论篇》说：“心痹者，脉不通。”心脉痹阻，则身之血脉流行不畅矣。《素问·阴阳应象大论篇》说：“心生血。”《素问·痿论篇》说：“心主身之血脉。”中焦受气奉心化赤而为血以充养生身。今心脉郁滞，血气化源绝竭，无以下通於胞中，胞脉闭塞，在女子则为血少不月，经水不潮；《诸病源候论·虚劳病诸候·虚劳精血出候》说：“肾藏精，精者，血之所成也”，故在男子则血无以化精而不能行隐蔽委曲之事，致两性不相交接也。若失此不治，待病进一步发展，而见形体急剧销铄脱肉，气息奔迫逆上不已之证象者，所谓“其传为风消”，“其传如息贲”者，虽卢医、扁鹊在世亦莫如之何也已矣！此文所谓“息贲”者，息，指“呼吸”，贲，与“奔”同。息贲，乃谓“气息奔迫”，非《难经·五十六难》所谓“肺之积，名曰息贲，在右胁下，覆大如杯，久不已，令人洒淅寒热，喘咳，发肺壅”之“息贲”也。

## 5. 息积

《素问·竒病论》说：“帝曰：病胁下满气逆，二三岁不已，是为何病？岐伯曰：病名曰息积，此不妨於食，不可灸刺，积，为导引服药，药不能独治也。”

**按** 《素问·阴阳应象大论》说：“左右者，阴阳之道路也”。肝属木，为阴中之少阳，应於东，其气从左上升，故《素问·刺禁论》说：“肝生於左”；肺属金，为阳中之少阴，应於西，其气从右下降，故《素问·刺禁论》说：“肺藏於右”。息积，为五藏积之一，乃肺之积，故王冰注：“胁下逆满，频岁不愈，息且形之，气逆息难，故名息积也。”息积，又叫“息贲”，《灵枢·邪气藏府病形篇》说：“肺脉……滑甚为息贲上气”，《灵枢·本藏篇》说：“肝高则上支贲切胁悗为息贲”等是。《难经·五十六难》则有详细论述：“肺之积，名曰息贲，在右胁下，覆大如杯。久不已，令人洒淅寒热，喘咳，发肺壅。以春甲乙日得之。何以言之？心病传肺，肺当传肝，肝以春适王，王者不受邪，肺复欲还心，心不肯受，故留结为积。”《针灸甲乙经》卷八第二，在录用《难经》“息贲”之文后，紧接就录《素问》“息积”一条，表明“息积”即“息贲”无疑，从而规定“肺积息贲”之“病位”只能“在右肋下”而不会在左。然而杨上善《黄帝内经太素·杂病·息积病》注则说：“胁下满，肝气聚也”。是杨误以此“息积”在左胁下之肝积“肥气”也。

## 6. 脾瘅消渴

《素问·苛病论》说：“帝曰：有病口甘者，病名为何？何以得之？岐伯曰：此五气之溢也，名曰脾瘅。夫五味入口，藏於胃，脾为之行其精气，津液在脾，故令人口甘也。此肥美之所发也。此人必数食甘美而多肥也。肥者令人内热，甘者令人中满，故其气上溢，转为消渴。治之以蘭，除陈气也。”

**按** 《说文·欠部》说：“㵣，欲歠歠，从欠，渴声”。是“㵣”乃本字，诸书多借“渴”作“㵣”，“渴”行而“㵣”废矣。“渴”之本义训“尽”，读其列翻，今通作“竭”。其“渴”既借作“㵣”，则“渴”字之借义行而本义废，惟《素问·举痛论》之“瘅热焦渴”个别处尚存其本义。

此文“消渴”二字，《针灸甲乙经》卷十一第六载之作“消瘅”，此文亦有“名曰脾瘅”句，且《素问·通评虚实论》说：“凡治消瘅、仆击偏枯、痿厥、气满发逆，肥贵人则高梁之疾也”，王冰注：“夫肥者令人热中，甘者令人中满，故热气内薄，发为消渴……”，是“消渴”亦名“消瘅”也。

《素问·脉要精微论》说：“瘅成为消中”，《素问·腹中论》说：“帝曰：夫子数言热中，消中，不可服高梁、芳草、石药，石药发癫，芳草发狂。夫热中，消中者，皆富贵人也，今禁高梁是不合其心，禁芳草、石药是病不愈，愿闻其说。岐伯曰：夫芳草之气美，石药之气悍，二者其气急疾坚劲，故非缓心和人，不可以服此二者。”王冰注：“多饮数溲，谓之热中。多食数溲，谓之消中。热中，消中者，脾气之上溢，甘肥之所致，故禁食高粱、芳美之草也。《通评虚实论》曰‘凡治消瘅，甘肥贵人则高梁之疾也’，又《苛病论》曰：‘夫五味入于口，藏於胃，脾为之行其精气。津液在脾，故令人口甘，此肥美之所发也。此人必数食甘美而多肥也，肥者令人内热，甘者令人中满，故其气上溢，转为消渴’，此之谓也”。足证“消渴”、“消瘅”、“热中”、“消中”四者症状虽少异，然皆一病也，然《苛病论》“治之以蘭”一方，“蘭”为“芳草”，非缓心和人，则不可以服之也。《素问》“消渴”之病机皆责之在“脾”也，还有“肺消”、“鬲消”之病机责之在“肺”。（《灵枢》五藏皆有“消瘅”，待研究）

《释名·释疾病》说：“消㵣，㵣，渴也，肾气不周於胸胃中，津润消渴，故欲得水也”。渴音竭。开启了“消渴”病机责之在“肾”也，《金匮要略·消渴小便利淋病篇》说：“男子消渴，小便反多，以饮一斗，小便一斗，肾气丸主之”是其例。《汉书·司马相如传》说：“常有消渴病”也。

# 读《黄帝内经》札记（八）

## 1. 春秋皆度百岁

《素问·上古天真论篇》说："余闻上古之人，春秋皆度百岁而动作不衰……"

**按** 《释名·释典艺》说："言春秋冬夏而成岁，举春秋，则冬夏可知也。春秋书人事，卒岁而周备，春秋温凉中，象政和也，故举以为名也"。叶德炯注："《春秋大题疏》引贾逵《序》云：'取法阴阳之中，春为阳中，万物以生，秋为阴中，万物以成，欲使人君动作不失中也。'"此释《春秋》书名之义，推之自然，《说文·酉部》说："丣，古文酉，从丣。丣为春门，万物已出，丣为秋门，万物已入。一闬门象也。"，丣，即"卯"字，夏历二月建卯，位在正东，属春之中，木气王，万物发生也；八月建酉，位列正西，属秋之中，金气王，万物收成也。故《素问·天元纪大论》说："金木者，生成之终始也"。以木王于卯，万物皆出，金王于酉，万物皆成也。故借之以训人之"年岁"，亦曰"春秋"。如《庄子·外篇·秋水篇》说："将子之春秋故及此乎"，成玄英疏："春秋犹年纪也"，《战国策·秦策五》说："王之春秋高"，鲍彪注："春秋，举成岁，此言其年高"，《陈书·列传·孔奂》："皇太子春秋鼎盛，圣德日跻"。《旧唐书·本纪·则天皇后》说："上以春秋高，虑皇太子相王与梁王武三思，定王武攸宁不协，令言誓文于明堂"。《昭氏闻见录》卷八说："上春秋鼎盛，岂可教之杀人"等皆是其证。

又按《汉字哲学初探·上编·汉字哲学笔记八则》记载："吴申元先生在《中国人口思想史稿》中指出：就原始人口生产类型的特点而言，高出生率，高死亡率，极低的增长率。据估计，原始社会人口的死亡率高达50%。旧石器时代世界人口百年增长率不超过1.5‰。新石器时代世界人口百年增长率不超过4‰。与此相伴的是原始人类的平均寿命很低，根据各种估计推测，从旧石器时代到新石器时代，初民的平均年龄在20岁至30岁之间"。据此，上古之人，不可能"春秋皆度百度"。这只是春秋战国养生家的一种企盼而已！

## 2. 清阳发腠理

《素问·阴阳应象大论篇》说："清阳发腠理，浊阴走五藏。"

**按** 《金匮要略·藏府经络先后病篇》说："腠者，是三焦通会元真之处，为血气所注；理者，是皮肤藏府之文理也"。腠理是人体内外交流通道之一，也是人体抵御外邪之一道屏障。杨上善《黄帝内经太素·寒热杂说》注："人之呼气出为阳也，吸气入为阴也。故呼气之时，在口为出，於头足亦出；吸气之时，在口称入，於头足亦入"。

此腠理应口鼻以出浊入清也。《灵枢·决气篇》说："上焦开发，宣五谷味，熏肤充身泽毛，若雾露之溉，是谓气"，杨上善《黄帝内经太素·六气》注："即卫气也"；《素问·调经论》王冰注引《针经》说："腠理发泄，汗出腠理（《灵枢·决气篇》作"汗出溱溱"），是谓津"，《淮南子·泰族训》说："四枝节族，毛蒸理泄，则机枢调利，百脉九窍莫不顺比，"杨树达证闻："族读为腠，节谓关节，腠谓腠理，毛蒸理泄，谓毛孔腠理有所蒸发"。这些都是有助于清阳发腠理之义。

《黄帝内经太素·九针要解》说："神客者，正邪共会也。神者，正气也。客者，邪气。在门者，邪循正气之所出入也"。杨上善注："神者，玄之所生，神明者也。神在身中，以为正气，所以身中以神为主，故邪为客也。邪来乘正，故为会也。门者，腠理也，循正气在腠理出入也"。《淮南子·诠言训》说："邪与正相伤"，邪干正则病，正胜邪则安，需要保持腠理致密而和调，不得过开过闭。《灵枢·本藏篇》说："卫气者，所以温分肉，充皮肤，肥腠理，司开阖者也……卫气和，则分肉解利，皮肤调柔，腠理致密矣"，《吕氏春秋·季春纪·先已》说："凡事之本，必先治身，啬其大宝。用其新，弃其陈，腠理遂通，精气日新，邪气尽去，及其天年，此之谓真人"。正确地采用"行气法"，吐故纳新以促进腠理也包括全身的和调。

《黄帝内经太素·杂病·温暑病》说："病者当与汗皆出勿止。所谓玄府者，汗空"，杨上善注："汗之空名玄府者，谓腠理也"。《素问·水热穴篇》说："所谓玄府者，汗空也"，王冰注："汗液色玄，从空而出，以汗聚於里，故谓之玄府。府，聚也"，《素问·汤液醪醴论篇》说："开鬼门，洁净府"，王冰注："开鬼门，是启玄府遣气也"，《素问·生气通天论篇》王冰注亦说："气门，谓玄府也，所以发泄经脉营卫之气，故谓之气门也"。《素问·六元正纪大论》说："凡此太阳司天之政……初之气……肌腠疮疡"，王冰注："赤斑也，是谓肤腠中疮，在皮内也"，《荀子·荣辱篇》说："骨体肤理辨寒热疾养"，杨倞注："肤理，皮肤之文理也"，又《性恶篇》说："骨体肤理好愉佚"，杨倞注："肤理，皮肤之文理也"，《素问·六元正纪大论》说："凡此太阴司天之政……五之气……民病皮腠"，《灵枢·热病篇》说："偏枯，身偏不用而痛，言不变，志不乱，病在分腠之间"。据上所述，曰"腠理"，曰"玄府"，曰"汗空"，曰"鬼门"，曰"气门"，曰"肤腠"，曰"肤理"，曰"皮腠"，曰"分腠"，皆为人体组织部位，名虽有九，然其为"腠理"一也。

### 3. 安卧者黄疸

《素问·平人气象论篇》说："溺黄赤，安卧者，黄疸。"

**按** 《说文·疒部》说："瘅，劳病也，从疒，单声"，丁幹、丁贺二切。《说文·疒部》接着又说："疸，黄病也，从疒，旦声。"丁幹切。是"瘅"，"疸"俱读"丁幹切"，二字"同声"。惟其"同声"，故二字可相互通假，因其互相假而致字义淆惑不清也。不如此二字不相假借而就各字用其本义之为得也。王冰此文注："肾劳胞热，故溺黄赤也。《正理论》曰：谓之劳瘅，以女劳得之也"。新校正云："详王注……若谓女劳得疸则可，若以疸为劳非矣，"是"劳瘅"之"瘅"当改作"疸"。以其病虽为"女劳得之"，但终非劳病而为女劳疸之"黄病"也。女劳伤肾，阴精不充，膀胱生热，故溺黄赤而安卧。卧，乃"㱃"之借字，《说文·卧部》说，"㱃，楚谓小兒嬾㱃，从卧食"，而《玉篇·卧部》则说："㚢，女尼切，楚人谓小嬾曰㚢"，无"兒"字，是"兒"字为衍文，当删。《广雅·释诂》卷二下说："㚢，嬾也，"，而"嬾"者，则与"倦也"，"疲也"，"劳也"，"㚢也"，"懈也"，"怠也"，"惰也"相类也。《灵枢·海论篇》亦有"懈怠安卧"句。

考究此文，亦可参照《灵枢·论疾诊尺篇》"面（原误为"而"，今改）色微黄，齿垢黄，爪甲上黄，黄疸也，安卧，小便黄赤，脉小而涩者，不嗜食"之文。

## 4. 烦满

《素问·热论篇》说："厥阴脉循阴器而络於肝，故烦满而囊缩。"

**按** 《说文·水部》说："满，盈溢也"，非此文"烦满"之"满"义。此"满"当为"懣"字之借用，《说文·心部》说："懣，烦也，从心满"，段玉裁注："烦者，热头痛也，引申之，凡心闷皆为烦，《问丧》曰：'悲哀志懣气盛'，古亦叚满为之，满亦声"，是其义也。在《素问》书中，凡言"烦懣"字，皆借满为之，如《评热病论篇》说："帝曰：有病身热汗出烦满，烦满不为汗解，此为何病？岐伯曰：汗出而身热者，风也，汗出而烦满不解者，厥者……"；《逆调论篇》说："阴气少而阳气盛，故热而烦满也"。《痺论篇》说："肺痹者，烦满，喘而呕"。《史记·仓公传》则用本字"懣"，说："气鬲，病使人烦懣，食不下"，又说："蹶上为重，头痛身热，使人烦懣"。《楚辞·哀时命》亦有"唯烦懣而盈匈"之句，"懣"者，"仓颉篇"说："懣，闷也"，《急就篇》卷四："消渴欧逆咳懣讓"，释音："懣与闷同"，颜师古注："懣，烦闷也"，《广韻·上声·二十四缓》亦谓"懣"义训为"烦闷"也。故《素问·刺热篇》有"热争则卒心痛，烦闷善呕"，而作"烦闷"之词者。《素问》书中又作"烦冤"，《阴阳应象大论》说："齿干，以烦冤，腹满死"，《疟论》说："阴气先绝，阳气独发，则少气烦冤"，《示从容论》说："肝虚，肾虚、脾虚，皆令人体重烦冤"。冤，"从宀"而"免声"，乃声训字，读为"闷"也（见拙著《考"冤"》一文。

《灵枢经》无"冤"字，有"悗"，作"烦悗"，《寒热病篇》说："舌纵涎下烦悗，取手少阴；振寒洒洒鼓颔，不得汗出，腹胀，烦悗，取手太阴"，《热病篇》说："热病先身濇，倚而热，烦悗"，《胀论篇》说："脾胀者，善哕，四肢烦悗"，《血络论篇》说"发鍼而面色不变而烦悗何也？""刺之血出多，色不变而烦悗者，刺络而虚经，虚经而属于阴者阴脱，故烦悗"，史崧音释："悗，音闷"。《太素》亦多作"烦悗"，或作"烦惌"，《五藏热病篇》说："热争则卒心痛，烦惌喜欧"，《营卫气行篇》说："清浊相干，乱于胸中，是谓大惌，"杨上善注："惌音闷"，是也。

烦满，烦懣，烦冤，烦悗，烦惌，皆与"烦闷"之义同，故《针灸甲乙经》每作"烦闷"也。其卷七第五和卷八第一上两用"烦冤"之词者（见民国二十年中原书局石印本《黄帝甲乙经》），皆因今之出版社不识"冤字，加一"、"点而成"寃"，遂读为"寃枉"之"寃"，不通之至，莫此为甚！

# 读《黄帝内经》札记（九）

## 1. 合篡间，绕篡后

《素问·骨空论》说："督脉起于少腹以下骨中央，女子入繫廷孔，其孔，溺孔之端也，其络循阴器，合篡间，绕篡后，别绕臀……其男子循茎下至篡，与女子等。"

**按** 王冰注："督脉别络自溺孔之端分而各行，下循阴器乃合篡间也。所谓间者，谓在前阴后阴之两间也"。王注是。《尔雅·释诂下》说："孔，间也"。《说文·门部》说："间，隙也。"段玉裁注："隙谓之间"。是"间"谓之"孔隙"也。王冰于此非谓督脉别络合于前阴后阴两者之间，而是说合于前阴后阴之两孔窍中。是前阴后阴之两孔窍谓之"篡"也，而"篡"乃"翠"之声转。《吕氏春秋·孝行览·本味》说："隽觾之翠"，高诱注："翠，厥也"，厥乃"臎"之借；《札记·内则》说："舒雁翠"，郑玄注："翠，尾肉也"。高诱训"翠"为"臎"，郑玄训"翠"为"尾肉"，其义同也。黄侃《训诂研究〈广雅疏证〉笺识》说："……'翠'转为'篡'，《内经》之'篡间'、'篡后'是也"。"翠"为鸟尾之肉，为鸟之后阴，古人常以后阴说前阴，如《尚书·尧典·虞书》说："鸟兽孳尾"，孔传："乳化曰孳，交接曰尾"，是其例。是故动物相交曰"交尾"也《骨空论篇》已明谓"女子入繫廷孔，其孔，溺孔之端"，而"其男子循茎下至篡，与女子等"。故《针灸甲乙经》卷九第十一有："丈夫㿗疝，阴跳，痛引篡中，不得溺"的记载，说明"篡"为"前阴"；《脉经》卷二第二说："若下重不自收，篡反出，时时苦洞泄"，即"脱肛"也，《针灸甲乙经》卷九第十一说："痔，篡痛，飞扬，委中及承扶主之"，"痔，篡痛，承筋主之"，以"膀胱足太阳之脉……是主筋所生病者"，而"足太阳之正"则"别入于肛"。《素问·生气通天论篇》说"筋脉横解，肠澼为痔"，故取足太阳脉之气所发之"飞扬"、"委中"、"承扶"等穴以治之乃循经取穴法，惟"承筋"一穴"禁针"而宜"灸"。是"篡"为"后阴"也。故王冰注"篡"为"前阴后阴之两间"实无疑义也。

## 2. 言上工相五色于目

《灵枢·小针解篇》说："睹其色，察其目，知其散复，一其形，听其动静者，言上工知相五色于目，有知调尺寸小大缓急滑涩，以言所病也。"

**按** 此文"言上工知相五色于目"之"相"，《诗·鄘风·相鼠》说："相鼠有皮"，毛传："相，视也"，《周礼·春管宗伯·叙官》说："冯相氏"，郑玄注："相，视也"，《淮南子·修务训》说："相土地宜燥湿肥墝高下"，高诱注："相，视也"，《尔雅·释诂下》亦训"相，视也，"《素问·五藏生成篇》"凡相五色之奇脉"（"之奇脉"

三字为衍文）之“相”与此文正同，义训为“视”也，唯“察目色”一条。此文“有知调尺寸小大缓急滑濇”之“有”，当读为“又”，《礼记·内则》说：“三王有乞言”，郑玄注：“有读为又”，《荀子·王霸篇》说：“加有治辩僵固之道焉”，杨倞注：“有读为又”，《庄子·秋水》说：“消息盈虚，终则有始”，李善《文选·与吴质书》注引《庄子》作“消息盈虚，终则又始”，是“有”亦作“又”也。调，从聊切，读如后《邪气藏府病形篇》“故善调尺者，不待于寸，善调脉者，不待于色”之“调”，义犹“审”也。是指上工既懂得视“目之五色”变化，又熟谙审察“尺寸之小大缓急滑濇”情况而参合用之，以论述其所病也。

## 3. 两神相搏

《灵枢·决气篇》说：“两神相搏，合而成形，常先身生，是谓精。”

**按** 此文“两神相搏”之“搏”，《说文·手部》说“搏，索持也”，非此义。此“搏”当为“薄”之假借字。《素问·调经论》王冰注引《针经》此文，正作“两神相薄”。《黄帝内经太素·六气篇》载此文亦正作“两神相薄”。《素问·阴阳别论》说：“阴搏阳别，谓之有子”，然《素问·平人气象论》王冰注引《阴阳别论》（原误为《经脉别论》，今改）说：“阴薄阳别，谓之有子”，则作“薄’，《灵枢·本神篇》说：“两精相搏谓之神”，而《素问·宣明五气篇》王冰注引《灵枢经》此文作“两精相薄谓之神”，亦作“薄”，《素问·脉解篇》说：“阳明……所谓欲独闭户牖而处者，阴阳相薄也”，而《素问·阳明脉解篇》新校正注引《脉解篇》说：“欲独闭户牖而处何也？阴阳相搏，阳尽阴盛，故独闭户牖而处，”又作“搏”，《金匮要略·痉湿暍病篇》说：“风湿相搏，骨节疼烦，掣痛不得屈伸，近之则痛剧”，而《备急千金要方》卷七第二，载此文则作“风湿相薄……”，亦作“搏”。是“搏”、“簿”二字义通也，或用本字之引申义，或用借字。薄，乃字之引申义；搏，乃薄字之假借耳。

“薄”者，《楚辞·九章·涉江》说：“露申辛夷，死林薄兮”，王逸注：“丛木曰林，草木交错曰薄”，《楚辞·招隐士》说：“丛薄深林兮人上慄”，洪兴祖补注：“深草曰薄”，《小尔雅·广言》说：“簿，迫也”。杨琳今注：“《说文》：‘薄，林薄也’。本义为草木密集丛生之处”。《广雅·释草》说：“草蘩生为薄”，王念孙疏证：“蘩，与丛同。蘩生，聚生也。《淮南子·原道训》云：‘隐於林薄之中’，高诱注云：“蘩木曰榛，深草曰薄”，又为“草木交错”之称，《楚辞·九章》云：“露申辛夷，死林薄兮”。王逸注云：“丛木曰林，草木交错曰薄。”又《释诂》卷三下说：“薄，聚也”，王念孙疏证：“薄者，《释草》云：‘草蘩生为薄，蘩与丛同。”《楚辞·九章》：‘露申辛夷，死林薄兮’，王逸注云：‘丛木曰林，草木交错曰薄’《淮南子·原道训》：‘隐于林薄之中’，高诱注云：‘丛木曰榛，深草曰薄’。皆聚之义也”。是所谓“两神相薄”者，乃是“两神相聚”，“相合”，“相得”者也。

## 4. 传为柔痓

《素问·气厥论篇》说：“肺移热于肾，传为柔痓。”

**按** 《说文》无“痓”字，《素问》成书于《说文》之前，书中不得有“痓”之一字也。其有“痓”字者，必是“痙”字因形近而致误也。《说文·疒部》说：“痙，强急也，从疒，巠声”。考王冰注《素问》此条说：“痓为骨痓而不随，气骨皆热，髓不内充，故骨痓强而不举”，正是痙字之义，说明痙误为痓当在王冰之后矣。《伤寒论·辨痓湿暍病篇》之“痙”亦误为“痓”，其云：‘伤寒所致，太阳痓湿暍三种，宜应别论，以为与伤寒相似，故此见之”。成无己注：“痓当作痙，传写之误也。痓者，恶也，非强也，《内经》曰：‘肺移热于肾，传为柔痓’。柔为筋柔而无力，痙为骨痙而不随。痙者，强也。《千金》以强直为痙。《经》曰：颈项强急，口噤，背反张者痙。即是观之，痓为痙字明矣”。《伤寒论》、《金匮要略》皆有“柔痓”，与此文“传为柔痙”之“柔痙”同名而异实，此为“肺移热于肾”之病也，《黄帝内经太素·寒热相移》载此作“肺移热于肾，传为素痙”，杨上善注：“素痙，强直不能回转”。长沙马王堆出土医书有《五十二病方》，其中载有“婴儿索痙”之证。“素”与“索”通，古之“八素九丘”，即谓“八索九丘”也。杨注“强直不能回转”，即指“项背强急之甚”也，其义为长。

《素问·厥论篇》“手阳明少阳厥逆，发喉痹嗌肿，痓”之“痓”，亦为“痙”字之误。新校正云：“按全元起本痓作痙”可证。

# 读《黄帝内经》札记（十）

## 1. 脾脉……濇甚为肠㿉

《灵枢·邪气藏府病形篇》说："脾脉……濇甚为肠㿉，微濇为内㿉。多下脓血。"

**按** 此文亦载于《太素·五藏脉诊》和《针灸甲乙经》卷四第二下。"肠㿉"之"㿉"，《太素》作"颓"，《针灸甲乙经》作"（造字：外"疒"内"颓"）"，义同。《尔雅·释诂上》说："颓，病也"，郝懿行义疏："颓，《诗》作'隤'"，亦叚音也。释文："隤，《说文》作'颓'。"按《说文》作"穨"云"秃皃"，隸作"颓"，通作"隤"，《说文》说："隤，下隊也"。隊，读为"坠"也。"内㿉"之"㿉"，《太素》、《针灸甲乙经》皆作"溃"，是，当改。杨上善注说："脉濇，气少血多而寒，故令气冲下，广肠脱出。名曰肠颓，亦妇人带下病也"。是"肠颓"之病，乃"广肠脱出"，《针灸甲乙经》卷九第十二叫做"脱肛"是也，《玉篇·疒部》说："疘，古红切，下病也"。下，读若《周易·系辞》所谓"形而下者谓之器"之"下"，即"后"字，亦即"后阴"之"脱肛病"也。

《吕氏春秋·孝行览·本味》说："隽觾之翠"，高诱注："翠，厥也"，厥，乃"橛"之借字，指"后阴"，翠为后阴，黄侃谓"声转为篡"，故广肠脱出，可称"篡反出"，《脉经》卷二第二所谓"若下重不收者，篡反出，时时苦洞泄"者是也。《针灸甲乙经》卷八第一下，亦有"寒热，篡反出，承山主之"，"寒热，篡后出，瘈瘲，脚腨痠重……承筋主之"的记载。余早年曾治愈"脱肛不收而欲溃"之一例；×××，男，40岁，住湖北省枣阳县某乡，农民。1951年4月某日就诊。家属代诉，患者以前时有脱肛、均轻微，以手送之即入。然昨日下午大便时肛门脱出。送之不能入。先以枳壳30克煎汤温服无效，遂住诊。见患者跪伏床榻，不能站立坐卧，肛门脱出约半寸，其色紫黑，干燥无津液，有欲溃之势，频频呼叫，痛苦万状，拟当归建中汤内服，外用甘草洗方。

当归建中汤方：饴糖30克，桂枝10克，白芍20克，当归12克，生姜10克，红枣4枚擘，炙甘草6克。上七味，加水适量煎汤，去渣，入饴糖烊化。温服，每日一剂，服二次。

甘草汤方：生甘草30克，用水浓煎取汁，趁热熏洗患处。每日一剂。

患者用药一日后，病势转轻，二日后则告病愈，后再未复发。

**按** 大肠隶属中焦脾胃，脾胃不足，气虚下陷而肛门脱出。又受风寒邪气之侵袭，致血脉凝滞，气血不通，肛肠失其濡养，遂干燥难收，疼痛难忍。病不因气滞，故服枳壳方无效。病乃肛肠脱出而被风袭，是中虚而兼邪风，借用当归建中汤，重用饴糖30克，建立中气，以桂枝汤祛风散邪，再加白芍一倍除血痹，通经络，止疼痛，加当归养血活血，润肠除燥，以助肛门之上收，外用生甘草煎汤熏洗，以增润肠除燥之效，且甘能缓之，可收缓解疼痛之功。

至于杨注说："亦妇人带下病也"之义，必非专指妇人白带之病，乃泛指一切妇科疾病也。《史记·扁鹊仓公列传》说："扁鹊……过邯郸，闻贵妇人，即为带下医"，可证。妇人带下病，是与上文"广肠脱出，名曰肠颓"相对应之病，自当是之《针灸甲乙经》卷十二第十篇中"阴挺出"之病、今之所谓"子宫脱出"也。

## 2. 实则鼽窒　虚则鼽衄

《灵枢·经脉篇》说："足太阳之别，名曰飞扬，去踝七寸别走少阴，实则鼽窒，头背痛，虚则鼽衄，取之所别也。"

**按** 《吕氏春秋·季秋纪》说："季秋行夏令，则其国大水，冬藏殃败，民多鼽窒"。高诱注："火金相干，故民鼽窒，鼻不通也。鼽读曰仇怨之仇"，《说文·人部》："仇，雠也。从人，九声"，段玉裁注："仇与逑古通用。巨鸠切"是"鼽窒"乃谓"窒塞不通"在"鼻"也，下文"鼽衄"，则谓"出血"在"鼻"也，可见"鼽"即"鼻"也。《太素·经脉之一》说："大肠手阳明之脉……目黄，口干，鼽衄"，杨上善注："鼻孔引气，故为鼽也，鼻形为鼽也。有说鼽是鼻病者，非也"，又说："胃足阳明之脉……狂、疟，温淫，汗出，鼽衄"，杨上善注："衄，出血也。不言鼻衄而言鼽衄者。然鼻以引气也。鼽，鼻形也，鼻形之中出血也"，《太素·经筋篇》说："其支者，为目上纲，下结于鼽"，杨上善注："鼽中出气之孔谓之鼻也，鼻形谓之鼽也"。这就有力的证实了鼽可训为鼻，王冰注《素问·金匮真言论》中"鼽衄"之"鼽"为"鼻中水出"之误也。然则"鼽"字亦可以读作"頄"。如《灵枢·脉度篇》说："上出人迎之前，入頄属目内眦"之"頄"，《太素·阴阳乔脉》载此文作"鼽"，《灵枢·经筋篇》说："足太阳之筋……其支者，为目上纲。下结于頄"之"頄"，《太素·经筋篇》载此文作"鼽"；同篇又说："足阳明之筋……上颈，上颊口，合于頄"之"頄"，《太素·经筋篇》载之作"鼽"。同篇又说："手阴明之筋……其支者，上颊，结于頄"之"頄"，《太素·经筋篇》载之作"鼽"；《灵枢·寒热病篇》说："臂阳明有入頄遍齿者。名曰大迎。"之"頄"，《太素·寒热杂说》载之作"鼽"等。故《素问·气府论》说："鼽骨下各一"，王冰注："谓颧髎二穴也。鼽，頄也，頄，面颧也，在面頄骨下陷者中"。面颧者，杨上善《太素·热病说》"大颧发赤"句下注："颧，鼻左右高处也"。是"頄"乃"鼻之左右高处"俗之所谓"颧骨"也。《说文》无"頄"字，《灵枢》"頄"字。史崧《音释》"音求"，而"求"字乃"裘"之古文。读"巨鸠切"，与"鼽"字切音同，故可假"鼽"为"頄"，同音假借也。

《说文·鼻部》说："鼽，病寒鼻窒也，从鼻，九声"。以"病寒鼻窒"释"鼽"，则"鼽"为一病证名词无疑矣。然必先有"鼻形"之训，而后始有"病寒鼻窒"之"鼻病"义也。

## 3. 目瘄脉痛

《灵枢·热病篇》说："热病头痛，颞颥目瘄脉痛，善衄。厥热病也，取之以第三针，视有余不足，寒热痔。”

**按** 此文“目瘈脉痛”之“瘈脉”二字误倒，当乙转，《太素·热病说》载此文无“痛”字，是痛字为衍文，当删去之，则此文当作“目脉瘈”三字。《说文·手部》说：“瘈，引纵曰瘈，从手，瘛省声”，段玉裁注：“《尔雅》释文作‘引而纵之曰瘈’……尺制切，俗作掣”。是“瘈”乃正字，而“掣”即为“瘈”之俗体也。瘈，为“瘛省声”之字，故亦可用“瘛”，《素问·阴阳别论》说：“一阳发病……其传为心掣”，《太素·阴阳杂说》则作“一阳发病……传为心瘛”，《灵枢·五邪篇》说：“恶血在内，行善掣节”，《太素·五藏刺》则作“恶血在内，行（此后有“者”字，衍文，今删）善掣节”，《素问·玉机真藏论》说：“病筋脉相引而急，病名曰瘛”，王冰注：“筋脉受热而自跳掣，故名曰瘛”。瘛，亦可作“掣”，《灵枢·论疾诊尺》说：“婴儿病……耳间青脉起者掣痛”，《甲乙经》卷十二第十一载此文则作“婴儿耳间青脉起者瘛”，《太素·热病说》载此文“目瘛脉”，其“瘛脉”二字亦误倒，杨上善注“颞颥及目边脉瘛”之文可证。《甲乙经》卷七第一中载此文作“目脉紧”，其“紧”字误，下有小注说：“一本作瘛”。是《甲乙经》尚有“瘛”字不误之本也。

## 4. 则为乃痿厥心悗

《灵枢·口问篇》说：“下气不足，则乃为痿厥心悗，补足外踝下留之。”

**按** 此文“则乃为痿厥心悗”之“心”，当为“足”字之误，《太素·十二邪》载此文说：“故上气不足，脑为之不满，耳为之善鸣，头为之顷，目为之瞑；中气不足，溲便为之便，肠为之喜鸣；下气不足，则为痿厥足闷”。杨上善注：“头为上也。邪气至头，耳鸣，头不能正，目暗者也；肠及膀胱为中也，邪至于中，则大小便色皆变于常及肠鸣也，邪气至足，则足痿厥撣缓，其足又闷”。上气不足，则病见于上；中气不足，则病见于中；下气不足，则病见于下，理自然也。所谓“痿厥”者，既“痿”且“厥”也，《吕氏春秋·孟春纪·重己》说：“多阴则蹷，多阳则痿”，高诱注：“蹷，逆寒疾也。痿，躄不能行也”，同书《季春纪·尽数》又说：“鬱……处足，则为痿为蹷”，高诱注：“痿，不能行；蹷，逆疾也”。蹷与厥同。痿厥一证，在《黄帝内经》里，有十多篇中都提到，它与饮食居处劳逸都相关，在我国古代似是一个多发病。《素问·异法方宜论》说：“其民食杂而不劳，故其病多痿厥寒热”，《素问·生气通天论》说：“秋伤于湿，上逆而咳，发为痿厥”，《素问·四气调神大论》说“此冬气之应，养藏之道也，逆之则伤肾，春为痿厥”，《灵枢·本神》说：“恐惧而不解则伤精，精伤则骨痠痿厥，精时自下”。《素问·通评虚实论》说：“痿厥……肥贵人则高粱之疾也”。高粱，乃“膏粱”二字之借也《太素·杂病·病解》正作“膏粱”。至于痿厥之治疗《素问·异法方宜论》主以“导引按矫”之法，《灵枢·口问》主以“刺足大指间二寸（太冲）留之，一曰足外踝下（申脉）留之”，或者手足开张即得其输，然后刺之，《灵枢·本输》所谓“痿厥者，张而刺之，可令立快也”。而《灵枢·杂病》则主以“四末束悗”之法：“痿厥，为四末束，悗，乃疾解之，曰二。不仁者，十日而知，无休，病已止”。

# 读《黄帝内经》札记（十一）

## 1. 肾气独沈

《素问·四气调神大论篇》说："逆春气，则少阳不生，肝气内变；逆夏气，则太阳不长，心气内洞；逆秋气，则太阴不收，肺气焦满；逆冬气，则少阴不藏，肾气独沈。"

**按** 此文"肾气独沈"之"独"，当读为"清浊"之"浊"，《说文·水部》说："浊……从水，蜀声"，段玉裁注："浊者，清之反也。《诗》曰：'泾以渭浊'，又曰：'载清载浊'。"《说文·犬部》说："独……从犬，蜀声"。是"独"、"浊"二字俱谐"蜀声"，例得通假，故此文"独"假为"浊"，读为"肾气浊沈"。《针灸甲乙经》卷一第二、《太素·顺养》二书载此文正皆作"肾气浊沈"。沈者，《说文·水部》说："沈，陵上滈水也。从水，冘声。一曰浊黕也"，段玉裁注："《黑部》曰：'黕，滓垢也'。黕、沈同音通用。直深切，又：尺甚切"。《说文·黑部》说："黕，滓垢也，从黑，冘声"，段玉裁注："滓，淀也，垢者，浊也。荀卿曰：人心譬如槃水，正错而勿动，则湛濁在下而清明在上。杨倞曰：'湛濁，渭沈泥滓也'。按：湛即黕之假借字"。据此，则《素问》之"独沈"、《针灸甲乙经》、《太素》之"濁浊"、《说文》之"濁黕"、荀卿、杨倞之"湛濁"，其义一也。

## 2. 浮而散者为眴仆

《素问·脉要精微论》说："有脉俱沈细数者，少阴厥也，沈细数散者，寒热也；浮而散者，为眴仆。"

**按** 此文"眴仆"之"眴"，《说文·目部》说：'旬，目摇也，从目，匀省声。眴旬或从目旬"。《伤寒论·辨太阳病篇》说："直视不能眴"，《释音》说："眴，音县，目摇也"。县，读"悬"。王冰注此文说："脉浮为虚，散为不足，气虚而血不足，故为头眩而仆倒也"。是《素问》经文作"眴"而王冰注文作"眩"也。《素问·厥论篇》说："巨阳之厥，则肿首头重，足不能行，发为眴仆"，而《针灸甲乙经》卷七第三载此文则作"发为眩仆"。是《素问》作"眴"而《针灸甲乙经》作"眩"也。《说文·手部》说："摇，动也"，目摇者，两目视物动摇不定也，与《说文·目部》训"眩，目无常主也"义同。《一切经音义》以"旬"、"眴"为"眩"之古文《仓颉篇》卷上说："眩，视不明也，眩惑也"，《素问·五常政大论》说："伏明之纪……其病昏惑"，《说文·心部》"惑，乱也"，故《释名·释疾病》说："眩，县也，目视动乱，如县物摇摇然不定也"。《素问·五常政大论》说："发生之纪……其动掉眩巅疾"，王冰注："眩，旋转也"。旋转不已，神失内守，《素问·六元正纪大论》所谓"甚则耳鸣眩转，目不识人，善暴僵仆"，王冰注："筋骨强直而不用，卒倒而无所知也"，亦即《素问·至真要大论》"太阳司天"、"太阳之复"之两作"时眩仆"。是"眴仆"、"眩仆"字异而音义同也。

## 3. 心脉满大，痸瘛筋挛

《素问·大苛论》说："心脉满大，痸瘛筋挛。肝脉小急，痸瘛筋挛。"

**按** 此文"痸瘛"为其病证名词。其病发作有间歇，故称其病曰"痸"。病发主要证候为时瘛时瘲，故又称之为"瘛瘲病"。

痸瘛，可写作"痸瘈"，《脉经》卷五第五"心脉满大，痸瘈筋挛；肝脉小急，痸瘈筋挛"是。又可写作"痸痓"，《针灸甲乙经》卷四第一下"心脉满大，痸痓筋挛；肝脉小急，痸痓筋挛"是。又可写作"痸瘛"，《诸病源候论·小儿杂病诸侯—风痸候》"诊得心脉满大，痸瘛筋挛；肝脉小急，亦痸瘛筋挛"是。《太素·五藏脉诊》载此文与《素问》同，作"瘛"。是《素问》、《太素》之"痸瘛"、《脉经》之"痸瘈"、《针灸甲乙经》之"痸痓"、《诸病源候论》之"痸瘛"，文虽有异，而其义则同也。是故孙星衍辑本《神农本草经》，载独活主"痸痓"，麝香主"痸痓"、石蜜主"痸痓"，鼠妇主"痸痓"，六畜毛蹄甲主"瘨痓"，石胆主"痸痓"（原作"痓"，误，今改），鸡子主"痸痓"（原作"痓"，误，今改），髮髲主"小儿痸，大人痓"，而《针灸甲乙经》治"小儿痸痓，呕吐泄注，惊恐失精，瞻视不明，眵（目蔑），瘈脉及长强主之"，"小儿痸瘛，手足扰，目昏，口噤，溺黄，商丘主之"，"小儿痸瘛，遗（此下原有"精"字，衍文，今删）溺……大敦主之"，"风从头至足痸瘛，口闭不得开……昆仑主之也"。

《灵枢·经筋篇》亦有"病在此者，主痸瘛及痓"句，则《太素·经筋篇》作"病在此者，主痸瘈及痓"，《针灸甲乙经》卷二第六作"病在此者，主痸瘛及痓"，三书之"及"字皆当读"或"，而《太素》和《针灸甲乙经》之两"痓"字皆为"痓"字之误，以"痓"字与《太素》之"瘈"、《针灸甲乙经》之"瘛"义复，古人行文义必不复出也。

《潜夫论·贵忠》说："婴儿常病伤饱也……哺乳太多则必掣纵而生痸"。汪继培笺："戴侗《六书故》云：'瘛瘲，谓小儿风惊，乍掣乍纵。掣，搐也；纵则掣而乍舒也'。《玉篇》云：'痸，小儿瘨病'。"

《说文·疒部》说："瘛，小儿瘛瘲病也，从疒，恝声"，段玉裁注："《急就篇》亦云'瘛瘲'，师古云：'即今痸病'。按：今小儿惊病也。瘛之言掣也，瘲之言纵也"。《广韵·上平声·二十八山》说："痸，小儿疾"，《玉篇·疒部》说："痸，亥间切，小儿瘨病"，《备急千金要方》卷五上第三说："夫痸，小儿之恶病也"。

《诸病源候论·小儿杂病诸候一·痸候》说："痸者，小儿病也。十岁已上为癫，十岁已下为痸。其发之状，或口眼相引而目睛上插，或手足掣纵……诸方说癫名证不同，大抵其发之源皆因三种。三种者，风痸、惊痸、食痸是也"《备急千金要方》卷十四第四说："夫风眩之病，起于心气不定，胸上蓄实，故有高风面热之所为也。痰热相感而动风，风心相乱则闷瞀，故谓之风眩。大人曰癫，小儿则为痸，其实是一。"《灵枢·寒热病》说：‘暴挛痼眩，足不任身，取天柱”，杨上善《太素·寒热杂说》此文注：“足太阳脉起目内眥，上额交颠，入络脑，下侠脊抵腰，循髀过髀枢，合腘贯踹出外踝后，至小指外侧，故此脉病，暴脚挛，小儿痼，头眩足瘘（瘘，疑为“痿”字之误)”。余早年读《新、旧唐书》，见载有唐高宗李治病风眩，颇疑其为“癫痼病”。他不同于曹操之“风眩病”，于今信然。《急就篇》卷四“疝瘕颠疾狂失响”句下王应麟补注：“扬雄曰：‘臣有瘨眩病’。瘨眩，即《灵枢·寒热病》中之“痼眩”，《金匮要略·水气病篇》“五苓散证”亦有“吐涎沫而癫眩”之证。以“痼”在大人则名“癫”也。《素问·长刺节论》说：“病初发，岁一发，不治，月一发，不治，月四五发，名曰癫病，刺诸分诸脉，其无寒者，以针调之，病止”。《素问·脉要精微论》说：“（脉）来疾去徐，上实下虚，为厥巅疾”。巅，《太素》作“癫”，杨上善《五藏脉诊》此文注：“来疾阳盛，故上实也，去徐阴虚，故下虚也。上实下虚，所以发癫疾也。”足证大人称癫，小儿称痼，癫、痼为一病也。故《灵枢·癫狂篇》中之癫”即为“痼病”也。《灵枢·癫狂篇》说：“治癫疾者，常与之居，祭（察）其所当取之处。病至视之，有过者泻之，置其血于瓠壶之中，至其发时，血独动矣，不动，灸穷骨三壮”。这是我国古代治疗癫痼疾病的实验研究。

《素问·大苛论》说：“二阴急为痼厥”，杨上善《太素·寒热相移》此文注：“二阴，少阴也。候得少阴脉急，是为阳与阴争，阳胜，发为小儿痼病，手足逆冷也”。这里又提出“痼厥”一证，则是要求治疗癫痼必须详察病机，辨证施治。靠一、二个验方是无济于事的。治疗中所以有效有不效者，正是辨证不周密也。

《说文·疒部》说：“痼，病也，从疒，间声”，其病发作有间歇也；《说文·疒部》说：“痓，疆急也，从疒，巠声”，《玉篇·疒部》说：“痓，渠井切，风强病也”，故《备急千金要方》卷五上第三说：“病发身软时醒者，谓之痼也；身强直反张如弓不时醒者，谓之痓也”。扼要的提出了“痼病”和“痓病”的重要区别。

## 4. 人生而有病巅疾者

《素问·苛病论》说：“帝曰：人生而有病巅疾者，病名为何？安所得之？岐伯曰：病名为胎病。此得之在母腹中时，其母有所大惊，气上而不下，精气并居，故令子发为巅疾也。”

**按** 王冰释此文“巅疾”之“巅”，谓“上巅，则头首也”。其意谓是头首之病。然为头首何病？未明说。《素问·脉要精微论》说：“厥成为巅疾”，王冰注：“厥，谓气逆也，气逆上而不已，则变为上巅之疾也”，亦不谓何病。《素问·厥论》说：“阳明之厥，则癫疾欲走呼，腹满不得卧，面赤而热，妄见而妄言”，王冰注：“癫一作巅，非”。是王冰的心目中，“巅”字只能作“上巅头首”用，而不能用于“癫疾”之“癫”，反之“癫疾”之“癫”亦不能用“巅”字。然而《太素·杂病·癫疾》、《针灸甲乙经》卷十一第二，二者皆直接作“癫疾”，且皆以此文并诸篇首。《素问·脉要精微论》说：“（脉）来疾去徐，上实下虚，为厥巅疾”，杨上善《太素·五藏脉诊》此文注：“来疾阳盛，故上实也，去徐阴虚，故下虚也，上实下虚，所以发癫疾也”。《急就篇》“疝瘕癫疾狂失响”下王应麟补注引《庄子》曰“阳气独上，则为癫疾”以及“厥成为巅疾，气逆上而不已”等，都与此文所述“胎病”之“气上而不下”，阳之精气并居于上之机理相脗合，是乃所谓“先天性”之“癎病”也。

## 5. 先饮利药

《素问·缪刺论篇》说：“人有所堕坠，恶血留内，腹中满胀，不得前后，先饮利药，此上伤厥阴之脉，下伤少阴之络。刺足内踝之下，然骨之前血脉出血，刺足跗上动脉，不已，刺三毛上各一痏，见血立已。左刺右，右刺左。

**按** 人体从高堕坠于地，经络损伤破裂，血溢脉外，失其流行之性，瘀积成为恶血留于体内，致气机阻塞而腹中胀满，不得前后，大小便不通也。气机不通，诸治罔效，必先开通闭塞，所谓“急则治其标”也，《灵枢·病本篇》说“大小便不利，治其标”。《素问·标本病传论篇》亦说“小大（便）不利，治其标”也，故必“先饮利药”，待其气机通畅，再行针刺治之。今以一方标本兼顾，疏通气机而破血攻瘀，荡涤留血：当归15克，川芎10克，赤芍10克，红花10克，桃仁10克去皮尖炒打，香附10克制，乳香10克制，没药10克制，厚朴10克，枳实10克炒，大黄10克后下，芒硝10克烊化，蟅虫5克。加水适量，煎取汁，温服，一日服二次，每日服一剂。此毕两功于一役也。

《灵枢·厥病篇》说：“头痛不可取于腧者，有所击堕，恶血在于内，若肉伤，痛未已，可则刺，不可远取也”。肉，《针灸甲乙经》卷九第一、《太素·厥头痛》载此文皆作“内”，作“内伤”义长。《广雅·释言》说：“则，即也”，《针灸甲乙经》、《太素》皆正作“即”。“即刺”也者，即于其“伤痛”部位取穴而刺之，所谓“天应穴”或“阿是穴”也，不可舍近求远而专求取诸腧穴也。亦可服用上方“破血攻瘀”之药而不针刺也。

# 读《黄帝内经》札记（十二）

## 1. 瘛瘲　瘨瘛　瞤瘛

《灵枢·邪气藏府病形篇》说："脾脉急甚为瘛瘲"，杨上善《太素·五藏脉诊》注："手足引牵来去，故曰瘛疭也。"《说文·疒部》说："瘛，小儿瘛瘲病也，从疒，恝声"，段玉裁注："《急就篇》亦云'瘛瘲'，师古云：'即今瘨病'……瘛之言掣也，瘲之言纵也'。《广雅·释言》："瘛，瘲也"，王念孙疏证："瘛之言掣，瘲之言瘲也"。《潜夫论·忠贵》："婴儿常病伤饱也……哺乳太多则必掣纵而生瘨"，汪继培笺："戴侗《六书故》云：'瘛瘲，谓小儿风惊，乍掣乍纵。掣，搐也，纵则掣而乍舒也'。"瘛瘲或言"瘛之言掣，瘲之言纵"，或言"手足引牵来去"，或言"掣，搐也，纵则掣而乍舒也"，皆谓时发四肢抽搐也。瘨瘛者，抽搐间歇而发也，故谓之瘨，《素问·大苛论》所谓"心脉满大，瘨瘛筋挛，肝脉小急，瘨瘛筋挛"、《灵枢·经筋》之"病在此者，主瘨瘛及痉"皆是也。瘛者，在此其义有二：一为"瘛瘲"、"瘨瘛"之"瘛"，属"癫瘨病"的一个主要证状特征，如《说文·疒部》、《素问·大苛论》之"瘛"；二为人身某部筋肉跳掣之证象，与癫瘨病无关。《素问·玉机真藏论》说："病筋脉相引而急，病名曰瘛"，王冰注："阴气内弱，阳气外燔，筋脉受热而自跳掣，故名曰瘛"，俗有所谓"心惊肉跳"语。《素问·调经论》说："肌肉蠕动，命曰微风"，所谓"肌肉蠕动"者，正是"肌肉跳掣"也。《素问·至真要大论》说："诸风掉眩，皆属于肝"，又说："厥阴司天，客胜则耳鸣掉眩"，《素问·六元正纪大论》说："凡此厥阴司天之政……三之气……耳鸣掉眩"，《素问·五常政大论》说："发生之纪，是谓启敕……其动掉眩巅疾"，王冰注："掉，摇动也"。《素问·至真要大论》说："厥阴之复……筋骨掉眩"，王冰注："掉，谓肉中动也"。又说："太阴之复……头顶痛重而掉瘛尤甚"，王冰注："头顶痛重则脑中掉瘛尤甚"也。《灵枢·经筋篇》亦有"脚跳坚"之句，脚坚指"下肢"，读"急"，亦是说下肢跳掣挛急之证也。瞤瘛者，《说文·目部》说："瞤，目动也"。目动者，目部筋肉跳掣也，俗云"眼跳"。引申之，凡谓身体筋肉跳动则曰"瞤"，《伤寒论·辨太阳病篇》误服"大青龙汤"遂见"筋惕肉瞤"是其义也。《素问·气交变大论》说："岁土不及，风乃大行……筋骨繇併（原误为"复"，今改），肌肉瞤痠"，"岁水不及，湿乃大行……复则……筋骨併辟，肉瞤瘛"，《素问·五常政大论》说："升明之经，正阳而治……其病瞤瘛"，《素问·六元正纪大论》说："少阳所至为暴注，瞤瘛"，《素问·至真要大论》说："少阳之复，大热将至……惊瘛咳衄……目乃瞤瘛"，谓发生"惊掣"和"目部跳掣"也《金匮要略·五藏风寒积聚病篇》说："肝中风者，头目瞤"，以厥阴经脉，上过目系，与督脉会于巅顶，风性动摇，致头目瞤动也。同篇又说：“脾中风者……皮肉（原误为“目”，今改）瞤瞤而短气”，以脾主肌肉四肢，风行于肌肉四肢之间，动摇于外，故皮肉为之瞤动也。《伤寒论·辨太阳病篇》说：“……心下悸，头眩，身瞤动振振欲擗地者，真武汤主之”，成无己注：“里虚为悸，上虚为眩，经虚为瞤振振摇”。是“瞤”字之义，又引申到“身体动摇振振”而不在于筋肉跳掣也。

## 2. 唏然时寒

《灵枢·癫狂篇》说：“风逆，暴四肢肿，身漯漯，唏然时寒，饥则烦，饱则善变，取手太阴表里、足少阴阳明之经，肉清取荥，骨清取井经也。

**按** 此文“骨清取井经也”之“经”字，《太素·杂病·风逆》无，是“经”字为衍文，当删去之；史崧《音释》说：“唏，许几切，笑也”，按：后《口问篇》说：“黄帝曰：人之唏者，何气使然？岐伯曰：此阴气盛而阳气虚，阴气疾而阳气徐，阴气盛而阳绝，故为唏。补足太阳，泻足少阴”。杨上善注亦谓：“唏，火几反，笑也”。《说文，口部》亦说：“唏，笑也，从口，希声”。此“唏”字如训“笑”义，则与“阴气盛而阳气虚”之病机未合，亦与其“唏然时寒”之义未安，是其当读如《说文·口部》“唏……一曰哀痛不泣曰唏”之”唏”，段玉裁注：“《方言》：‘唏，痛也，凡哀而不泣曰唏，於方则楚言哀曰唏’。《十二诸侯年表》曰：‘纣为象箸而箕子唏’。”是其义也。

## 3. 心肠痛 是蛟蛕也

《灵枢·厥病篇》说：“心肠痛，侬作痛肿聚，往来上下行，痛有休止，腹热，喜渴，涎出者，是蛟蛕也，以手聚按而坚持之，无令得移，以大针刺之，久持之，虫不动，乃出针也恲腹侬痛，形中上者”。

**按** 此文“心肠痛”之“肠”。《针灸甲乙经》卷九第二、《太素·厥心痛》皆作“腹”。蛟，《太素》作“蛟”。此段文末“恲腹侬痛，形中上者”八字，当移于“是蛟蛕也”句下。杨上善注：“侬，聚结也，奴通反。谓心腹之内，虫聚而痛侬，懊侬然也”。懊侬者，叠韵联系字，谓心中烦乱也。《说文·肉部》说：“肿，痈也，从肉，重声”，此“痈”，当读若“壅遏”之“壅”。《伤寒论·辨厥阴病篇》说：“蚘闻食臭出”，蚘，与“蛕”同。虫食而聚，乃壅遏阻塞不通而痛，食已而散乃聚消痛止也。蛕之聚散无常，随气移动，故其痛聚往来上下行而时有休止也。胃居腹中，聚扰于胃，故腹热而口喜渴也。《灵枢·口问篇》说：“胃中有热则虫动，虫动则胃缓，胃缓则廉泉开，故涎下”也。杨上善曰：“若蛟相友，故蛕称蛟也。恲亦恲，普耕反，满也。谓虫聚心腹满，如肿聚高起，故曰形中上者也”。余于是证，则每以汤药易书中之刺法，杀蛕而泻之以出：槟榔 60 克，广木香 6 克，加水煎取药汁一碗，趁温一次服下。方用大剂量槟榔为君，杀蛕行气，且具有轻缓泻下作用而通便，使蛕死而泻出，广木香佐之，增强行气功效，调和脾胃，有利于气机的升降复常。

## 4. 热病不可刺者有九……九曰热而痓者，死。腰折，瘈瘲，齿噤龂也

《灵枢·热病篇》说：“热病不可刺者有九……九曰热而痓者，死。腰折，瘈瘲，

齿噤齘也。”

**按** 此文“九曰热而痓者，死”下，《针灸甲乙经》卷七第一中、《太素·热病说》皆重“热而痓（原作“痉”，误，今改）者”四字，是，当补。腰折，当作“腰反折”。此“热而痓者，腰反折，瘈瘲，齿噤齘也”十三字，为“九曰热而痓者，死”之自注语。《说文，疒部》说：“痓，彊急也，从疒，巠声”，段玉裁注：“《广韻》曰：‘风强病’。按《急就篇》‘痈疽瘛瘲痿痹痮’，‘痮’即‘痓’，颜云：‘体强急，难用屈伸也’。其颈切”。是“痓”乃“项背腰脊强急反折难用屈伸”之病证。“瘈瘲”者，《灵枢·邪气藏府病形》说：“脾脉急甚为瘛瘲”，杨上善《太素·五藏脉诊》注：“手足引牵来去，故曰瘛瘲也”，《说文·疒部》说“瘛，小儿瘛瘲病也”，段玉裁注：“瘛之言掣也，瘲之言纵也”，《广雅·释言》说：“瘈，瘲也”，王念孙疏证：“瘛之言掣，瘲之言纵也”，《潜夫论·贵忠》说：“婴儿常病伤饱也……哺乳太多则必掣纵而生痼”，汪继培笺：“戴侗《六书故》云：“瘛瘲，谓小儿风惊，乍掣乍纵。掣，搐也，纵则掣而乍舒也”。瘛，与“瘈”同。掣纵，同“瘛瘲”，手足牵引来去，瘛瘲，纵则掣而乍舒也，皆谓今之“手足抽搐”也。按：手足抽搐，与“身体强急，难用屈伸”二证，似难相兼，余甚疑“瘛瘲”二字在此为衍文也。

## 5. 闷瞀

《素问·玉机真藏论》说：“脉盛、皮热、腹胀，前后不通、闷瞀，此谓五实。”

**按** 此文“闷瞀”，王冰注：“肝也”。是说其病性在五藏属肝，而未释“闷瞀”之义也。《楚辞·九章·惜诵》说：“申侘傺之烦惑兮，中闷瞀之忳忳”，《备急千金要方》卷十四第四说：“痰热相感而动风，风心相乱而闷瞀”。闷瞀，倒言之则曰“瞀闷”，《素问·气交变大论》说：“岁金不及，炎火乃行……民病肩背瞀重”，王冰注：“瞀，谓闷也”，《素问·五常政大论》说：“从革之纪，是谓折收……其动铿禁瞀厥”，王冰注：“瞀，闷也”，《素问·六元正纪大论》说：“凡此太阳司天之政……心热瞀闷”。又说：”火鬱之发……甚则瞀闷懊憹善暴死”。《庄子·徐无鬼》说：“予適有瞀病”，成玄英疏：“瞀病，谓风眩冒乱也”。《素问》卷二十《释音》说：“瞀，音冒”，故字亦作“冒”。《素问·厥论》说：“厥……或令人暴不知人”，王冰注：“暴，犹卒也。言卒然冒闷不觉醒也”，《素问·缪刺论》曰：“五络俱竭，令人身脉皆动，而形无知也”，王冰注：“言其卒冒闷而如死尸，身脉犹如常人而动也”。《伤寒论》卷一《释音》说：“冒，音帽，昏冒也”，神识昏冒，故不知人也。《素问·玉机真藏论》说：“春脉……太过，则令人善忘，忽忽眩冒而巅疾”，王冰注：“忽忽，不爽也，眩，目眩视如转也。冒，谓冒闷也”。或如《金匮要略·妇人杂病篇》之“奄忽眩冒，状如厥癫”，奄忽之间视物旋转，昏冒无识而厥逆僵仆倒地也。

# 读《黄帝内经》札记（十三）

## 1. 至如礔礰，薄为肠澼

《素问·著至教论篇》说："三阳独治者，是三阳并治，并治如风雨，上为巅疾，下为漏病。外无期，内无正，不中经纪，诊无上下……，三阳者，至阳也，积并则为惊，病起疾风，至如礔礰，九窍皆塞，阳气滂溢，干嗌喉塞，并于阴，则上下无常，薄为肠澼。"

**按** 此文"积并则为惊"之"惊"，《说文·马部》说"惊，骇也"，《素问·举痛论篇》说："惊则气乱"，《素问，生气通天论篇》说："起居如惊，神气乃浮"，神不内守，则邪气袭之，其发迅猛者，则"病起疾风，至如礔礰"也。所谓"礔礰"者，俗字也，正作"霹靂"。《仓颉篇》卷下说："霆，霹靂也"（见任大椿辑《小学钩沉》本），《玉篇·雨部》说："霆，火冷，火丁二切，雷也，霹靂也"，薛综注《张平子西京赋》亦引《仓颉篇》说："霆，霹靂也"，皆释"霆"为"霹靂"，然则《说文·雨部》说："震，劈歷振物者，从雨，辰声。《春秋传》曰：'震夷伯之廟'，䨟，籀文震"。劈歷，同"霹靂"。段玉裁注："劈歷，疾雷之名。《释天》曰：'疾靁為霆'，《仓颉篇》曰：'霆，霹靂也'。然则古谓之霆，亦谓之震，《诗·十月之交》、《春秋·隐九年》、《隐十五年》皆言震，振与震叠韵，《春秋》正义引作'振物'为长，以能震物而为之震也。引申之，凡动谓之震。《辰》下曰：'震也'。章刃切"。是段氏以震为"振物"而取"震"为义长。《一切经音义》卷十二引《古今正字》说：'霹靂者，阳气动作大雷震也"，又卷三十八引顾野王说"霹靂，大雷震也"。顾野王在他之著作中，说'霆"为"霹靂"，而在《一切经音义》引文中，又说"大雷震"发"霹靂"，可见，霆，震皆为霹靂。《尔雅·释天》说："疾雷谓霆"，段玉裁《说文》注："霹靂，疾雷之名"，故《艺文类聚·天部下·雷》引《五经通义》说："震与霆，皆霹靂也"。《素问·五常政大论》说："乘为雷霆"，王冰注："雷谓大声生于太虚之中也；霆谓迅雷卒为火之爆者，即霹靂也"。在日常生活中，则见有雷电交加即生霹靂而迅猛摧毁林木房舍者。其"病起疾风，至如霹靂"，乃谓病发骤急且暴厉异常也，以致阳气滂溢而嗌干喉塞。阳薄於藏为病，上下无常定之诊。若在下为病，则为腸澼。腸澼者，有"腸澼便血"，有"腸澼下白沫"，有"腸澼为痔"，当分辨以治之，故王冰注曰："数便赤白"，是谓痢疾也。惟此痢疾，起病卒暴，变化迅速，异於常候，稍有怠忽，遂致不救，张志聪遂立其病曰"奇恒痢疾"。《素问·病能篇》说"奇恒者，言奇病也。所谓奇者，使奇病不得以四时死也；恒者，得以四时死也"。至於"诊合微之事，追阴阳之变，常五中之情"之《奇恒之势乃六十首》一书，王冰注谓已"今世不传"。在汉代《奇咳》之书犹存世，《史记·仓公列传》记载，仓公就其师公乘阳庆“受其脉书上下经，五色诊，奇咳术……”，并以之用以临床医疗实践，“所以知成开方病者，诊之，其脉法《奇咳》言曰：‘藏气相反者死’。”奇咳，即“奇恒”。咳，恒声转。《说文·人部》说：“侅，奇侅，非常也，从人，亥声”。兵家亦言奇侅，《汉书·艺文志·数術略·五行》有《五音奇胲用兵》二十三卷、《五言奇胲刑德》二十一卷《淮南子·兵略训》说：“明於星辰日月之运，刑德奇賌之数，背鄉左右之便，此战之助也”，许慎注：“奇賌，阴阳奇秘之要”。《说文·言部》说“该，军中约也”，亦是其义。恒，咳，侅，胲，賌，该于此皆通也。《玉篇》、《广韻》、《说雅》亦皆训“奇侅”为“非常”，是“奇侅”所论，皆为“阴阳奇秘之要”而非常情可度也，故“薄为肠澼”之“奇恒痢疾”亦然。张志聪本《素问·著至教论篇》理论而创立“奇恒痢疾”之说，“有因於奇恒之下利者，乃三阳并至，三阴莫当，积并则为驚，病起疾风，至如礔礰，九竅皆塞，陽气滂溢，干嗌喉塞。并於陰，则上下无常，薄為腸澼。其脉缓小沉涩，血温身热死，热见七日死。盖因阳气偏剧，阴气受伤，是以脉小沉涩”，遂将《伤寒论·辨厥阴病篇》“下利，谵语者，有燥屎也，宜小承气汤”变为“急宜大承气汤，泻下养阴，缓则遂成不救”。陈修园经奇恒痢疾死亡之例：“嘉庆戊午夏，泉郡王孝廉患痢七日，忽于寅午之交，声微哑，谵语半刻即止，酉刻死。七月，榕城叶少文观风之弟，患同前证，来延，自言伊弟痢亦不重，饮食如常，唯早晨咽干微痛，如见鬼状，半刻即止，时属酉刻，余告以不必往诊，令其速回看看，果于酉戌之交死”。是奇恒痢疾，里急后重，下利脓血，咽嗌不利，神昏谵语，速以大承气汤急下存阴，以救垂危，稍怠则必以阳明经王时之申酉戌之间死也。陈氏为之诗曰：“奇恒痢疾最堪驚，阳并于阴势莫京，喉塞嗌干君且记，大承急下可回生”。

## 2. 经脉者，受血而营之

《灵枢·经水篇》说“夫经水者，受水而行之，五藏者，合神气魂魄而藏之；六府者，受谷而行之，受气而扬之；经脉者，受血而营之。”

**按** 此文“受血而营之”之“营”，古音同“环”，二字通用。如《说文·厶部》说“《韩非》曰‘仓颉作字，自营为厶’，”《韩非子·五蠹篇》说“昔者仓颉之作书也，自环者谓之私”，私，即“厶”字。又如《灵枢·营卫生会篇》说“营周不休”，而《素问·举痛论》则说：“环周不休”也，是其例。《灵枢·脉度篇》说：“经脉为里”，《素问·举痛论》说：“经脉流行不止，环周不休”。是经脉在内层运行，循环往复，终而复始，无有穷已，然而此“经”之为字，乃《说文·糸部》所谓“織從糸也”，《玉篇·糸部》说“经，古丁切，常也，经纬以成缯帛也”，從，读“縱””，是織缯帛所用之縱糸，无涉于血之流行也。《素问·阴阳应象大论》说‘六经为川”，其“经”所以“流注不息”者，以“经”假借为“巠”字也。《说文·川部》说：“巠，水脉也，从川在一下，一，地也，壬省声……巠，古文巠不省”，段玉裁注：“巠之言濱也。濱者，水朏行地中濱濱也。故从川在地下，古靈切”，《释名·释水篇》说“川，穿也，穿地而流也”，《孟子·滕文公下》说“水在地中行，江淮河汉是也”。《广韻·下平声·十五青》说：“直波为巠”，是“经”为“巠”之借字无疑也。唯“巠”为“川流”之本字，“经”为借字，诸书多借经为巠，借字（经）行而本字

（至）废矣！

另外，在古籍中，亦有假借“筋”字为“至”者，如《管子·水地篇》说：“水者，地之血气，如筋脉之通流者也”，《素问·生气通天论篇》说：“因而饱食，筋脉横解，肠澼为痔”，是其例。

# 读《黄帝内经》札记（十四）

## 1. 肝者，罷极之本

《素问·六节藏象论》说“肝者，罷极之本，魂之居也；其华在爪，其充在筋，以生血气，其味酸，其色苍，此为阳中之少阳，通于春气。”

**按** 理论有着规律性，才成其为理论。如此上论“心者，生之本，神之处（原误为“变”，今改）也”，“肺者，气之本，魄之处也”，“肾者，主蛰，封藏之本，精之处也”，下论“脾者，仓廪之本，营之居也”，（此“脾者”一段文字，与六腑之文相错，今据滑伯仁校正文改），此文“肝者，罷极之本，魂之居也”，能，古读“耐”，‘耐受’之“耐”，《素问·阴阳应象大论》“能冬不能夏”之“能（耐）”，正好文字一律，皆论生理。此文之所以作“罷”字者，乃后人不识“能”读为“耐”而又徒见有“罷极”之词，遂将“能”上加一“网”字头之所致也。罷极，乃病理，非生理也。《玉篇·网部》说：“罷，皮解切，休也。又音疲，极也”。极者，《广雅·释诂》卷一上说：“𠈇，疲，极也”，王念孙疏证：“𠈇者，《方言》：“𠈇，券也，傍《原误为“倦”，今改》与倦同。又云：‘㾓，极也’，郭璞注云：‘今江东呼极为㾓’，倦声之专也。《大雅·緜篇》：‘维其喙矣’，毛传云：‘喙，困也’，《晋语》：‘余病喙矣’。韦昭注云：‘喙，短气貌’，皆谓困极也。𠈇，㾓，喙并通”。《金匮要略·藏府经络先后病篇》说：“腰痛背强不能行，必短气而极也”，又有“五劳七伤六极”之“极”。是“罷极”或“疲极”者，叠词同义也。其文为论病理，与上下之文论生理者不同类也。是只见树木不见森林，故我不敢苟同其读也。

## 2. 先淅然厥起毫毛

《素问·刺热篇》说：“肺热病者，先淅然厥起毫毛，恶风寒，舌上黄，身热。”

**按** 古人读书不于书上断句，今之治《素问》者，则皆于此文“厥”字下逗断，作“肺热病者，先淅然厥”，实属不当。淅然，指外恶风寒；厥者，今人之意似为寒厥。寒厥乃人体内“阴阳之气不相顺接”之“手足逆冷”。二者没有必然联系，故在医学古籍中，多只讲淅然而不及于寒厥，如《灵枢·百病始生篇》说“是故虚邪之中人也，始于皮肤，皮肤缓则腠理开，开则邪从毛发入，入则抵深，深则毛发立，毛发立则淅然”，《素问·皮部论》说：“邪之始入于皮也，泝然起毫毛，开腠理”，王冰注：“泝然，恶寒也’。《经》、《注》之“泝”，疑皆为“淅”之坏文，《针灸甲乙经》卷二第一下载此文，正作“淅然起毫毛，开腠理”，《金匮要略·百合病篇》说：“若溺时头不痛，淅然者，四十日愈”，亦作“淅然”。王冰注此文，亦未释“厥”字。可见此

“厥”字，既不是寒厥，又不是热厥，更不是大厥、尸厥或暴厥，亦不是煎厥、薄厥或风厥，当然，也不是六经之厥。

厥之在斯，只是一助词耳，《经传释词》卷五所谓“厥，语助也”是矣。故《周礼·冬官考工记·栗人为重》说：“永啓厥后，兹器维则”，郑玄注：“厥，其也”，《仪礼·士冠礼》说：“厥明夕为期于庙门之外”，郑玄注：“厥，其也”；又说：“兄弟其在，以成厥德”，郑玄注：“厥，其（也）”；《尔雅·释言》说：“厥，其也”；《广韻·入声·十月》说：“厥，其也”；《龙龛手镜·厂部·入声》说：“厥，居月切。其也”。如此，是此文当读“肺热病者，先淅然，其起毫毛，恶风寒，舌上黄，身热”也。

## 3. 荣气虚，卫气实也

《素问·逆调论篇》说：“帝曰：人之肉苛者，虽近亦絮，犹尚苛也，是谓何疾？岐伯曰：荣气虚，卫气实也。荣气虚则不仁，卫气虚则不用，荣卫俱虚，则不仁且不用，肉如故也。人身与志不相有，曰死。”

**按** 据杨上善《太素·痹论》注此文“苛”字为“人体肌肉不仁之甚”者。《素问·五常政大论篇》亦有“皮痛肉苛”之句。杨氏说：“苛音柯，有本为‘苟’，皆不仁之甚也。故虽衣絮温覆犹尚不仁者，谓之苛也。故知近衣絮温覆即知觉者，为不仁也。营虚卫实，气至知觉，故犹仁也；若营实卫虚者，肉不仁也；若营卫俱虚，则不仁之甚，故肉同苛，如，同也。所以身肉不仁甚者，与神不能相得，故致死也。”是此文必有脱简讹误，当据理校之。荣气实，卫气虚，肉不仁也。荣气虚则不用，卫气虚则不仁，荣卫俱虚则不用且不仁，肉如苛也。人身与志不相有，曰死。”

其不仁者，《说文·人部》说：“仁，亲也，从人二”，《玉篇·人部》说：“仁，而真切，《周礼》曰：“六德仁”，郑玄曰：“‘爱人以及物’……”仁，犹存也”，《白虎通》曰：“仁者好生”，杨上善《太素·痹论》注亦说：“仁，亲也，觉也”。然而“亲”者，谓“亲身感觉”也。亲身不能感觉其寒热痛痒者，则其肉即为“不仁”，荣主血，血主濡之，循经脉以周於身，《灵枢·营卫生会篇》说：“血者，神气也”。《素问·八正神明论》说：“血气者，人之神”，神乃主司全身之运动，《灵枢·本藏篇》说：“卫气者，所以温分肉，充皮肤，肥腠理，司开阖者也”而保证肉腠之致密。荣气正常（原误为“虚”，今改），则经脉流行，循环不休，神明之运为不失其常，卫气虚（原误为“实”，今改），则无以促进分肉解利，不能感知寒热痛痒，而发生肌肉不仁。荣气虚则不用（原误为“仁”，今改），卫气虚则不仁（原误为“用”，今改）。今卫气虚累及荣气虚，荣卫俱虚，则身体不仁且不用，神形不相和谐，古人谓之“不相亲”或“不相有”也，《灵枢·经脉篇》所谓“骨肉不相亲”，此文所谓“人身与志不相有”皆是也。有与友，古通用，故古者谓相亲曰“有”，如《荀子·大略篇》说“友者，所以相有也”，杨倞注：“友与有同义”，郝懿行曰：“有者，相保有也。《诗》云：‘亦莫我有’，友，有声义同，古亦通用。如云‘有朋自远方来’，‘有’即‘友’矣”，《释名·释言语》说：“友，有也，相保有也”。《广雅·释诂》卷一上说：“仁，有也”，王念孙疏证：“《昭六年左传》：‘宋向戌渭华亥曰：女长而宗室，於人何有，人亦於女何有’，杜注云：‘言人亦不能爱女也，《二十年传》：‘是不有寡君也’，注云：

‘有，相亲有也’；《宣十五年公羊传》：‘潞子离於狄而未能合中国，晋师伐之，中国不救，狄之不有，是以亡也’，《王风·葛藟篇》云：‘谓他人母，亦莫我有’，皆谓相亲有也”。此文“人身与志不相有”，谓形神不相亲友也，《灵枢·营卫生会篇》说：“营卫者，精气也”，精气将绝，故为“死”。死之言澌，精气澌尽也。

## 4. 先其发时如食顷而刺之

《素问·刺疟篇》说：“先其发时如食顷而刺之，一刺则衰，二刺则知，三刺则已，不已刺舌下两脉出血，不已刺郄中盛经出血，又刺项已下挟脊者必已。”

**按** 杨树达释《盐铁论·轻重篇》说：“古人以鍼治病，刺谓施鍼也”，《广雅·释诂》卷一上说：“鍼，刺也”，《急就篇》说：“灸刺和药逐去邪”，颜师古注：“刺，以箴刺之也”，箴，鍼同。《说文·刀部》说：“刺，直伤也”，刺之必伤肌肤，名之曰痏。一刺曰一痏，二刺曰二痏，三刺曰三痏。虽伤肌肤，长利在焉。《太玄经·逢》说：“逢于砭割，前亡后赖。测曰：逢于砭割，终以不废也”，司马光集注说：“虽有砭割之损，终获愈之利，赖，利也。旦谓‘砭石之刺病也’……君子逢于事变，知祸之将至，割爱去恶，如砭割之去病。虽有亡，后得其利，不为废疾也”。

《广雅·释篇》卷八上说：“石鍼谓之柴”。王念孙疏证：“《襄二十三年左传》：“美疢不如恶石’，服虔注云：‘石，砭石也’，《说文》：‘砭以石刺病也’。《东山经》：‘高氏之山，其下多箴石’。郭璞注云：‘可以为砭箴，治痈肿者’，箴与鍼同”。《广雅·释诂》卷二上说：“箴，插也”，王念孙疏注：“箴，或作鍼。《文王世子》：‘其刺痈纤剸’，郑注云：‘纤续为鍼’，鍼，刺也，《说文》：‘插，刺入也’，是鍼与插同义”。《说文·手部》说：“插，刺内也，从手，臿声”，段玉裁注：“内者，入也，：刺内者，刺入也。汉人注经多叚捷字、扱字为之。从手。臿聲。楚洽切”，段玉裁注《说文·金部》“锸”字说：“其鍼曰锸。锸之言深入也。楚洽切”。插为鍼名词，发挥作用为“刺入”，插为动词，用以“刺入”也。故王念孙谓“鍼与插同义”也。然“插”“锸”二字未见用于记述鍼治活动之过程。《说文·穴部》说：“窜，入𧖴刺穴谓之窜，从穴。甲声”，《玉篇·穴部》说：“窜，於甲切，入脉刺穴谓之窜”，《广韻·入声·三十二韻》说：“窜，人神脉刺穴”。《类篇·穴部》说：“窜，乙押切，《说文》：‘入𧖴刺穴谓之窜’，”《龙龛手镜·穴部·入声》说：“窜，乌甲反，人神脉刺穴也”，《集韵·入声·三十三押》说：“窜，《说文》：‘入𧖴刺穴谓之窜’”。《字汇·穴部》说：“窜，乙甲切。音押。入𧖴刺穴谓之窜”。《说雅·释亲》说：“入𧖴刺穴谓之窜”等，此是鍼治“刺穴”之专用字，亦不见其用，而借“札”之俗体字“扎”用之，“扎”行而“窜”废矣。

## 5. 宜石而泻之

《素问·病能论》：“有病颈痈者，或石治之，或鍼灸治之，而皆已。其真安在？岐伯曰：此同名异等者也。夫痈气之息者，宜以鍼开除去之。夫气盛血聚者，宜石而泻之，此所谓同病异治也。”

**按** 《素问·异法方宜论》：“故其民皆黑色疏理，其病皆为痈疡，其治宜砭石”，王冰注：“砭石，谓以石为针也，《山海经》曰：高氏之山，有石如玉，可以为鍼。则砭石也”。故王冰注此文说：“石，砭石也，可以破大痈出脓。今以铍镵代之”。然则《灵枢经》之《九鍼十二原》及《九鍼论》两篇，专论述九鍼之形名，皆无“铍镵”之名，是铍镵即“铍鍼”也，《灵枢·九针十二原》说：“铍鍼者，末如剑锋，以去大脓”，同书《九鍼论》说：“……阴与阳别，寒与热争，两气相搏，合为痈脓者也，故为之治鍼，必令其末如剑锋，可以取大脓”。是铍镵、铍鍼功能同而取痈脓也。且“铍之为字，“从金”而“非声”，与“铍针”字声接近，故可借为“铍”，《类篇》“铍”字之声符“皮”，为’符羁切”。而“铍字之声符“非”，为“甫微切”。是“铍”、“铍”二字可通也。

# 读《黄帝内经》札记（十五）

## 1. 两神相搏

《灵枢·决气篇》说："两神相搏，合而成形，常先身生，是谓精。"

**按** 此文之"搏"，非错字，乃为"薄"之假借字耳。"搏"、"薄"二字古时可通也。故王冰《素问·调经论》引《灵枢经》此文说："两神相薄，合而成形，常先身生，是谓精。"而作"两神相薄"也。在古代典籍中，常以"搏"为借"薄"用。如《灵枢·胀论》说："真邪相攻，两神相搏，乃合为胀也"《铖灸甲乙经》卷八第三作"真邪相攻，两气相薄"则为"薄"，《灵枢·贼风》说："真邪内乱，两气相搏"，《太素·六气篇》说："血气内乱，两气相薄"则为"薄"，《灵枢·九宫八风》说："三虚相搏，则为暴病卒死"，《太素·九宫八风》说："三虚相薄，则为暴病卒死"而作"薄'，《灵枢·岁露论》、《针灸甲乙经》卷六第一说："两邪相搏，经气绝代老矣"，《太素·八正风候》说："此两邪相薄，经气结代"则作"薄"，《诗·小雅·彤弓之仲·车攻》说："建旐设旄、搏兽于敖。"，《后汉书·安帝纪》说："又调滨水县穀输敖仓"，李喜注："《诗》'薄狩于敖'即此地也"则作"薄"，《山海经·四山经·西次三经》说："西望帝之搏兽之丘"，郭璞注："搏，或作薄"（原误为薄，据《古字通假会典·鱼部十九下·甫字声系》改）。是"薄"为正字，"搏"为借字，二字可通无疑也。故《太素·调食》说："搏，滂各反，聚也"。

《释诂》卷三下说：薄者"《释草》云：'草聚生曰薄'。聚与蘩同"。"簿，聚也"，王念孙疏证：薄者，《楚辞·九章》说："露申辛夷，死林薄兮"，王逸注云："丛木曰林，草木交错曰薄"，《淮南子·原道训》：'隐于林薄之中'，高诱注云：'丛木曰棒，深草曰薄'。皆聚之义也"。故《广雅·释诂》说："蘩，薄，榛，林，聚也"。薄即训为相合之义，故杨上善于此文释之曰："雌雄二灵之别，故曰两神，阴阳之神相搏，故谓之薄，和为一质，故曰成形"也。

## 2. 苍天之气清净

《素问·生气通天论》说："苍天之气清净，则志意治，顺之则阳气固"。

**按** 此文"清净"之"净"，乃是"清静"之义，非"洁净"也。净，乃"静"之借字，《国语·齐语》说："昔圣王之处士也，使就闲燕"，韦昭注："闲燕，就清净也"，《素问·四气调神大论》说："天气，清净光明者也"，《难经·三十五难》说："胆者，清净之府也"，皆是例也。其本字当作"静"，《老子》第四十五章说："燥胜寒，静胜热，清静为天下正"，《淮南子·原道训》说："是故清静者，德之至也’，《淮南子·主术训》说：“清静无为，则天与之时”，《素问·五常政大论》说：“敦阜之纪，是为广化，厚德清静，顺长以盈”，《素问·至真要大论》说：“夫阴阳之气，清静则生化治，动则疴疾起”，《素问·生气通天论》说：“故风者，百病之始也，清静则肉腠闭拒，虽有大风苛毒，弗之能害”，《史记·老子韩非列传》说：“李耳无为自化，清静自正”，王冰《素问·生气通天论》注说：“夫嗜欲不能劳其目，淫邪不能惑其心，不妄劳作，是为清静”，《后汉书·王充王符仲长统列传》说：“贵清静者，以席上为议”《吕氏春秋·审分览》说：“清静以公，神通乎六合，德雄乎海外，志现于无穷，誉流乎无止，此之谓定性于大湫，命之曰无有”，高诱注：“无有，无形也，道无形，无形，言得道也”。《管子·内业》说：“心能执静，道将自定”，《太素·阴阳》正作“苍天之气清静则志意治”，杨上善注：“天之和气清而不浊，静而不乱，能令人志意皆清静也”。不得谓“人”有“志意”也。《素问·生气通天论》说：“凡阴阳之要，阳密乃固”。《尚书·舜典》说：“四海遏密八音”，孔国安传：“密，静也’，《后汉书·崔骃列传》说：“海内清肃，天下密如”，李贤注：“密，静也”，《孟子·万章上》说：“遏密八音”，赵岐注：“无声也”，无声，即静也。《素问·五常政大论》说：“其政谧”，王冰注：“谧，静也”，谧，与“密”通。《尔雅·释诂下》说：“密，静也”，《群经音辨》卷四说：“密，静也”，也是说“阴阳之关键”，是以“清静”为妙的。

### 3. 传为衄衊瞑目

《素问·气厥论篇》说：“胆移热于脑，则辛頞鼻渊。鼻渊者，浊涕不下止也，传为衄衊瞑目。故得之气厥也”。

**按** 《素问·解精微论篇》说：“脑渗为涕。”脑液下渗则为浊涕，涕下不止，如彼水泉，故曰鼻渊也。《白虎通·五行》说：“辛，所以煞伤之也”，是辛有伤义。《释名·释形体》说：“頞，鞍也，偃折如鞍也”，《说文·页部》说：“頞，鼻茎也，从页，安声。齃，或从鼻曷”。是“頞”形“偃折如鞍”即“鼻茎”，字亦作“齃”也。頞，谓鼻頞。辛，谓伤痛。辛頞，乃鼻巘伤痛，以足太阳脉起于目内眥，上额，交巅上入络脑，足阳明脉起于鼻，交頞中，傍约太阳之脉。今脑热，则足太阳脉逆，与阳明之脉俱盛，薄于頞中，故鼻頞痠痛而为“鼻渊者，浊涕下不止也”，《释名·释疾病》称曰“歷脳”，说“歷脳，脳从（原衍“耳”字，今删）鼻中出历历然也”，《备急千金要方》卷六上第一改“鼻渊”为“鼻洞”，说“夫鼻洞，鼻洞者，浊下不止”，以孙思邈著《备急千金要方》在唐代，避唐高祖李渊讳改也。《群经音辨·辨彼此异音》说：“鼻汁曰涕”，此“浊涕下不止也”之“浊涕”，与《金匮要略·五藏风寒积聚病篇》“肺中寒，吐浊涕”之“浊涕”不同，彼为“稠痰”，自“口中唾出”者，此为“鼻涕”，自“鼻中流出”者。王冰注：“热盛则阳络溢，阳络溢则衄出汗血也。衊，谓汗血也”。两“汗”字皆“汙”之坏文。古籍中每有“汙”坏为“汗”字者，如《素问·至真要大论》之“犹拔刺雪汗”、《玉篇·血部》之“衊，莫结切，汗血也”、《广韵·入韵，十六屑》之“衊，汗血也，出《说文》”。皆是其例。然《说文·血部》本身则作“衊，污血也，从血，蔑声”，污与汙同。《素问·六元正纪大论》说：“少阴所至为悲妄衄衊”，王冰注：“衊，污血”。

《集韵·入声·十六屑》“衊《说文》：‘污血’”，亦称引至《说文》，作“污血”，足证“污血”为是，况且《灵枢·九针十二原篇》所载“犹拔刺也，犹雪污也”，阐明了《素问·至真要大论》中“犹拔刺雪汗”之“汗”为“污”字无疑。其病出血甚，则阳明、太阳之脉衰少，不能荣养于两目，故两目瞑。瞑，暗也。厥者，气逆也。皆由气逆而得之也。

# 《难经》成书年代考

《难经》，又叫《八十一难》，也有叫它做《八十一问》的。它在祖国医学里，是起过一定作用的。它除阐发了《黄帝内经》的某些医学理论外，还在“命门”、“三焦”和“脉诊”等方面的理论创造上作出了自己的成绩。当然，它里面也掺杂有一些唯心主义观点和封建的伦理思想。

《难经》一书，清代姚际恒在他的《伪书考》中，列为伪书，主要是因为《难经》题为战国秦越人撰是没有根据的。这里且不说姚氏这种处理古代著作的方法是否正确，只从医学史的角度来对《难经》的成书年代加以探讨，这对于研究祖国医学的发展也许不是无益的。

我们在查考《难经》成书的真正年代的时候，如果企图在古代文献上找到直接的说明文字，恐怕是不实际的。现在只能从《难经》和其他古代文献的关系上找到一些侧面材料去探讨《难经》成书的大致年代。

《难经》一书，未见于《汉书·艺文志》。《隋书·经籍志》载有“黄帝八十一难二卷”，然未著录撰者姓氏，至《旧唐书·经籍志》载“黄帝八十一难经十卷”始题“秦越人撰”。随着，《新唐书·艺文志》也记载“秦越人黄帝八十一难经二卷”。这就说明了《难经》之书，题为秦越人撰。乃唐、宋人之所为，实非战国时代的秦越人所著。且秦越人号扁鹊，《史记·扁鹊仓公列传》载扁鹊对于赵简子、虢太子，齐桓侯三疾之治，而无著《难经》之说。《脉经》、《甲乙经》、《千金要方》等书，载《难经》之文不言引自扁鹊；而引扁鹊之语又不见于《难经》，故无怪乎清人姚际恒要称其为“伪书”了。

《难经》一书，不是战国时代的秦越人所撰，已如上述。根据一些古代文献的记载，似乎可以认为《难经》的成书时间，大约在“后汉”。下面就来谈一下这个问题。

一、杨玄操《难经集注序》说：“按黄帝有《内经》二帙，帙各九卷，而其义幽赜，殆难穷览，越人乃采摘英华，抄撮精要，二部经内凡八十一章，勒成卷轴，伸演其道，探微索隐，传示后昆，名为《八十一难》，以其理趣深远，非卒易了故也。”这里杨玄操仍然把《难经》说成秦越人撰是有谬误的，但说明了《难经》是阐发《内经》之难则是对的。滑寿《难经本义自叙》也说：“《难经》……盖本黄帝《素问》、《灵枢》之旨，设为问答，以释疑义。”《难经》既然是阐发《内经》之难的，它的成书当然要在《内经》之后了。考《内经》成书于战国后期，有些内容又是秦汉年间陆续补充的，这就规定了《难经》的成书时间不能早于战国后期，甚至不能早于秦汉时代。

二、长沙马王堆汉墓出土的古佚书《经法·论》中说：“歧（蚑）行喙息，扇蜚（飞）耎（蠕）动。”《〈黄帝内经〉初探》一文说：“这两句美文，汉朝人是经常用的。”（见《文物》1974 年 10 号）不错，在汉代人的著作里，每见到用“蚑行喙息，蜎飞蠕动”这两句者。如陆贾的《新语·道基》说：“蚑行喘息蜎飞蠕动之类，水行陆生根著叶长之属，为宁其心而安其性……”；刘安的《淮南子·原道训》说：“蚑行喙息，蚑飞蠕动，待而后生，莫之知德，待而后死，莫之能怨”；《淮南子·俶真训》说：“蚑飞蠕动，蚑行哙息，可切循把握而有数量”；司马迁的《史记·匈奴传》说：“蚑行喙息蠕动之类，莫不就安利而辟危殆”；班固的《汉书·公孙弘传》说：“蚑行喙息，咸得其宜”；王褒的《洞箫赋》说：“是以蟋蟀蚸蠖，蚑行喘息……”（见《文选》卷十七）等等均是。然《难经·六十三难》也说：“诸蚑行喘息，喘飞蠕动，当生之物，莫不以春而生。”据此，则《难经》的成书时间，当在汉代。

三、《难经·十六难》说：“是其病有内外证”，并接着详细论述了五藏的“内证”和“外证”。这里对疾病的外候用了“证”字。考《黄帝内经》现存的一百六十篇中，除《素问》讨论“运气学说”的所谓“七篇大论”外，其余各篇对疾病的外候，则曰“病形”，曰“病能”，曰“形状”，曰“病之形能”，均未用“证”字。《史记·扁鹊仓公列传》也未用“证”字。只有《素问》中所谓“七篇大论”的《至真要大论》一篇提出了“气有高下，病有远近，证有中外，治有轻重”，才用了“证”字。从对疾病的外候用“形”、“能”、“状”等字转而用“证”字，似有一个时间过程。根据我的考证，《素问》中所谓“七篇大论”，为后汉时代的作品。（见掘著《论祖国医学中古代运气学说》一文）。《素问》中所谓“七篇大论”的《至真要大论》说：“证有中外”，《难经·十六难》说：“是其病有内外证”，二者思想一致，产生的时间自应相距不远，《素问》中所谓“七篇大论”为后汉时代作品，《难经》的成书年代亦当在后汉时代。

四、《难经·三十一难》说：“三焦者，水谷之道路，气之所终始也。”《白虎通义·情性》说：“三焦者，包络府也，水谷之道路，气之所终始也。”这二段文字基本相同，但不见于《内经》。究竟是《难经》抄《白虎通义》的，抑是《白虎通义》抄《难经》的，过去无人讨论过。《白虎通义》一书，为后汉班固根据后汉章帝建初四年即公元 79 年诸儒在“白虎观”考定五经同异而奏的《白虎通德论》撰集的，而班固所撰另一著作《汉书·艺文志》未著录《难经》一书，由此表明，班固没有看到过《难经》，《白虎通义》的这段文字不是抄录《难经》的，而《难经》的这段文字却是抄录《白虎通义》的，《难经》的成书时间应晚于《白虎通义》。因此，《难经》成书年代的时间上限只能在公元 79 年即后汉章帝建初四年以后。

五、《伤寒论·伤寒杂病论集》说：“乃勤求古训，博采众方，撰用《素问》、《九卷》、《八十一难》，《阴阳大论》、《胎胪》、《药录》并平脉辨证，为《伤寒杂病论》合十六卷。”这说明了张仲景在写《伤寒杂病论》的时候，《难经》就是他的一部重要的参考书籍。据《张仲景生平问题的讨论》一文的考证，张仲景生于后汉桓帝和平元年即公元 150 年左右，死于后汉献帝建安十六—二十四年即公元 211—219 年之间，而《伤寒杂病论》约写成于后汉献帝建安十五年即公元 210 年左右（见《新中医药》1953 年 8 月号）。因此，《难经》成书年代的时间下限只能在公元 210 年即后汉献帝建安十五年以前。根据《伤寒论》、《金匮要略》为了避汉殇帝刘隆讳，用“淋”而不用“癃”，而《难经》则不避讳，用“癃”而不用“淋”的情况，则《难经》成书年代的时间下限很大可能就在公元 106 年即后汉殇帝延平左右。

# 《难经》析疑一则

《难经·十六难》："假令得肝脉，其外证，善潔，面青，善怒；其内证，脐左有动气，按之牢若痛，其病四肢满，闭癃（一作淋），溲便难，转筋。有是者肝也，无是者非也。"

**按** 本《难》所述肝病外证的"善潔"一证，注家均以"清净"为释，如吕广注说："外证者，府之候。胆者，清净之府，故……善潔，若衣被饮食不洁者，其人便欲怒"（见《难经集注》）。滑寿所注，大意略同。这种注释，实属望文生义，牵强附会，不足为训。其实，本《难》所谓"外证"，是言其证状之显见于外者，所谓"内证"，是言其病证之在内者耳，非谓府病为外证，藏病为内证也。本《难》"善潔"两字，原文明谓其是"肝病" 的一个"外证"，是一种病变，而注家竟释之以"胆"，且以胆"为清净之府"的生理功能解释其"善潔"这一病理变化，真是南辕北辙。又"若衣被饮食不洁者，其人便欲怒'，更是穿凿。

考这里的"潔"字，当是"瘳"字之误。古代无洁字，其用"潔"字只作"絜"。"絜"可通"挈"。"挈"、"絜"两字均从"㓞"声，故亦可通假。

瘳，又作"瘳"，作"瘛"，作"瘈"。关于"善潔"一词，在《内经》中就曾多次使用，如《灵枢·厥病》："厥心痛，与背相控，善瘛"；《灵枢·五邪》："邪在肝……行善掣"；《素问·藏气法时论》："脾病者……善瘈"；《素问·气交变大论》："岁土太试……行善瘈"等均是。

瘳，《广雅·释言》说："瘛，瘲也"；清·王念孙疏证说："《潜夫论·贵忠篇》云：'哺乳太多则必掣纵而生痫，'……瘛之言掣，瘲之言纵也"；《说文》："引纵曰瘳"（别作瘌，《玉篇》同瘛）；《玉篇·手部》："掣同瘳，牵也"；《素问·玉机真藏论》："病筋脉相引而急，病名曰瘛"。是"瘳"乃"瞤掣牵引"之谓。"善瘳"，即谓其病每多瞤掣牵引之证。肝主筋而司运动，在变动为握，故本《难》谓"肝有病"则外证"善瘳"，临床上多见筋脉瞤掣或肢体搐搦之证也。

# 《甲乙经》析疑五则

《甲乙经》一书，乃《针灸甲乙经》之简称，为晋代皇甫谧据《素问》、《针经》、《针灸治要》3书内容除去重复从新归类编撰而成，是针灸学的一部宝贵典籍。由于年代久远，文字错简脱落者有之，亥豕鲁鱼者有之，字形义训变迁者亦有之，今人一般很难通读之，必须采用研究古籍方法始可奏效。兹且将其疑点写出“析疑五则”，以就正于海内同道。

## 1. 析疑一

《甲乙经》卷二第一上说：“肝足厥阴之脉，起于大指丛毛之际，上循足跗上廉，去内踝一寸、外踝八寸交出太阴之后，上腘内廉，循阴股入毛中，环阴器，抵少腹，侠胃属肝络胆，上贯膈……与督脉会于巅。”新校正注：“一云‘其支者，从小腹与太阴、少阳结于腰髁夹脊下第三、第四骨孔中’。”

**按** 此“肝足厥阴之脉”中经文有脱误，见本文新校正注及《素问·刺腰痛篇》王冰注。王冰在“厥阴之脉，令人腰痛，腰中如张弓弩弦”下注说：“足厥阴脉循阴股，环阴器，抵少腹，其支别者，与太阴、少阳结于腰髁下狭（侠）脊第三第四骨空中。”是“足厥阴经脉”脱去了“一条支脉”之文，当于“与督脉会于巅”6字下，补入“其支者，从少腹与太阴、少阳结于腰髁下侠脊第三第四骨空中”等25字。否则，肝脉“是动则病腰痛不可以俛仰，丈夫㿗疝，妇人少腹肿”等病候，则无理论依据矣。所谓“腰髁下侠脊第三第四骨空中”，即腰骨下方尻骨的中髎、下谬二穴也。

另：此文“外踝八寸交出太阴之后”之“外”字，亦为“上”字之误，当改正之。

## 2. 析疑二

《甲乙经》卷二第六说：“病在此者，主痫瘈及痓。”

**按** 此“痫瘈”之“瘈”，《灵枢·经筋篇》载之作“瘛”，《素问·玉机真藏论篇》说：“病筋脉相引而急，病名曰瘛。”《甲乙经》卷八第一上载之则作“瘈”。是“瘈”、“瘛”两字同也。所谓“痫瘈”者，惊“惊痫瘈疭”也，《伤寒论·辨太阳病脉证篇》有“剧则如惊痫，时瘈疭”之语，然此文“痓”则为误。“痓”字不见于《说文》，其首先见于张揖之《广雅》。《广雅·释诂篇》说：“痓，恶也。”字从“疒”而训“恶”，其为“恶病”之义矣。小儿惊痫，正是恶病之一。《素问·大苛论篇》说：“心脉满大，痫瘛筋挛，肝脉小急，痫瘛筋挛。”而《甲乙经》卷四第一下则作“心脉满大，痫痓筋挛。肝脉小急，痫痓筋挛”。其两“瘛”字皆作“痓”，是“痓”乃

“瘛”后起之异体字，不得与“瘈”并出。此文“痓”、“瘛”二字并出而作“主痫瘈及痓”者，则义为複也，古人必不为此句，是“痓”字必为讹误无疑。考《灵枢·经筋篇》原文此字本作“痉”，《说文·疒部》说：“痉，强急也。”《玉篇·疒部》说：“痉，风强病也。”是“痉病”以“身体强急”为主证，不与“痫瘈”同也。

### 3. 析疑三

《甲乙经》卷五第三说：“邪客于足太阴之络，令人腰痛引少腹控眇，不可以仰息，刺其腰尻之解两胂之上，是腰俞。”

**按** 此“刺其腰尻之解”之“尻”必为误字。其“尻”字之义，据刘熙《释名·释形体》说：“尻，廖也，尻所在寥牢深也。”则为人体“屁股沟子”；据许慎《说文·尸部》说：“尻，脽也。”则为人体“整个臀部”，皆不涉于骨，与“骨间曰解”不合。其“尻”字乃是“凥”字因形近而致误也。凥，为人身一骨之名。凥骨正在腰骨下方，合乎《素问》王冰注“腰凥骨间曰解”也。凥骨有八骨空左右并列，即上髎、次髎、中髎、下髎等，所谓“八髎穴”也。《素问·骨空论篇》说：“凥骨空，在髀骨之后相去四寸。”王冰注：“是谓凥骨八髎穴也。”故《通俗文》亦说：“凥骨谓之八髎。”《备急千金要方·小少婴孺方上》谓小儿“百八十日凥骨成，能独坐”（今《通俗文》、《千金要方》“凥”亦均误为“尻），是“凥骨”则主“人之坐”也，故“凥”义训“坐”，《孝经》中有“凥，吾语女”之语，翻译成现代语言就是说：“坐，我告诉你”。

在《甲乙经》一书里，其“凥”字误为“尻”字者甚多，如卷二第一上“项背腰尻腘踹（当作“腨”）脚皆痛”之“尻”，卷九第八“引项背尻脊如肿状”之“尻”，刺（腰）尻交者两踝（当作“髁”）胂上之“尻”，“腰尻中寒”之“尻”，“尻脊股臀阴寒大痛”之“尻”。卷十第一下“尻不举”之“尻”。卷十第二“腰尻复痛”之“尻”，“脊背尻重”之“尻”，卷十一第二“腰尻重”之“尻”。卷十一第九下“腰尻下窍应冬至”之“尻”等等，皆为“凥”字之误，宜改正之。这正表明若干年以前，人们已不识“凥”字矣！凥，今则通借“居”为之，从而“居”行而“凥”废矣！

### 4. 析疑四

《甲乙经》卷八第一说：“脾传之肾，病名曰疝瘕，少腹烦宪而痛，汗出，一名曰蛊。”

**按** 字书无“宪”字，《尔雅》、《说文解字》、《释名》、《方言》、《广雅》、《玉篇》、《广韻》、《集韻》、《类篇》等皆漏收“宪”字，然古籍中又每有用之者，在《素问》一书中就有多见，如《阴阳应象大论篇》说：“齿乾以烦宪。”《玉机真藏论篇》说：“少腹宪热而痛。”《疟论篇》说：“则少气烦宪。”《气交变大论篇》说：“歳木太过……体重烦宪”，“歳金太过……则体重烦宪”“水不及……烦宪足痿。”《示从容论篇》说：“皆令人体重烦宪。”“咳嗽烦宪者，是肾气之逆也。”等，《楚辞》、《文选》等古文献中亦有用“宪”者，且“宪”字之用，常与“烦”字相连而结为“烦宪”之词也。其“宪”之为字，为“从宀”而“免声”，则其读音与义训从而可知矣。“宪”字从“免”声，与“悗“字从“免”相同，两字俱谐“免”声，例得通假。《灵枢》无“宛”字，故《素问》之“宛”，即《灵枢》之“悗”字也。《灵枢·寒热病篇》说：“舌纵涎下，烦悗”，《灵枢·血络论篇》说：“阴脱，故烦悗。”史菘音释并谓“悗，音闷”。其实，音、义皆可同“闷”。悗，从“忄”，闷，从“心”，“忄”、“心”同；悗，“免”声，闷，“门”声，“免”、“门”声近。故“悗”、“闷”两字形虽异而字则同也《素问·阴阳应象大论篇》之“齿乾以烦宛”句，《甲乙经》卷六第七载之即作“齿乾以烦闷”，可证。今则通谓之“烦闷”矣。今人不识“宛”字，多误读为“冤枉”之“冤”，殊不知“宛”字下半作“免”，而“冤”下半作“兔”，两字形义各别，何得相混？前不久报载有人说：“宋人不识字。”据此，则今人之不识字者多矣！

## 5. 析疑五

《甲乙经》卷十二第四说：“阴跻阳跻，阴阳相交，阳入阴出，阴阳交于兑眥，阳气绝则瞑，阴气绝则眠。”

**按** 此“阴阳交于兑眥”之“兑”，误，当作“内”。《灵枢·脉度篇》谓“阴跻脉”乃“少阴之别”，起于然骨之后，上“属目内眥，合于太阳、阳跻而上行”。是阴跻、阳跻交合于目内眥无疑。此作“交于目兑眥”者误也。

又此文“阳气绝”、“阴气绝”之两“绝”字非“断绝”之“绝”，皆当读为“极”。《说文·水部》说：“荥，绝小水也”。段玉裁注：“极小水也。”《备急千金要方》所载“五劳七伤六绝”之文，即言“五劳七伤六极”也。以“绝”、“极”两字声转可通也。极，犹“盛”也，《灵枢·寒热病篇》载此文作“阳气盛”、“阴气盛”是其义也。

此“阳气绝”读为“阳气极”，乃谓“阳气盛”也。其“阳气盛则瞑”之“瞑”字必为“瞋”字之误，观下句“阴气盛则目合而为之眠”，则此句“阳气盛自当是目张而不能眠”也，《甲乙经》卷十二第三说：“今邪气客于五藏，则卫气独营其外，行于阳不得入于阴，行于阳则是阴气盛，阳气盛则阳跻满，不得入于阴（则）阴气虚，故目不得眠。”是其证。且《灵枢·寒热病篇》载此文正作“阳气盛则瞋目，阴气盛则瞑目”。瞑，与“眠”通。

# 《黄帝三部针灸甲乙经新校》的三点商榷

## 1. “痓”字校改之误

《黄帝三部针灸甲乙经新校》卷四第一下注8：“痓，此为‘痙’误。按：‘痙’俗体作‘痉’，故古籍中多与‘痓’相混。《素问》、《太素卷十五·五藏脉诊篇》皆作‘瘛’，与‘痓’义同”。下‘痓’字同。

**按** 《说文，疒部》说：“痉，强急也，从疒，巠声”，读“其颈切”，《玉篇·疒部》说：“痓，渠开切，风病也”。颈项强急，身体难以屈曲之证是不能痫痓协调一致的，《备急千金要方》卷五上第三说：“病发身软时醒者，谓之痫也；身强直反张如弓不时醒者，谓之痉也”。这一比较，充分说明了这一点。“痓”常跟“痫”字连用，构成“痓痫”一词，《针灸甲乙经》卷四第一下说：“心脉满大，痫痓筋挛，肝脉小急，痫痓筋挛”，而《素问·大苛轮》载之作“瘛”，说“心脉满大，痫瘛筋挛，肝脉小急，痫瘛筋挛”，《脉经》卷五第五载之作“瘈”，说“心脉满大，痫瘈筋挛，肝脉小急，痫瘈筋挛”，《诸病源候论·小儿杂病诸候一·风痫候》则作“瘈”，说“诊得心脉满大，痫瘈筋挛，肝脉小急，亦痫瘈筋挛”，《黄帝内经太素·五藏脉诊篇》载此文亦同《素问》。是“痓”字形虽有五而其义则一也。

《备急千金要方》卷十四第四说：“夫风眩之病，起于心气不定，胸上蓄实，故有高风面热之所为也。痰热相感而动风，风心相乱则闷瞀，故谓之风眩”。西汉杨雄“曾有颠眴病”，颠，倒也。唐高宗李治也有风眩，皆是“痫痓”之疾，或可痊愈。

## 2. “咳，溲血，形肉脱，脉喘”之逆

《黄帝三部针灸甲乙经新校》卷四第一下说：“咳，溲血，形肉脱，脉喘，是三逆也。”

**按** 《新校》谓“脉喘……《灵枢·玉版》作‘脉搏’（刘衡如《校刊本》作“脉搏”）……。喘……乃‘揣’字之假借，而‘揣’与‘搏’通，当读为團，乃團聚之义，脉形当散而聚，故曰逆也”。然余窃以为《说文·口部》所说：“喘，急息也，从口，耑声”。《汉书·丙吉传》所说：“喘牛吐舌”。颜师古注：“喘，急息”。《释名·释疾病》说：“喘，湍也。湍，疾也，气出入湍急也”。用在脉象，则为其引申义，训“疾”，为“快速”之意。又可作遄，《说文通训定声·耑》说：“遄，往来数也，从辵，耑声”。《尔雅·释诂》：‘遄，速也，又疾也’。”《素问·大奇论》说：“脉至如喘，则为暴厥。暴厥者，不知与人言”。如，与“而”通。《素问·五藏生成论》说：“赤脉之至也，喘而坚，诊曰有积气在中，时害于食，名曰心痹”，又《素问·平人气象论》：

“胃之大络，名曰虚里，贯膈络肺，出于左乳下，其动应衣，脉宗气也。盛喘数绝者，则在病中”。王冰注：“绝，谓暂断绝也”。其病“咳，溲血，形肉脱”为阴已败衰；脉喘急，乃阳气盛。阴败阳盛，故命曰逆，逆甚曰死。《素问·三部九候论》说：“九候之脉……盛躁喘数者为阳，主夏，故以日中死”，《金匮要略·惊悸吐衄下血胸满瘀血病篇》说：“大吐血，咳逆上气，其脉数而有热，不得卧者，死”。此皆阴气孤绝，阳气独盛而亡也。

### 3. 面胕庞然而加“腫”字误

《黄帝三部针灸甲乙经新校》卷八第五说：“问曰：有病肾风者，面跗庞然腫（《素问》无腫字）壅，害于言，可刺否？对曰：虚不当刺，不当刺而刺，后五日其气必至。”

**按** 此文加“腫”字于“壅”字读断，而作“面胕庞然腫壅”，非是。考《山海经·西山经》说：“又可以已胕”，郭璞注：“治胕腫也，音符”，郝懿行笺疏：“胕腫，见《黄帝素问》”。《黄帝素问》多篇载有“胕腫”之记述，如《水热穴篇》所谓“胕腫者，聚水而生病也”，《五常政大论》所谓“寒热胕腫”，《六元正纪大论》所谓“民病寒湿腹满身（䐜）愤胕腫”等皆是也。是“面胕”即为“面部胕腫”也。“庞然”者，《方言》卷一说：“敦，庞，大也”，钱绎笺疏：“《释诂》：‘庞，大也’……《后汉书·朱穆传》：‘人不敦庞’，《酷吏传》论古者‘敦庞’，李贤注并云：‘敦庞，厚大也’，通作‘痝’。《素问·评热病论》云：“面胕痝然（此下原有“又壅”二字，其“又”字乃钱绎妄加，“壅”则连下句读，今删改），《风论》：‘痝然浮腫’。痝与庞同……自关而西秦晋之间，凡大貌谓之朦，或为之庞。痝，胧，蠬，蒙，朦，声并与庞相近。是“痝然”乃形容“胕腫”之“面目浮起”也。如在“壅”上加一“腫”字，则“腫壅”与上“面胕痝然”为义复，古人必不复出。况且下句“害于言”亦不是如王冰注《素问》所说“妨害于言语”也。谁在临床医疗中见过病人一患“肾风”就不能言语，其能发声而不会说话？“壅”当冒于下句“害于言”之上，读“壅害于言”。害，与“曷”通。《孟子·梁惠王上》说：“《汤誓》曰：‘时日害丧，予及女偕亡，”《尚书·汤誓》则作“时日曷丧，予及汝皆亡”，《集韻·入声·十二曷》说：“曷，害，何曷切，何也，或作害”。害，曷字通。壅害，即是“壅曷”，郝懿行《尔雅·释诂下》义疏：“曷，遏字通”，是“壅曷”，亦谓“壅遏”。《灵枢·决气》说：“壅遏营气，令无所避，是谓脉”，《灵枢·痈疽》说：”壅遏而不得行”，其虽然有生理、病理之分，然为壅遏则一也。壅遏于言者，《说文·音部》说：“音，声也，生于心，有节于外，谓之音。宫商角徵羽，聲；絲竹金石匏土革木，音也。从言含一”。其所含之“一”，乃指事。是“言”与“音”通。故《甲骨文字释林·释言》说：“甲骨文之‘言其中疒（掇三三五）’，‘中疒言（后下一〇·三）’，二‘言’字应读作‘音’。……”此文“壅遏于言”者，即“壅遏于音”也。风水壅遏于上，肺金不清，说话则声音不能轻扬，以致“声如从室中言”而为今之所谓“鼻音”者也。

# 《黄帝内经太素》析疑四则

## 1. 主痌瘛及痓

《太素·经筋篇》说："病在此者主痌瘛及痓，在外者不能俛，在内者不能仰，故阳病者腰反折不能俛，阴病者不能仰。"

**按** 此文"主痌瘛及痓"之"痓"字误。《针灸甲乙经》卷二第六裁之作"痌瘈"，《灵枢·经筋篇》载之作"痌瘲"，他如《素问·大奇论》曰："心脉满大，痌瘲筋挛，肝脉小急，痌瘲筋挛。"亦作"痌瘲"。《脉经》卷五第五："心脉满大，痌瘛筋挛，肝脉小急，痌瘛筋挛。"同《太素》又作"痌瘛"，《针灸甲乙经》卷四第一下"心脉满大，痌痓筋挛，肝脉小急，痌痓筋挛"而作"痌痓"，《诸病原候论·小儿杂病诸候一·风痌候》曰："诊得心脉满大，痌瘈筋挛，肝脉小急，亦痌瘈筋挛。"同《针灸甲乙经》而作"痌瘈"。上述"瘛"、"瘈"、"瘲"、"痓"等，形虽有异，而字则同也。"主痌瘛及痓"之"及痓"两字，"及"，读若"若"，《经传释词》卷五说："及，犹若也。"此"痓"与上文义复，必为字之误，《灵枢·经筋篇》载此文作"痉"是也。杨上善注谓："痓，擎井反，身强急也，"此正杨上善对"痉"字之切音和义训而非对"痓"字之音训也。表明其"痉"字误为"痓"，当在杨上善撰《太素》之后也。其"主痌瘛若痉"者，乃谓病痌瘛，抑或病痉，两病有别，不当并见也。《备急千金要方》卷五上第三说："病发身软时醒者，谓之痌也；身强直反张如弓不时醒者，谓之痉也。"杨上善注："在此，谓在足少阴也。在小儿称痌，在大人多称癫。背为外为阳也，腹为内为阴也。故病在背筋，筋急故不得低头也，病在腹筋，筋急不得仰身也。"

## 2. 九窌在腰尻分间

《太素·骨空篇》说："腰痛不可以转摇，急引阴卵，刺九窌与痛上，九窌在腰尻分间。"

**按** 杨上善注："八窌与腰输为九窌，此经窌字音聊，空穴也。"萧延平校："《素问》九窌均作八髎。"王冰《素问·骨空论篇》此文注："八或为九，验其骨及《中诰孔穴经》正有八髎，无九髎也。分，谓腰尻筋肉分间陷下处。"是《太素》作"腰尻分间"，《素问》及王冰注作"腰尻分间"，两者必有一字为误也。

**考** 《释名·释形体》说："尻，廖也，所在廖牢深也；"《说文·尸部》说："尻，脾也，从尸，九声。"段玉裁注："尻，今俗云'沟子'是也，脾，今俗云'屁股'是也，析言是二，统言是一。"而《素问·骨空论》则说："尻骨空在髀骨之后相去四寸。"王冰注："是谓尻骨八髎穴也；"《通俗文》卷上所说"尻（原误为"尻"今改）

骨谓之八髎”是也，所以谓之“八髎”者，乃指“上髎”、“次髎”、“中髎”、“下髎”左右各四也。《素问·谬刺论》说：“刺腰尻之解，两胂之上，是腰俞。”王冰注：“次腰下侠尻有骨空各四，皆主腰痛。”《素问·刺腰痛篇》说：“刺腰尻交者，两踝胂上。”王冰注：“腰尻交者，谓髁下尻骨两傍四骨空左右八穴，俗呼此为八髎骨也……髁骨即腰脊两傍起骨也。侠脊两傍腰髁之下，各有胂肉陇起而斜趣于髁骨之后，内承其髁，故曰两髁胂也，下承髁胂肉，左右两胂各有四骨空，故曰上髎、次髎、中髎、下髎。上髎当髁骨下陷者中，余三髎少斜下，按之陷中是也。四空悉主腰痛。”足证此文为“腰尻分间”无疑矣。

《太素》无“尻”字，“尻”作“尻”，“尻”亦误为“尻”。“尻”、“尻”不分，误人已甚，特此辨析之。

## 3. 居阴之脉

《太素·杂病·腰痛篇》说：“居阴之脉令人腰痛，腰中如张弩弦，刺居阴之脉，在腨踵鱼肠之外，循之累累然，乃针刺之，其病令人言嘿嘿然不慧，刺之三痏。”

**按** 此文“腰中如张弩弦”之“张”下有“弓”字。“鱼肠之外”作“鱼腹之外”。杨上善注谓：“居阴脉在腨踵鱼肠（当作‘腹’）之外，其处唯有足太阳脉，当是足太阳络也。”非是，且把“居阴”弄成“太阳”，阴阳不分，误之尤甚。居阴，乃“厥阴”也。王冰《素问·刺腰痛篇》注此文说：“足厥阴脉自阴股环阴器，抵少腹，其支别者与太阴、少阴结于腰踝下狭脊第三、第四骨空中，其穴即中髎、下髎，故腰痛则中如张弓弩之弦也。如张弦者，言强急之甚。腨踵者，言脉在腨外侧下当足跟也，腨形势如卧鱼之腹，故曰鱼腹之外也。循其分肉有血络累累然，乃刺出之，此正当蠡沟穴分，足厥阴之络，当内踝上五寸别走少阳者，刺可入同身寸之二分，留三呼，若灸者可灸三壮。厥阴一经作居阴，是传写草书厥字为居也，”王冰说：“厥阴一经作居阴，是传写草书厥字为居。”此臆说也。“厥阴”者，“居阴”也，“居阴”者，“厥阴”也。“居”、“厥”两字，声转可通也。非传写草书而有误也。

## 4. 风痓身反折

《太素·杂病·风痓》说：“风痓，身反折，先取足太阳及腘中，及血络，中有寒，取三里。”

**按** 此文首见《灵枢·热病篇》。然《说文解字》无痓字，痓，则首见于《广雅》之书，其《释诂》卷三下说：“痓，恶也。”字“从广”而义训“恶”，乃凶恶之病，《备急千金要方》卷五上第三所谓“夫痫，小儿之恶病也”是也。故“痫”、“痓”两字可连用而作“痫痓”，《针灸甲乙经》卷四第一下所说“心脉满大，痫痓筋挛，肝脉小急，痫痓筋挛”之“痫痓”是其例。然“痫痓”，《素问·大苛论》、《灵枢·经筋篇》皆作“痫瘛”。是“痓”乃“瘛”之后起字。瘛，《说文·疒部》说：“小儿瘛疭病也。”段玉裁注：“瘛之言掣，瘲之言纵也。”今谓之手足抽搐，掣而乍舒也。但痓之为病，与“身反折”之证不相协调，实难相兼也。是“痓”在此为“痉”之误字。“痉”乃因形近而误为“痓”也。《针灸甲乙经》卷七第四说：“太阳中风感于寒湿发痉（原作痓，误，今改）。”《说文·疒部》说：“痉，强急也，从病，坙声。”段玉裁注：“《广韵》曰：‘风强病也。’按《急就篇》‘痈疽瘛疭痿痹疢’疢即痉，颜云：‘体强急，难用屈伸也。’其颈切。”此文“风痓”，当作“风痉”，理由如次：其一，东汉以前无“痓”字；其二，“身反折”，正是痉病之主要特征；其三，“先取足太阳及腘中及血络出血，中有寒，视血络黑者，取三里”，正是对痉病的治法；其四，《灵枢》此文正作“痉”，不作“痓”。是其病为“风痉”无疑矣。

《金匮要略·痉湿暍病篇》说：“病者，身热足寒，颈项强急，恶寒，时头热，面赤目赤，独头动摇，卒口噤，背反张者，痉病也。”又说：“夫痉脉，按之紧如弦，直上下行。”张仲景论述痉病脉证均较《灵枢》为详，且发展到药物治疗，但仍以项背筋脉强急为主症。

# 《伤寒杂病论集》质疑

此所谓“《伤寒杂病论集》”者，乃指《伤寒论》前所列“余每览越人入虢之诊”云云之文也。此文就其内容和列于书首之位置看，似是书之一篇“序文”，然此却题曰“伤寒杂病论集”，义实未明，疑此下脱一“序”字，原当作“《伤寒杂病论集》序”。故一些《伤寒论》注本改题之曰“自序”，其亦似有可商之处，因其非但删去了“《伤寒杂病论集》”六字这一书名，且误以为此文为张仲景之原作也。

前曾有人提出，此文非张仲景所作，似亦有说，盖因第一，《备急千金要方·序》引此文前段从“当今居世之士”句起，至“夫何荣势之云哉”句止，明言其为“张仲景曰”，而《备急千金要方》卷一第三载此文后段从“夫天布五行”句起，至“夫欲视死别生，固亦难矣”句止，虽文字稍有差异，但大体则是，而未言引自张仲景；第二，此文开头即说：“余每览越人入虢之诊，望齐侯之色，未尝不慨然叹其才秀也”。如此文为张仲景原作，则张仲景生当东汉末季，其不当直书“秀”字而不避东汉光武帝刘秀讳也。

此文中说：“撰用《素问》《九卷》《八十一难》《阴阳大论》《胎胪》《药录》并平脉辨证，为《伤寒杂病论》合十六卷”。由是，人们已公认其书为“十六卷”，书名为《伤寒杂病论》。然《隋书·经籍志》却称：“《伤寒杂病论》三十六卷，张仲景撰”。而《外台秘要·伤寒百合病方七首》记载“仲景《伤寒论》”所述“百合病”之“证候”、“转归”及其“百合知母汤证”、“百合滑石代赭汤证”、“百合鸡子汤证”、“百合生地黄汤证”和“百合洗方”、“栝楼牡蛎散证”等，林亿新校正谓其“并出十七卷中”；《外台秘要·霍乱脐上筑方三首》记载“仲景论……霍乱四逆吐少呕多者，附子粳米汤主之……”林亿新校正又谓“出第十七卷中”；《外台秘要·肺痈方九首》记载“仲景《伤寒论》”所述“肺痈病”之“桔梗白散证”，林亿新校正谓其“出第十八卷中”，《外台秘要·肺胀上气方四首》记载“仲景《伤寒论》”所述之“小青龙加石膏汤证”和“越婢加半夏汤证”，林亿新校正则谓其“并出第十八卷中”。其所谓“仲景《伤寒论》”者，乃“张仲景《伤寒杂病论》”之简称也。彼既一则曰“十七卷”，再则曰“十七卷”，三则曰“十八卷”，四则曰“十八卷”，皆已超过此“十六卷”之数，因而，与其信之为“十六卷”，不如信之为“三十六卷”接近正确。再参以题曰“伤寒杂病论集”之字，疑此文“合”字，本为“亼”、“三”二字，后乃被误并合在一起，而才成为“合”之一字者。《说文·亼部》说：“亼，三合也，从入一，象三合之形。凡亼之属皆从亼，读若集”。亼，字与“集”通。古书乃竖写，草书“三”字误被连于“亼”字之下而又变作“口”形，遂误成之为一“合”字耳。若然，则此文即为“撰用《素问》《九卷》《八十一难》《阴阳大论》《胎胪》《药录》并‘平脉辨证’，为

《伤寒杂病论亼》三十六卷”矣。其“《伤寒杂病论亼》”者，即“《伤寒杂病论集》”也。据此，则《伤寒杂病论集》应是张仲景著作之全名焉。至于“论集”一词，古人多有用之者，如赵岐《孟子注疏题辞解》说：“于是退而论集所与高第弟子公丑、万章之徒难疑答问”，宋咸《注〈孔丛子〉序》说：“论集先君仲尼、子思、子上、子高、子顺之言及已之事”是其例，其义则亦犹《素问》书中各篇所题之“论篇”也。

# 对《伤寒论》相关讲义若干问题的看法

在一定历史时期内的文学艺术（包括语言文字），有一定历史时期的文化特点，只有用辩证唯物主义和历史唯物主义的立场、观点和方法，才能得出一个比较正确的结论。

我们在学习和理解仲景著作《伤寒论》过程中，一定要根据其自身所具有的历史时期特征和其文字文化语言特点，运用辨证思维的方式和方法，对其做出应有的正确而合理的结论来，使其学术得以正确发扬。现就其相关讲义若干问题提出看法并以正之。

问题一："从战国至东汉时期，中医药学理论体系基本形成，出现了一批著名医家，产生了《内经》、《难经》、《神农本草经》等一系列重要医学著作，此为张仲景撰写《伤寒杂病论》奠定了坚实基础。故《伤寒杂病论集》云：'撰用《素问》、《九卷》、《八十一难》、《阴阳大论》、《胎胪药录》，并《平脉》、《辨证》，为《伤寒杂病论》合十六卷'。按：我们至今尚未见到有充足证据以说明《神农本草经》在东汉年间已经成书面世，下文将详细论述。一个书篇号，打进了"胎胪药录"四字似有不妥。"胎胪"应是一书名，为"妇产科"内容，"药录"二字为一书名，指"本草"。以上张仲景编撰《伤寒杂病论》的参考文献。并《平脉》、《辨证》打上书篇号为误，二者皆非书名，当读为"并平脉辨证"，这是张仲景自己经验，并"平其脉"、"辨其证"也。

问题二：《伤寒论》的学术渊源主要根植于《内经》、《难经》、《阴阳大论》等基本理论。药学理论及方剂运用，则得益于《神农本草经》、《胎胪药录》及《汤液经》等"。按：上文已经说过，"胎胪"二字误并于《药录》为一本书，不妥，当改正之。"汤液"一词，首先见于《素问·汤液醪醴论篇》，指"米汤"。不知什么时候转为"药液"的，又是怎么"转"的，而供人们写成了《汤液经》之书的？至于《神农本草经》，其书不见于《汉书·艺文志》张仲景生活在东汉末年，亦未曾见过《神农本草经》之书。《神农本草经》乃三国之后作品。现就《神衣本草经》自身文化内容结合当时社会情况考察之。

（一）矿物药列在全书"上、中、下三品"之首，这是当时"服石之风"盛行的反映，魏晋士大夫阶级颇多"服石"者，如何晏等等。

（二）战国末期燕齐一带方士流传过程中演变为"神仙家"，逐渐为道教所接受，故书中充斥了很多"不老"、"延年"、"轻身"、"神仙"等词汇。

（三）避讳：在《黄帝内经》一书里，除"七篇大论"（包括"遗篇"共九篇）为三国作品外，其余篇章在必要时多用"癃"而不用"淋"（不避东汉殇帝刘隆讳），张仲景《伤寒论》、《金匮要略》二书，则全用"淋"而不用"癃"（避东汉殇帝刘隆讳），至三国时期，又不避“刘隆”讳而“淋”、“癃”同用。如《神农本草经》卷二载：“石龙子……主五癃结邪气，破石淋”，卷三载：“石蚕……主五癃，破石淋”，皆是其例。

（四）“痓”字的出现：《神农本草经》卷一说：独活主“痸痓”，发髲“疗小儿痸，大人痓”，麝香主“痸痓”，牛黄主“热盛狂痓”，石蜜主“诸惊痓”，卷三说：鼠妇主“痸痓”。考《尔雅》、《说文》皆无“痓”字，而“痓”字首见于张揖之《广雅》。《广雅·释诂》卷三下说：“痓，恶也”，《玉篇·疒部》亦说：“痓，充至切，恶也”，是“痓”字从“疒”而训“恶”，其义当为“恶病”。而《备急千金要方》卷五上第三说“夫痸，小儿之恶病也”，故“痓”与“痸”连用为“痸痓”。其“痸痓”一词，亦见于《针灸甲乙经》卷四第一下，彼说“心脉满大，痸痓筋挛，肝脉小急，痸痓筋挛”。至于癘在古代虽也称为恶病，然痓从不与癘连用，是痓与癘无关也。

可见《神农本草经》晚出于张仲景，而张仲景没有可能看到《神农本草经》。张仲景撰写《伤寒杂病论》时所参考书目自己就列得很清楚，是撰用《素问》、《九卷》、《八十一难》、《阴阳大论》、《胎胪》、《药录》并平脉辨证，并未说看过《汤液经》和《神农本草经》，注解时说张仲景用了这两书，实有画蛇添足，节外生枝之嫌！

问题三：衄“泛指出血，此处指鼻出血”。按：这里把事物的义项给弄颠倒了，不妥。《说文·血部》说：“衄，鼻出血也，从血，丑声”，《玉篇·血部》说：“衄，女鞠切，鼻出血也”，《广韵，入声，一屋》说：“衄，鼻出血，俗作衂”，《素问，金匮真言论》说：“春不鼽衄”，王冰注：“衄，谓鼻中血出”。诸书一致认为，衄乃鼻中出血，非泛指一切部位出血也。在鼻出血之义的基础上，其他部位出血叫“衄”都是引申义，如舌衄、齿衄、肌衄等。

问题四：经文第48条“但坐以汗出不徹故也”句，考：《仓颉篇》卷下说：“坐，辠也”，郝懿行义疏：“辠，古罪字，《说文》云：‘辠，犯法也’，《墨子·经上篇》云：‘罪，犯禁也’，按：犯禁为罪，加之刑罚亦为罪”，《广韵·去声·三十九过》说：“坐，被罪”，即加之以罪也。在我国古籍上，每有如此用“坐”者，如《脉经》卷八第十五说：“伤于津液，便如烂瓜，亦如豚脑，但坐发汗故也”。《诸病源候论·消渴病诸候·消渴候》说：“其病变多发痈疽，此坐热气留于经络不引，血气壅涩，故成痈脓”，《汉书·楚元王传》说：“夏侯胜坐诽谤系狱三年，免为庶人”，《后汉书·五行四》说：“又邓皇后小人，性行不恒，苟有颜色，立以为后，后卒坐执左道废，以忧死”，皆是其例。坐，罪也。罪，责也。坐、罪、责三字声转可通也。此条“其人躁烦，不知痛处，乍在腹中，乍在四肢，按之不可得，其人短气”而“脉涩”，但责之以汗出不徹，故当更发其汗而病愈。

问题五：“疮家虽身疼痛，不可发汗，汗出则痓”之“痓”字为误，当据《脉经》、《玉函经》之文校正作“痉”。此说是也。以仲景时尚未创出“痓”字也。然接着又引《正字通》说：“五痉之总名，其证卒口噤，背反张而瘛痓”。把“痉”和“瘛痓”二病混为同一。不妥。考《说文·疒部》说：“痉，彊急也，从疒，巠声”，《玉篇·疒部》说：“痉，渠并切，风强病也”。强与彊同。《灵枢·热病》说：“风痉，身反折，先取足太阳及腘中及血络出血”，《伤寒论·辨痓湿暍病篇》说：“伤寒所致，太阳痓湿暍三种，宜应别论，以为与伤寒相似，故此见之”，成无己注：“痓当作痉，传写之误也。痓者恶也，非彊也。……痉谓骨痓而不随，痉者强也。《千金》以强直为痉，《经》日‘颈项强急，口噤，背反张者痉’，即是观之，痓为痉字明矣”。是“痉”乃以“瘛痓”者，《说文·疒部》说：“瘛，小儿瘛疭病也，从疒，恝声”，《伤寒论·辨太阳病篇》说：“剧则为惊痫，时瘈疭”，瘈，同瘛，《素问·大苛论》说：“心脉满大，痫瘛筋挛”，《针灸甲乙经》载此文作“心脉满大，痫痓筋挛”，则“痓”与“瘛”义通，《神农本草经》卷一说：“发髲……疗小儿痫，大人痓”，杨上善《太素·经筋》说：“在小儿称痫，在大人则称癫”，癫，是“癫痫”之“癫”，与“痓”字义通。是“瘛疭间发”为“瘛痓”之临床特征也。这就造成了项背强急，难以屈伸的痉病和卒然仆地、四肢瘛疭的癫痫分而不清。

再者，有在“［词解］2”中说：“痓”字《脉经》、《玉函经》均作痉，可从”。

然查遍手头上“清·光绪癸巳景苏园校刊大字本《脉经》”、“人民卫生出版社1957年9月据光绪癸已景苏园复宋本影印出版《脉经》、商务印书馆1954年12月重印本《脉经》”、“人民卫生出版社1981年12月出版福州市《脉经校释》本，”皆作“痓”，诸本无一作“痉”者。止有《玉函经》作“痉”，也应该说出书的全名《金匮玉函经》才是对的。为了避免误会，更要说明《张仲景金匮玉函经》，因为唐代杜光庭亦撰有一部医学著作《金匮玉函经》之书。

问题六：“太阳病不解，热结膀胱，其人如狂……但少腹其结者，乃可攻之，宜桃核承气汤……如狂，一般指神志错乱，似狂非狂，较发狂为轻者。”是故止用活血化瘀轻剂“桃核承气汤”以治之也。按：《韩非子·解老篇》说：“心不能审得失之地则谓之狂”，是神志错乱，即谓之“狂”也。狂证之中，分轻重者有之，未有所谓“似狂而非狂”者也。

《黄帝内经太素·痹论》说：“若营卫俱虚，则不仁之甚，故肉同苛。如，同也”，是“如”可训“同”，“如狂”即“同狂”，则与“狂”同。《说文·犬部》说：“狂，狾犬也，从犬，王声”，段玉裁注：“叚借之为人病之称”。是狂亦人之病也。此条文字；乃论述的“热结膀胱”而其人如狂亦即“其人发狂，少腹急结”者，为桃核承气汤证的“狂证”无疑。下面125条所述治以“破血攻瘀重剂”之“抵当汤证”，亦作“其人如狂”之文，可证“如狂”即“发狂”也。此文“如”字，其义当训“同”，殆无疑义矣。其实，这正是原文。

问题七：“五苓散”方后“词解①”下说：“白饮，指米汤”。此说可商。考：《素问·汤液醪醴论》说：“黄帝问曰：为五谷汤液及醪醴，奈何？岐伯对曰：必以稻米，炊之稻薪，稻米者完，稻薪者坚。帝曰：何以然？岐伯曰：此得天地之和，高下之宜，故能至完；伐取得时，故能至坚也”。王冰注：“液，谓清液”。是“米汤”称“液”未见称“饮”也。而“饮”在古代则可称“水”称“饮”，而从未见称之为“米汤”。是“米汤”不得用释“白饮”也。《论语·述而》说：“饭疏食饮水”。《金匮要略·痰饮咳嗽病篇》说：“凡食少饮多，水停心下”是其例。凡“饮”曰“酒”者，《甲骨文字典·饮》：“象人俯首吐舌捧尊就饮之形，为饮之初文，字形在卜辞中每有省变，或省作彡，故亦做酒……酒释饮，通读所有卜辞，均无扞格”，此其一；《周礼·酒正》：“辨四饮之物，一曰清，二曰醫，三曰浆，四曰酏”，此其二；《国语·楚语上》说：“谷阳竖爱子反之劳也，而献饮焉，以毙于鄢”，韦昭注：“主昭子反，谷阳竖献饮

于子反，醉不能见”，此其三；《吕氏春秋·孝行览·义赏》说：“断其头以为觞”，高诱注：“觞，酒器也”。毕沅曰：“孙云案此可证饮器之为酒器”，此其四。《说文·角部》说：“觞，实日觞，虚日觯，从角，𥏻省声”，段玉裁注：“觞者，实酒於爵也，式陽切”；《玉篇·角部》说“觞，式羊切，饮器也，实曰觞，虚曰觯”，此其五；《叠雅》卷十说：“酖酖，饮也”，注：“《说文》：酖酖，樂酒也”，此其六；《吕氏春秋·慎行论·疑似》说：“邑丈人有之市而醉归者，黎丘之鬼效其子之状，扶而道苦之。丈人归，酒醒，而诮其子曰：‘吾为汝父也，岂谓不慈哉？我醉，汝道苦我，何故？’其子泣而触地曰：‘孽矣！无此事也。昔也往责于东邑，人可问也’。其父信之，曰：‘嘻！是必夫奇鬼也！我固尝闻之矣。’明日端，复饮于市，欲遇而刺杀之。明旦之市而醉，其真子恐其父之不能反也，遂逝迎之。丈人望其真子，拔剑而刺之”，此其七；《金匮要略·惊悸吐衄胸满瘀血病篇》说：“夫酒客欬者，必致吐血，此因极饮过度所致也”，此其八；《肘后备急方·治卒饮酒大醉诸病方》说：“饮后下痢不止，煮龙骨饮之，亦可末服”，此其九，等等，皆是谓“饮”为“酒”也。饮，既然是酒，饮字上面加一个“白”字作“白饮”，就是“白酒”无疑。然则何谓“白酒”？即古之所谓“醙”。明代的陶宗仪《说郛》一百二十卷本载宋朱翼中《酒经》云：“《说文》：‘酒白谓之醙，醙者，坏饭也’，叟者，老也。饭老即坏，饭不坏则酒不甜”。今本《说文》无醙字，醙字见于《仪礼·聘礼》云：‘醙、黍、清，皆两壶’，注：‘醙，白酒也’，字从酉，故训为白酒。《说文·酉部》说：“醴，一宿熟也，从酉，豊声”，段玉裁注：“《周礼·酒正》注曰：‘醴，犹体也，成而汁滓相将，如今恬酒也’，按：‘汁滓相将，蓋如今江东人家之白酒’”也。《金匮要略·胸痹心痛短气病篇》亦有用“白酒”者，“栝蒌薤白白酒汤”等方是也。酒，乃五谷蒸之加曲酿之而成，故亦或称“液”，《灵枢·论勇篇》说：“酒者，水谷之精，熟谷之液也，其气慓悍”，《太素·经络别异》说：“饮酒者，卫气先行皮肤，先充络脉”，杨上善注：“酒是熟谷之液，入胃先行皮肤，故卫气盛”，《灵枢·禁服篇》说：“审察卫气，为百病母”，惟酒为熟谷之液，其气慓悍，入胃先充络脉之中，故《汉书·食货志》称“酒”为“百药之长”，《礼记·射义》说：“酒者，所以养老也，所以养病也”，《说文·酉部》“医”字下说：“医之性然，得酒而使”，《千金翼方·本草下·米谷部》说：“酒……主行药势，杀百邪恶气”，故“五苓散”特用酒为使以行药势而“以白饮”就是白酒“和服”也。

又有说：“五苓散，方虽为表里之剂，但其主治重点在于化气行水，而不必拘于表证之有无”。此说可商。尤其在论述“方为表里同治”、“在于化气行水”时，提出“不必拘于表证之有无”是不妥的。众所周知，“化气行水”是一个抽象概念，只有“证”才是中医药学治病的客观依据，所谓“随证治之”有是证用是药的“辨证施治”者也。如果在治病过程中，抹煞了“证”的存在，就使治病失去了客观性。因而我认为“五苓散证”一定具有五苓散证有关的必然证候“舌苔薄白”，以体现尚有表证。否则，与“猪苓汤证”有什么区别？因为猪苓汤证仲景列之于阳明病篇（亦见于少阴病篇），阳明属里而“舌苔必黄”也。

问题八：“三物白散……《金匮要略》用于治疗肺痈，虽为经典之法，但若非确为寒痰阻滞于肺者，则未可轻投。以肺痈属于热实者居多，属寒实者较少故也”。未确。三物白散，本治《伤寒论》“寒实结胸，无热证者”，是一个温下或温吐峻剂，与肺痈病似无涉。编者徒见《金匮要略》中附方有治肺痈的《外台》"桔梗白散"一方，与此文"三物白散"方同，不加详考地就引用在《伤寒论讲义》中。殊不知肺痈病之病机，为"风热蕴积、蓄结痈脓"，而三物白散主治之病机，则为"寒实结胸，无热证者"。一为风热，一为寒实，二者的性质不同，试问寒实病机者怎么个化脓法？寒实不能化脓，却偏说"肺痈属热实者居多，属实寒者较少"。然较少到什么程度？可以说较少到根本没有。因为寒实是无法转化为化脓的。止有肺痈脓溃，气血腐败，正气日渐耗损，久久吐脓如米粥者，这绝不是"三物白散"所宜也，余甚疑其为桔梗汤方的证治被误衍于此也。

问题九："少阴病，得之二三日以上，心中烦不得卧，黄连阿谬汤主之，据临床所见，除'心中烦，不得卧'外，常伴有口燥咽干，舌尖红绛，舌苔黄，脉细数等"。按：这是根据中医药学的基本理论推断出来的临床证候，与临床所见无大错，但与临床实际稍有出入。我所见到的"少阴热化"的"黄连阿胶汤证"有谵语（郑声），其"舌苔"，基本上都是"黑苔"。年青中医则没有看到过。这是因为上世纪五六十年代，中医受到了医院里严重排斥，规定凡是遇有急性或发热病人，一律转交西医病房治疗，中医病房不得收治。这就使年青中医失去了治疗急性或发热病人锻炼的机会，失去了创造和积累急性或发热性疾病的治疗经验。青年中医无过焉。"

问题十："少阴病证见咽部受到损伤，局部溃烂，并波及会厌部则见语言不利，声音不出。此邪热与浊痰阻闭咽喉，熏蒸腐化所致"。此说可商。据报导上海用"苦酒汤"治所谓"慢性咽炎"之效果很好。（见于1991年5月20日《中国中医药报》第3版）。患者"咽中伤生疮"，未言及疼痛，不必有"局部溃烂"，止是感咽喉不舒耳。《灵枢·经脉篇》说："是主肾所生病者，口热，舌干，咽肿"。肾少阴经脉动为属邪所侵，致其咽部今之所谓滤泡增多增大，而为"咽中伤"者，即"咽中生创"也。古代无"疮"字，止作"创"。其"疮"字始见于《玉篇》，且"疮"与"伤"为互训，《说文·人部》说："伤，创也。"《说文·刃部》则说："刄，伤也，以刃，从一，创，或从刀，仓声。"是"伤"、"创"二字互训之一例也；《广雅·释诂》卷一上说："伤，创也。"《广雅·释诂》卷四上则说："创，伤也。"是"伤"、"创"二字互训之又一例也。"伤"、"创"同义，古人必不复出，疑"生疮"二字为"咽中伤"之古注语误人正文所致。

《灵枢·忧恚无言》篇说："喉咙者，气之所以上下者也；会厌者，音声之户也；口唇者，音声之扇也；舌者，音声之机也；悬雍垂者，音声之关也。"人之运气以为语言时，始则气清而语音如常，稍多说话则气浊痰附，发音难出，此所谓"不能语言"者，此"能"字当声转读"耐"。古籍中多有以"能"作"耐"读者，如《素问·阴阳应象大论》中"能冬不能夏"，"能夏不能冬"，而《针灸甲乙经》卷六第七载此文则作"耐冬不耐夏"，"耐夏不耐冬"；又如《灵枢·阴阳二十五人》中"木形之人……能春夏不能秋冬"，"火形之人……能春夏不能秋冬"；"土形之人……能秋冬不能春夏"，"金形之人……能秋冬不能春夏"，"水形之人……能秋冬不能春夏"。而《针灸甲乙经》卷一第十六载此文则作"木形之人……奈春夏不奈秋冬"，"火形之人……奈春夏不奈秋冬"，"土形之人……奈秋冬不奈春夏"，"金形之人……奈秋冬不奈春夏"，"水形之人……奈秋冬不奈春夏"，"奈"与"耐"同。再如《淮南子·地形训》说："食水者，善游能寒。”庄逵吉注：“唐马总《意林》引此云‘食水者善浮而耐寒’。”《汉书·晁错传》说：“其性能寒。”颜师古注：“能，读曰耐。”其实，《金匮要略·血痹虚劳病》篇中“酸削不能行”之“能”，字读“耐”。据此，则此文“不能语言”者，非失语之证，乃谓其有似“失音”也，失音为“声散”，而此则为痰浊附著而声难于扬越也，故仲景下文特申之曰“声不出者”，主之以“苦酒汤”也。

问题十一：“即然厥与悸皆为水饮内停所致，张仲景提出‘宜先治水’的法则，用茯苓甘草汤温胃阳以散水饮，水饮去则阳气布达，悸动止而手足温，不治厥而厥自回，这是治病求本的又一范例”。此说非是。按：《伤寒论·辨厥阴病篇》说：“凡厥者，阴阳气不相顺接便为厥。厥者，手足逆冷是也”。是凡手足逆冷者皆为厥也。《论》中有“四逆汤类”之“手足厥冷”者，有“四逆散”之“手足厥冷”者，有“当归建中汤”之“手足厥冷”者，有“白虎汤”之“手中厥冷”者，有梅文所求的“水饮厥冷”者，还有《素问·五藏生成篇》“卧出而风吹之，血……凝于足者为厥”，王冰注：“厥，谓足逆冷也”等等。仲景于此文未言及“厥”的属性，而梅说其是“水饮之厥”则殊为无据。实际上，此条病候，既有“阴阳气不相顺接”的“手足逆冷”，又有“水气凌心”的“心下悸”。于此，仲景特分病势之缓急，先用茯苓甘草汤以去“凌心”之水气，消除其欲渍入胃中而致下利之患，然后再调其“阴阳”使之“顺接”而愈“手足逆冷”之“厥”，是所谓“却治其厥”也。“却治其厥”者，“后治其厥”也，是“却”字之为义“后”也、“退”也，与上“先”字为对文，上曰“宜先治水”，此曰“却治其厥”。“先”、“却”二字为对，乃仲景书中行文之常例。前《辨太阳病》篇中有“先刺风池、风府，却与桂枝汤则愈”之文，《金匮要略·呕吐哕病》篇中则有“先呕却渴者，此为欲解”和“先渴却呕者，为水停心下，此属饮家”，皆是其例。且《金匮要略·痰饮病》篇中载其后者之文“却”字正作“后”，说“先渴后呕，为水停心下，此属饮家”，则是一个十分明显而确切的例证，足以证实此文“却治其厥”的“却”，当训为“后”字之义。何今之学者不究仲景书中行文之例，竟说“却”为无义之副词，致使“宜先治水”的“获苓甘草汤”成为用于“治水就是治厥”之方。这种曲为之释的注经，使文中“宜先治水”的“先”字自然也成为一个无义之副词，并使仲景先师谆谆告诫人们留心病机趋势的话“不尔，水渍入胃，必作利也”变得毫无意义。我们知道，这是不符合仲景著作原意的。仲景著作的特点是“文字精炼，经验可靠”，是不可能有什么废话的。而且也使［词解］中“却”字“表示继续，相当于再”的解释没有了着落。

问题十二：“此证属阳明里实，故曰‘有燥屎也，然而’燥屎内结何以反见下利？乃因肠中燥屎阻结，邪热逼迫津液从其旁而下，于是结者自结，下者自下，后世称为热结旁流证。”可商。胃中有燥屎属阳明里实，然仲景为何未将其列入阳明病，而归入厥阴病，自有其归入厥阴病的临床证候特征。足厥阴经属肝，肝主筋，《素问·六元正纪大论》说：“厥阴之至为里急”，腹里筋脉拘急，在“下利”则必为“里急后重”，是乃“痢疾”而非“下水”也。谓“邪热逼迫津液从其旁而下，于是结者自结，下者自下”误也。《温疫论补注·上卷·大便篇》首创“热结旁流证”，说“热结旁流者，以胃家实，内热壅闭，大便闭结，续得下利，纯臭水，全然无粪，日三四度”，而厥阴病无与焉。

问题十三："其人脉见沉迟而非沉微或沉微欲绝，肢冷仅仅是微厥，加之面赤较少，身热又微，说明本证阳气虽虚，假热已见，但虚之不甚，病势较轻"。不妥。按：患者下利而脉象沉迟，沉迟为里寒之象，其阴寒内盛，格阳于外，则虚阳上浮，故"其人面少赤，身有微热"。以其为"浮阳"则面不得为"正赤"而身不得"热甚"也，阳浮于外，则里无阳热之化，故下利之物，则为"清水完谷"，此所谓"假热已见"也。凡见假象者，病必沉重，病轻则无假象，唯有病极，才见假象，此言"虚之不甚，病势较轻"者，误也。虚阳在外，阴寒内盛，则必通脉四逆辈以返阳归根，始有生机，切忌汗出。说："虚阳尚能与阴寒相争，乃见郁冒，若能正胜邪却则汗出而解"，岂不有"诡辩论"之嫌！阴盛格阳，阳已外浮，尚能冀其"汗出而解"？汗出则"阳"亦遂之而"亡"矣！郁冒汗出而解，是治阴虚的一个"损阳和阴法。"见《金匮要略·妇人产后病篇》。此条"必郁冒汗出而解"七字，乃他篇错简之文误衍于此，当删之，则文通理顺矣。

最后谈一下有关引文，第一，尽量引用第一手资料，这是尊重学者的首创；第二，首创的学者也应担当社会的责任；第三，这是个道德问题，作者都应该遵守。万一要用第二手资料，也得给说清楚。否则，就有剽窃之嫌。

# 《伤寒论》断句一则

《伤寒论·辨太阳病脉证并治第六》说："衄家，不可发汗。汗出，必额上陷脉紧急，直视不能眴不得眠。"本条亦见于《金匮要略，惊悸吐衄下血胸满淤血病脉证治第十六》中，惟其文少一"发"字，义则全同。一些《伤寒论》注家对此条往往于"陷"字断句，读为"必额上陷"，而"脉紧急"三字则为另一句。如此则其证即为"额部塌陷"而"寸口脉紧急"矣。然验之临床，衄家发汗后，阴重伤而邪独盛，寸口之脉紧急固有，但导致额部塌陷则未之见，亦未之闻也。据此，其于"陷"字断句实属未当，似读"必额上陷脉紧急"为句较妥。句中"陷脉"二字为词，早见于《黄帝内经》，如《灵枢·九针十二原》说："针陷脉则邪气出"、《素问·骨空论》说："腨下陷脉灸之"等均是。所谓"陷脉"者，乃"骨罅陷者之中"也，王冰注《素问·骨空论》"腨下陷脉灸之"句所说"承筋穴也，在腨中央陷者中"之文可证。《素问·骨空论》所谓"腨下陷脉"，是指"腨部陷者中脉"，本条所谓"额上陷脉"，自当是指"额部陷者中脉"无疑。"额上陷者中脉"何在?《素问·三部九候论》说："上部天，两额之动脉"者是也。"两额"者，"额角"也。《素问·刺疟论》说："先头痛及重者，先刺头上及两额两眉间出血"，王冰注："两额，谓悬颅"，《甲乙经》卷三第十则说："悬颅，在曲周颞颥中"，正所谓"头角"之部。古代"额"可概"角"，而"角"亦称"额"，故常"额"、"角"连用。《释名·释形体》说："角者，生于额角也"，《灵枢·经筋》说："足少阳之筋……上额角"，《甲乙径》卷三第一说："头维，在额角发际侠本神两旁各一寸五分"，《素问·缪刺论》说："此五络皆会于耳中，上络左角"，王冰注："此五络皆会于耳中而出络左额角也"，《汉书·诸候王表》说："汉诸候王厥角䭫首"，应劭注："角者，额角也"等等，均是"额"、"角"二字连用而为"额角"之词。《礼记·内则》说："男角女羁"，郑玄注："夹囟曰角"。角在头囟两侧，故曰"两额。"额上陷脉，即两额角陷中之动脉，亦古人候脉部位之一，且临床所见邪实病人，每有两额陷中动脉紧急而显呈于目视中者。

# 《伤寒论》析疑二则

辨证论治是祖国医学的特点，也是祖国医学的精髓。正确的辨证论治，必须以祖国医学的基本理论为思想指导，以临床证侯为客观依据，准确地选方用药。汉代张仲景所著《伤寒论》是祖国医学辨证论治的典范，要掌握其书中辨证论治的理论和规律，就必须对其所论述的每一个证侯给以真正的认识和确切的理解。古代《伤寒论》注家虽然在这方面做过很多工作，但有些问题仍然需要我们今天进一步研究。

## 一

《伤寒论·辨太阳病脉证并治》说："太阳病，脉浮紧，无汗，发热，身疼痛，八九日不解，表证仍在，此当发其汗。服药已，微除，其人发烦，目瞑，剧者必衄，衄乃解——所以然者，阳气重故也。麻黄汤主之。"

**按** 此文"目瞑"一词，究竟论述的怎样一个临床证候，古注《伤寒论》书者多未释。考《说文·目部》说，"瞑，翕目也，从目、冥，冥亦声。"所谓"翕目"，言"合目"也，如《金匮要略·五脏风寒积聚病脉证并治》中"合目欲眠"之"合目"；倒言之则为"目合"，《伤寒论·辨少阳病脉证并治》中所谓"但欲眠睡，目合则汗"之"目合"即是。张令韶《伤寒直解》于此文下注说"目开主阳，目瞑主阴"，以"目瞑"、"目开"为对，其"目瞑"之义正与《说文》"翕目"同，即今"闭目养神"，之"闭目"，故1964年中医学院试用教材重订本《伤寒论讲义》注亦说"……出现心中发烦，并有合目畏光之感"，且其画蛇添足增了"畏光"之义。

《灵枢·寒热病》说："阳气盛则瞋目，阴气盛则瞑目。"《说文·目部》说："瞋，张目也，从目，真声，"彼"瞋"字之义训"张目"，而"瞋目"与"瞑目"对，则"瞑目"即为"翕目"、"合目"、"闭目"无疑矣。瞑目，倒言之即为"目瞑"。目瞑，瞑目，其义一也。《灵枢》所述"目瞋"乃由"阳气盛"，"目瞑"乃由"阴气盛"，此文之"目瞑"明谓是"阳气重"。可见，同谓目瞑，发生原因不同，其证候表现亦当有异。

根据《灵枢·寒热病》所载"阴气盛则瞑目"之义，则此文缘于"阳气重故也"之"目瞑"，似乎绝对不会是"瞑，翕目也"之"合目"一证，而当是临床的另一证候。

"目瞑"究竟是何种证候，现从"瞑"字的结构考察一下"瞑"字之义训。"瞑"之为字，"从目、冥"，则"瞑"字有"冥"义。《说文·冥部》说："冥，幽也，从日，从六，冖声"。高氏《文字形义学概论》"冥"字条下谓"六是古陆字，大阜也。

日迫近大皁，是日暮天暗之象也。冖声。或曰冖象云形，冖在日上，象云蔽日也”。日迫近大皁，乃日暮天暗之象；云蔽日，则为阴暗。且其所训之“幽”字亦有“暗”义。表明“冥”可训为“暗”，“暗”亦可训“冥”，古“暗”、“闇”字通。“冥”训“暗”，而“瞑”字“从冥”，故亦有“暗”义。王冰注《素问·气厥论》正谓“瞑，暗也。”

《方言》卷三：“凡饮药傅药而毒……东齐海岱之间谓之瞑，或谓之眩。”则“瞑”与“眩”通。《仓颉篇》卷中说“眩，视不明也”，“不明”即“昏暗”之谓。这就足以证明“目瞑”可训为“目视昏暗”，此文正是其义。

在古典医学著作里，“目瞑”或“瞑目”谓“目视昏暗”也是屡有所见、用之非一的。如《素问·气厥论》“传为衄衊瞑目”，《六元正纪大论》中“凡此少阴司天之政……目瞑目赤”，《至真要大论》中“岁少阴在泉……目瞑”、“少阴司天，客胜则……耳聋目瞑”，《金匮要略·血痹虚劳病脉证并治》中“时目瞑兼衄”等等均是。

## 二

《伤寒论·辨阳明病脉证并治》说：“阳明病，欲食，小便反不利，大便自调，其人骨节疼，翕翕如有热状，奄然发狂，濈然汗出而解者，此水不胜谷气，与汗共并，脉紧则愈。”

**按** 此文“奄然发狂”之词为何义，即为怎样的一个临床证候，诸家之注似均未是。如成无己注说：“奄，忽也。忽然发狂者，阴不胜阳也。”方有执注说：“奄然，忽然也；发狂，阳明之所作也。”尤怡注说：“奄然发狂者，胃中阳胜，所谓‘怒狂生于阳’也。”均将“奄然”释之为“忽然”，亦即“遽然”；将“发狂”释为阳明热甚之“躁狂”，此似是而实非。假如“奄然发狂”果为“忽然躁狂”义，试问其病何以会旋即“濈然汗出而解”，《伤寒论》中有是理乎？临床工作中有此事乎？

细玩“奄然发狂”之句，与下句之“濈然汗出”同例。《文选·南都赋》“流湍投濈”，李善注引《埤苍》说“濈，水行出也”，故张令韶《伤寒直解》谓“濈，汗出貌”。可知“濈然”乃形容汗出之貌，而“奄然”则形容发狂之状。

“狂”字在古代有较广泛的概念。《广雅·释诂》说“狂悖，痴也”，《群经音辨·犬部》亦说“狂，痴也”，而《说文·疒部》说“痴，不慧也”，则人之神识不慧僚即为“狂”。“狂病”可出现“怒骂叫呼，躁动奔走”之象，然其不必独以此为特征。

《说文·心部》说：“怳，狂之貌，从心，况省声。”则“怳”即为狂的临床表现之一。然则何为“怳”？《广雅·释诂》说：“怳，狂也”，王念孙疏证“怳之言怳忽也”，《文选·神女赋·序》说“晡夕之后，精神怳忽”，李善注“怳忽，不自觉知之意”。则“怳忽”为狂貌而“不自觉知”，与神识不慧僚的“狂痴”义近，故《脉经》将其连用说“其人皆苦恍惚狂痴”。“恍惚”与“怳忽”同。

神识不慧憭，知觉迷乱，目视茫昧，见不真切，正是此文“狂”字之义，故其“发狂”字上特以“奄然”二字形容之。

《晏子春秋》说“奄然寡闻”，吴则虞集释引孙星衍注“奄然，闇然”。则“奄然”即“闇然”。《礼记·中庸》说：“故君子之道，闇然而日章；小人之道，的然而日亡。”

其“闇然”与“的然”为对文，“的”有“明”义，则“闇”义即为“昏”矣。《礼记，祭仪》说“夏后氏祭其闇”，郑玄注“闇，昏时也”，亦证“闇”为“昏”义。《周礼·春官宗伯下·眡祲》说“五日闇”，郑玄注“闇，日月食也”，贾公彦疏“云‘闇，日月食也’者，以其日月如光消，故蒙闇也”。则“闇”义为“昏蒙”。人之神识昏蒙，则人之神识即不慧憭，故此文以“奄然”形容发狂之状。可知此文之“奄然发狂”乃为“昏蒙恍惚”之证侯也。

《说文·大部》说“奄，覆也”，《国语·楚语下》说“犹蒙耳也”，韦昭注“蒙，覆也”，则奄、蒙二字俱训“覆”而其义相通。而蒙义又与“冒”通，《周礼·夏官司马下·方相氏》说“掌蒙熊皮”，郑玄注“蒙，冒也”，则“蒙”训为“冒”；《群经音辨·曰部》说“冒，蒙也”，则“冒”训为“蒙”，二字之义互训，故鲍彪注《战国策·秦策》说“蒙，冒同”，《小尔雅·广诂》说“蒙，冒，覆也”，据此则奄、蒙，冒三字之义通。然则此文所谓“奄然发狂，濈然汗出而解”，正犹本书即《伤寒论·辨太阳病脉证并治》所谓“冒家汗出自愈”也。

# 读《伤寒论》札记二则

## 一、不能语言

《伤寒论·辨少阴病》篇说："少阴病，咽中伤，生疮，不能语言，声不出者，苦酒汤主之。"

**按** 《灵枢·经脉》篇说："是主肾所生病者，口热、舌干、咽肿。"肾少阴经脉动为病邪所侵，致咽部今之所谓滤泡增多增大，而为"咽中伤"者，即"咽中生创"也。古代无"疮"字，止作"创"。其"疮"字始见于《玉篇》，且"疮"与"伤"为互训，《说文·人部》说："伤，创也。"《说文·刃部》则说："刅，伤也，以刃，从一，创，或从刀，仓声。"是"伤"、"创"二字互训之一例也；《广雅·释诂·卷一上》说："伤，创也。"《广雅·释诂·卷四上》则说："创，伤也。"是"伤"、"创"二字互训之又一例也。"伤"、"创"同义，古人必不复出，疑"生疮"二字为"咽中伤"之古注语误入正文所致。

《灵枢·忧恚无言》篇说："喉咙者，气之所以上下者也；会厌者，音声之户也；口唇者，音声之扇也；舌者，音声之机也；悬雍垂者，音声之关也。"人之运气以为语言时，始则气清而语音如常，稍多说话则气浊痰附，发音难出，此所谓"不能语言"者，此"能"字当声转读"耐"。古籍中多有以"能"作"耐"读者，如《素问·阴阳应象大论》中"能冬不能夏"，"能夏不能冬"，而《针灸甲乙经·卷六第七》载此文则作"耐冬不耐夏"，"耐夏不耐冬"；又如《灵枢·阴阳二十五人》中"木形之人……能春夏不能秋冬"，"火形之人……能春夏不能秋冬"，"土形之人……能秋冬不能春夏"，"金形之人……能秋冬不能春夏"，"水形之人……能秋冬不能春夏"。而《针灸甲乙经·卷一第十六》载此文则作"木形之人……奈春夏不奈秋冬"，"火形之人……奈春夏不奈秋冬"，"土形之人……奈秋冬不奈春夏"，"金形之人……奈秋冬不奈春夏"，"水形之人……奈秋冬不奈春夏"，"奈"与"耐"同。再如《淮南子·地形训》说："食水者，善游能寒。"庄逵吉注："唐马总《意林》引此云'食水者善浮而耐寒'。"《汉书·晁错传》说："其性能寒。"颜师古注："能，读曰耐。"其实，《金匮要略·血痹虚劳病》篇中"酸削不能行"之"能"字亦读"耐"。据此，则此文"不能语言"者，非失语之证，乃谓其有似"失音"也，失音为"声散"，而此则为痰浊附著而声难于扬越也，故仲景下文特申之曰"声不出者"，主之以"苦酒汤"也。

## 二、却治其厥

《伤寒论·辨厥阴病》说："伤寒厥而心下悸者，宜先治水，当服茯苓甘草汤，却治其厥，不尔，水渍入胃，必作利也。"

**按** 本篇前文说："凡厥者，阴阳气不相顺接便为厥，厥者，手足逆冷是也。"此条病候，既有"阴阳气不相顺接"的"手足逆冷"，又有"水气凌心"的"心下悸"。于此，仲景特分病势之急缓，先用茯苓甘草汤以去"凌心"之水气，清除其渍入胃中而下利之患，然后再调其"阴阳"使之"顺接"而愈"手足逆冷"之"厥"，是所谓"却治其厥"也。"却治其厥"者，"后治其厥"也，是"却"字之为义"后"也、"退"也，与上"先"字为对文，上曰"宜先治水"，此曰"却治其厥"。"先"、"却"二字为对，乃仲景书中行文之常例。前《辨太阳病》篇中有"先刺风池、风府，却与桂枝汤则愈"之文，《金匮要略·呕吐哕病》篇中则有"先呕却渴者，此为欲解"和"先渴却呕者，为水停心下，此属饮家"，皆是其例。且《金匮要略·痰饮病》篇中载其后者之文"却"字正作"后"，说"先渴后呕，为水停心下，此属饮家"，则是一个十分明显而确切的例证，足以证实此文"却治其厥"的"却"，当训为"后"字之义。何今之学者不究仲景书中行文之例，竟说"却"为无义之副词，致使"宜先治水"的"茯苓甘草汤"成为用于"治水就是治厥"之方。这种曲为之释的注经，使文中"宜先治水"的"先"字自然也成为一个无义之副词，并使仲景先师谆谆告诫人们留心病机趋势的话"不尔，水渍入胃，必作利也"变得毫无意义。我们知道，这是不符合仲景著作原意的。仲景著作的特点是"文字精炼，经验可靠"，是不可能有什么废话的。

# 仲景书《伤寒论》析疑一则

张仲景著作在世流传一千八百年左右，和其他古书一样，亥豕鲁鱼者在所难免，必须以正确的校勘方法对其校正之，方能卒读，如，

白饮和服方寸匕

《伤寒论·辨阴阳易差后劳复病篇》说："大病差后，从腰以下有水气者，牡蛎泽泻散主之。牡蛎泽泻散方：牡蛎熬，泽泻，蜀漆暖水洗去腥，葶苈子熬，商陆根熬，海藻洗去咸，以上各等分。右七味，异捣，下筛为散，更于臼中治之，白饮和服方寸匕，日三服，小便利，止后服。"

**按** 根据吾人考证，所谓"白饮"者，即"白酒"也（见《对〈伤寒论讲义〉教材中的几点看法》一文），《仪礼》称之曰"醙"。《仪礼·聘礼》说："醙，黍，清，皆两壶。"郑玄注："醙，白酒也"，《玉篇·酉部》说："醙，使邹切，白酒，"《广韻·上声·四十四有》说："醙，白酒。"《说文，酉部》说："醴，一宿熟也，从酉，豊声，"段玉裁注："《周礼·酒正》郑玄注说：'醴，犹体也，成而汁滓相将，如今恬酒矣'，按："汁滓相将，盖如今江东人家之白酒"也。其必非"米汤"，亦非今日"蒸溜"之所谓白酒也。

《金匮要略·水气病篇》说："……沉则络脉虚，伏则小难便，虚难相搏，水走皮肤，即为水矣"。"沉"、"伏"言病机，乃谓邪热内伏不得宣散，致藏府阳气不化，水液渗溢而形成水气之病，《金匮要略·水气病篇》说："腰以下肿，当利其小便，"与牡蛎泽泻散利小便而散水气也。必以白饮和服者，白饮者，白酒也，以助速利小便也。《灵枢·经脉篇》说："饮酒者，卫气先行皮肤，先充络脉，络脉先盛，故卫气已平。"又《营卫生会篇》说："人饮酒，酒亦入胃，穀未熟而小便独先下，何也？岐伯答曰：酒者，熟穀之液也，其气悍以滑（原误为"清"，今据《针灸甲乙经》，《太素》改正），故后穀而入，先穀而液出焉。"方后陈元蔚有注："此方用散，不可作汤，以商陆煎服杀人。"此说来自于《金匮要略·果实菜穀禁忌并治篇》"商陆以水服杀人"一句，《本草纲目》卷十七上亦载"张仲景曰：'商陆以水服杀人'。"文稍有出入。少"煎"字。其说可作参考。

# 遍查《伤寒论》无“人葠”

《伤寒论·辨太阳病篇》说：“厚朴生姜甘草半夏人参汤方，厚朴半斤去皮炙，生姜半斤切，半夏半斤洗，人参一两，甘草二两炙，右五味，以水一斗，煮取三升，去滓，温服一升，日三服。”

**按** 此书卷三《释音》说：“人葠，下音参”。然遍查今本《伤寒论》诸方有人参者皆不作“人葠”，止作“人参”。考《说文·艸部》说：“蓡，人蓡，药艸，出上党，从艸，浸声”。《玉篇·艸部》说：“蓡，所金切，人蓡药，蔘，同上”。《广雅·释艸》说：“地精，人葠也”，《太平御览·药部八》引之则作“蓡，地精，人参也”。今本《广雅》“蓡”作“葠”、“参”作“蔘”。《广韻·下平声·二十一侵》以“蓡”为“蔘”之古文。《尔雅·释草》“苨，莀苨”下郝懿行义疏说：“今荠苨叶似杏葉，根如沙蓡，故名杏葉沙蓡”。长沙马王堆汉墓出土《五十二病方》熏痔杀虫有“苦浸”，则作“浸”。是古时药名“蓡”、“葠”、“蓡”、“浸”、“蔘”谐字者，今皆止用“参”字也。王念孙《广雅·释草》“葠”条下疏证说：“《神农本草》，云：“人参味甘，一名人衔，一名鬼盖，生上党山谷”，《御览》引《范子计然》云：“人参出上党，状类人者善”，又引《吴普本草》云：“人参一名土精，一名神草，一名黄参，一名血参，一名人微，一名王精，或生邯郸，三月生，叶小锐，核黑，茎有毛，根有头足手面目如人，是人参以形得名，土精，犹地情也，色黄，故又名黄参”，陶注《本草》云：“上党人参形长而黄，状如防风，多润实而甘；百济者，形细而坚白；高麗者，形大而虚软，并不及上党者。人参生一茎直上，四五相对生，花紫色，高麗人作谠曰：“三椏五叶，背阳向阴，欲来求我，椵树相寻，椵树阴广，则多生阴地也。人参之名，始著于纬书，《御览》引《春秋运斗枢》云：“摇光星散为人参，度江淮山渎之利，则摇光不明，人参不至”。又引《礼斗威仪》云：“乘大而王，有人参至”。则西汉时已贵重之，《潜夫论·思贤篇》云：“治疾当真人参，反得支罗服。当麦门冬，反得蒸穬麦”。人参、麦门冬，皆《本草》上品也。

# 《伤寒论》劳復与食復

《伤寒论·辨阴阳易差后劳复病篇》说："大病差后，劳復者，枳实栀子汤主之；若有宿食者，加大黄如博碁子大五六枚。"

**按** 《方言》卷三："瘼，瘦，病也，东齐海岱之间曰瘼，或曰瘦，曰瘧"，郭璞注："谓劳復也"。《广雅·释言》卷五下说："瘦，瘧也"，王念孙疏证："《方言》：'瘦，病也，东齐海岱之间曰瘦，秦曰湛'郭璞注云："復，谓劳瘦也"，《广韻》引《音谱》云："瘦，病重发也"，《玉篇》："瘧，復病也"。瘦、復、瘧、湛并通。《伤寒论》有大病差后劳復治法"。成无已《伤寒论·辨阴阳易差後劳復病篇》注说："病有劳復，有食復，伤寒新差，血气未平，余热未尽，早作劳动，病者名曰劳復，病热少愈，而强食之，热有所藏，因其穀气留搏，两阳相合而病者，名曰食復。劳復，则热气浮越，与枳实栀子豉汤以解之；食復，则胃有宿食，加大黄以下之"。伤寒差后更发热者，为余热未尽，治用小柴胡汤。差后腰以下肿者，为水溢下焦，治用牡蛎泽泻散，差后喜唾久不了了者，为胃上有寒，治用理中丸，差后虚羸少气而欲吐，为余热伤气而气逆，治用竹叶石膏汤，差后而日暮微烦，为人强与穀而脾胃气尚弱不能消穀，治用损穀则愈，差后渴欲饮水者，少少与饮之，令胃气和则愈。所谓"差"者，《方言》卷三："差，愈也，南楚病愈者谓之差"，钱绎笺疏："汉王疾瘉"，颜师古注："瘉，读与愈同。愈，差也。《公孙丑篇》"昔者疾，今日愈。"瘉与愈同。《众经音义》卷二、卷三、卷六、卷十七、卷二十二、卷二十三凡六引《方言》："差，愈也"，惟卷八引作'瘥'，《说文》：'瘥，瘉也'，《广雅》作"'瘥，……瘉也，瘥与差通'"。是"差"为"病愈"也。

# 论《金匮要略》一书的形成

张仲景在《伤寒杂病论集》中说："感往昔之沦丧，伤横夭之莫救，乃勤求古训，博采众方，撰用《素问》、《九卷》、《八十一难》、《阴阳大论》、《胎胪》、《药录》并平脉辨证，为《伤寒杂病论》合十六卷……"。是张仲景在大疫之后抱着"感往昔之沦丧，伤横夭之莫救"，的悲痛心情，发奋钻研古代医学理论知识，广泛采集各家医疗方法和治病经验，在自己医疗实践的基础上，写出了《伤寒杂病论》一书，将古医经、经方两家冶于一炉，创立了祖国医学理、法、方，药全备的辨证施治体系，其内容达十六卷之多。惜其书早已亡佚，早在北宋时期即已亡佚无传了！今所传《伤寒杂病论》一书较晚出，未可遽信为张仲景《伤寒杂病论》之原书也。

现在广泛流传的《伤寒论》和《金匮要略》两书，学术界一般公认为其确系张仲景著作，为《伤寒杂病论》的两个组成部分。然《伤寒杂病论》一书怎样成为现在流传的《伤寒论》和《金匮要略》两书的呢？过去有人认为是晋代王叔和所分，有人认为是宋代林亿等人所分。其实，《伤寒杂病论》分成《伤寒论》和《金匮要略》两书，既不是分自晋代王叔和，也不是分自宋代林亿等人，而是在它长期流传过程中逐渐地自然形成的。

众所周知，张仲景所写的《伤寒杂病论》，经过数十年后，在晋代，王叔和对其"伤寒"部分进行了整理，从而出现了《伤寒论》一书的流传。

到唐代，孙思邈《千金翼方》"卷九"、"卷十"两卷中所论述的"伤寒"，以"方证同条，比类相附"的方式，全载今本《伤寒论》中从"痉湿暍病"到"阴阳易差后劳复食复病"的内容，且明谓这是对张仲景《伤寒大论》"鸠集要妙，以为其方"而"用之多验"的。这里所谓的《伤寒大论》，就是王叔和整理的《伤寒论》之书。然而在王焘所撰的《外台秘要》一书里，所引现在流传的《伤寒论》和《金匮要略》两书的内容，却概称引自《伤寒论》。王焘《外台秘要》所谓的《伤寒论》一书，是既包括有今本《伤寒论》的内容，又包括有今本《金匮要略》的内容。说明了这个所谓《伤寒论》，实是《伤寒杂病论》书名的简称。从而也表明了在唐代时，王叔和整理的《伤寒论》和张仲景原著的《伤寒杂病论》二书在同时流传。

迨至北宋仁宗之朝，林亿、孙奇、高保衡等奉敕校正医书时，王叔和整理的《伤寒论》继续在流传，而张仲景所著《伤寒杂病论》原书则早已亡佚而无传本了，故林亿等谓"张仲景为《伤寒杂病论》合十六卷，今世但传《伤寒论》十卷，杂病未见其书"也。

根据林亿等《金匮要略方论序》载："翰林学士王洙在馆阁日于蠹简中得仲景《金匮玉函要略方》三卷，上则辨伤寒，中则论杂病，下则载其方并疗妇人，乃録而传之士流才数家耳。尝以对方证对者施之于人，其效若神。然而或有证而无方，或有方而无证，救疾治病，其有未备，国家诏儒臣校正医书，臣奇先校定《伤寒论》，次校定《金匮玉函经》，今又校成此书，仍以逐方次于证候之下，使仓卒之际便于检用也；又采散在诸家之方，附于逐篇之末，以广其法。以其“伤寒”文多节略，故断自“杂病”以下终于“饮食禁忌”，凡二十五篇，除重复合二百六十二方，勒成上、中、下三卷，依旧名曰《金匮方论》。”表明了宋翰林学士王洙在蠹简中发现的《金匮玉函要略方》，“上则辨伤寒，中则论杂病，下则载其方并疗妇人”，一共只有三卷，显然不是张仲景所写十六卷本的《伤寒杂病论》原本，而是唐、宋间人对张仲景《伤寒杂病论》的内容进行了不少删削而摘录其自己认为的重要部分编为上、中、下三卷，是《伤寒杂病论》的一个删节本，故将其名更之曰《金匮玉函要略方》。从其书更名曰《金匮玉函要略方》，也可看出是《伤寒杂病论》的删节本，所谓“金匮玉函”者，乃“珍贵”、“宝贵”，“贵重”“保慎”之意，犹《新书·胎教》所谓“书之玉版，藏之金匮”也。所谓“要略”者，西汉刘安所著《淮南子》书末有《要略》一篇，乃分别概述《淮南子》书中《原道训》、《俶真训》、《天文训》、《地形训》等二十篇内容的主旨，故东汉许慎注其篇名《要略》说；“略数其要，明其新指，字其微妙、论其大体”也。要，略也；略，要也。“要”，“略”二字义可互训也。然此文“要略”者，乃谓其是医学精要中之最精要者。同时，我们也确实发现了一些现在流传的《伤寒论》和《金匮要略》两书所未记载的张仲景著作的遗文，如《备急千金要方》卷二十六第一载：“仲景曰；人体平和，惟须好将养，勿妄服药。药势偏有所助，令人藏气不平，易受外患”，《外台秘要·疗疟方》载：“张仲景《伤寒论》辨疟病……疟岁岁发至三岁发，连日发不解者，以胁下有痞也。疗之不得攻其痞，但虚其津液，先其时发汗，其服汤已，先小寒者，渐引衣自覆，汗出小便利则愈。疟者，病人形瘦，皮上必粟起”，等等均是。这就足证王洙于蠹简中发现的《金匮玉函要略方》一书乃后人对张仲景《伤寒杂病论》的删节本。林亿等在校正此书时，以其书中伤寒之文甚为简略，且另有《伤寒论》一书在行世，故删其上卷，而将其下卷所载之方，又逐方次于证候之下，仍分上，中，下三卷，依旧名曰《金匮方论》。这就是现在流传的所谓《金匮要略方论》、《新编金匮要略方论》、《金匮玉函要略方》以及简称为《金匮要略》等本的来源。

据上所述，现在流传的《金匮要略》一书，是现在流传的《伤寒论》一书的姐妹篇，是张仲景《伤寒杂病论》中的“杂病部分”，也是祖国医学的经典著作之一。它汇粹了后汉及其以前的医学知识，整理了后汉及其以前的医疗经验，以阴阳五行、藏府经络、营卫气血以及六淫、七情等学说为基础，以病名为纲，创造性地发展了具有整体观念的辨证施治的祖国医学理论，而为祖国医学说明着病因病机、诊断、预防和治疗方法。它是一部理论结合实际的医学专著，第一篇为总则，第二篇至第十七篇为内科病，第十八篇为外科病，第十九篇为琐碎病（暂如此称之），第二十至二十二篇为妇产科病，第二十三篇为杂疗方，第二十四至第二十五篇为饮食禁忌。其中包括痉病、湿痹、中暍、百合病、狐蜮、阴阳毒、疟疾、中风、历节、血痹、虚劳、肺痿、肺痈，肺胀，胸痹、心痛、短气、奔豚气、腹满、寒疝、宿食、五藏风寒、肝著、肾著、脾约、三焦病、大肠病、小肠病、积聚、癫狂、痰饮，咳嗽、消渴、小便利、淋病、水气病、黄疸病、惊悸、出血、瘀血病、呕吐、哕证、下利（泄泻、痢疾）、创伤、痈疡、肠痈、浸淫疮、趺蹶、手指臂肿、转筋、阴狐疝、蚘虫病、尸厥、客忤和妇人胎前诸疾、产后诸疾、妇科杂病等数十种病症及其辨证治疗以及溺死、缢死的解救方法。它在以辨证施治为特点的祖国医学里，又具有“分类简明、辨证切要、文字质朴、经验可靠”的优点，所以它一千七百年来一直是在指导着中医临床工作的实践，它实为中医治疗内、妇、外科疾病的一部宝贵典籍，因而它也就是我们每个修习中医和研究祖国医学的一部必读之书。

# 《金匮要略》“消渴小便利淋病脉证并治第十三篇”之我见

《金匮要略》是祖国医学的四大经典著作之一，也是我们每个中医必须温习的一门课程。然《金匮要略》著作于距今一千七百余年的后汉时代，内容错简和脱落在所难免，我们怎样把它很好地研究而不至于主观臆度呢？我认为：必须用唯物史观的方法，才有可能得出一个比较接近正确的认识，其他的任何望文生义的方法都不可能研究成功。根据马克思列宁主义者的观点，世界上的一切事物总是发展的，因而文化艺术（包括语言、文学）在某一时期内就有某一时期的特点。《全匮要略》一书，既是后汉时代的产物，那么，运用汉代及其前后不远时期的文献来研究它、证实它，必然要显得比较可靠些。根据“百家争鸣”的精神，我对《金匮要略》书中“消渴小便利淋病脉证并治第十三篇”提出个人的看法来和同道们商讨。

“消渴小便利淋病脉证并治第十三”这一篇的内容包括三种病，就是消渴、小便利和淋病。这三种病有时单一出现，有时相兼并现，如：文蛤散证等是消渴病独现，蒲灰散证等是淋病独现，肾气丸证是消渴、小便利二病并现，五苓散证等是消渴、淋病二病并现。因为如此，《金匮要略》才将这三种病合为一篇。有些《金匮》注家见到篇中没有小便利病的专证专方而有小便不利之文，就不加研究而贸然地把篇题中小便利名中加一个“不”字，改为“小便不利”，这是非常不妥当的。因为这样作，可以模糊本篇三种疾病的真相，可以贬低本篇在临床上的真实价值。有些人不是已经喊叫本篇文蛤散证、五苓散证、猪苓汤证、括蒌瞿麦丸证等“非为”真消渴、淋病是“有论无方”吗？其实，本篇的篇题并没有错。根据比较可靠的《金匮》版本——即所谓徐镕本，它里面就是作的这样一个篇题。同时，《金匮》赵开美本的本篇也是作的同样的篇题。另外，晋代王叔和《脉经》载此也没有这个“不”字，是作“平消渴小便利淋脉证第七”。《金鑑》本亦作“小便利”。因此，这一篇的篇题没有错讹，是勿庸置疑的。

本篇所论述的一般消渴证的主要特点，是在于“善消而大渴”，不在小便的多少。篇中肾气丸证言渴小便反多，五苓散证、猪苓汤证、括蒌瞿麦丸证言渴而小便不利，文蛤散证、白虎加入参汤证言渴而不及小便，这有力地表明了本篇所论述的一般消渴病证的主要征候并不关于小便之多。当然，消渴病也有尿多现象的，如本篇第四节里说：“男子消渴，小便反多，以饮一斗，小便一斗……”，素问气厥论里说：“心移寒于肺，肺消。肺消者，饮一溲二……”，但这前者只是肾气丸证的“男子消渴”，后者只是死不治的“肺消”，它绝不能代表所有消渴病证的小便现象。然有的金匮注家认为消渴病一定要小便多，认为消渴病的主征是“善渴而多尿”，这种理解是不全面的。

至于病渴而又小便利多者，这不是消渴之病，而是《巢氏病源》、《千金要方》、《外台秘要》等书所记载的“随饮、小便是也”的“渴利”病证。

本篇所载小便利一病，除与消渴并现的肾气丸证之外，别无专文论述，这可能是本篇内容有所脱落之故。但是，绝对不能因此就把"小便利"中加一个"不"字，改为小便不利，也不能因此就认定小便利不是一个病。《巢氏病源》一书中载有"内消候"和"小便利多候"它说："内消病者，不渴而小便多是也"（见卷五"内消候"），"小便利多者，由膀胱虚寒……不能温其藏，故小便白而多"（见卷十四"小便利多候"）等等，这充分地证明了小便利一病的确实存在。

本篇所载淋病包括小便不利，小便不利也包括淋病。篇中第八节—第十二节的排列及其内容的论述，清楚地表明了这一点。特别是第十二节，更有力地说明着篇中淋病和小便不利的关系。第十二节说："小便不利者，蒲灰散主之，滑石白鱼散、茯苓戎盐汤并主之。"本节证状只说"小便不利"，其方却可以治淋病，《神农本草经》载滑石主癃闭利小便，髮主五癃关格不通利小便水道，这就说明了本篇淋病和小便不利的密切关系，足为本篇淋病包括小便不利、小便不利包括淋病的有力证明；另外，中国医学大辞典也收本节各方和括蒌瞿麦丸等方于淋病条下。因此，说本篇淋病有论无方是没有根据的。

在祖国医学的经典著作里，"淋"，又作"癃"。淋字和癃字，在古代是同声通用的。黄帝内经和神农本草经用癃多而用淋少，至后汉张仲景的著作——《伤寒论》和《金匮要略》尽用淋而未用癃，这可能是汉代因避汉殇帝名"隆"的所谓"御讳"，而单用淋字并形成习惯称"淋"所使然。《神农本草经》说：贝母主淋瀝邪气（见卷二），白鲜主淋瀝（同上），车前子主气癃（见卷一），斑苗破石癃（见卷三），马刀破石淋（见卷三），石胆主石淋（见卷一），石龙子主五癃邪结破石淋（见卷二），桑螵蛸通五淋（见卷一），冬葵子主五癃（同贯），燕屎破五癃（见卷二），豚卵主五癃（见卷三），贝子主五癃（同上），瞿麦主关格诸癃结（见卷二），髮髲主五癃关格不通（卷一），石韦主五癃闭不通（见卷二），滑石主癃闭（见卷一），石龙刍主淋闭（同上），《黄帝内经》说："有癃者，一日数十溲"（见《素问·奇病论》），"膀胱不利为癃"（见《素问·宣明五气》），"胞移热于膀胱，则癃溺血"（见《素问·气厥论》），"三焦者……入络膀胱，约下焦，实则闭癃"（见《灵枢·本输》），"是主肝所生病者……闭癃"（见《灵枢·经脉》篇）。"涸流之纪，其病癃閟"（见《素问·五常政大论》），"民病……癃閟"（见《素问·六元正纪大论》），"……小便黄赤，甚则淋"（同上），"热至则……淋閟之病生矣"（同上）；《金匮要略》说："热在下焦者，则尿血，亦令淋秘不通"（见五藏风寒积聚病篇第十九节），"淋之为病，小便如粟状……"（见本篇第八节）。这些就是淋、癃二字在古医书上互用的明证。从《金匮要略》"呕吐哕下利病"篇的"下利"包括连续大便而排出胶粘物的所谓"痢疾"和连续大便而排出水样便的所谓"泻泄"来看，本篇的淋病，包括"小便不通"和"小便濇痛"以及"小便不畅"等，也是一种自然的现象。有些《金匮》注家硬说本篇淋病有论无方，硬把本篇篇题中小便利的利字上面加个"不"字改为小便不利，而把小便不利和淋病对立起来，抹煞小便利一病，这是非常不恰当的。

马克思列宁主义者说，研究任何一个东西或者任何一件事情，都必须按照它自己的本来面貌去认识它，不能用也不应该用任何主观意图去掩盖它或者改变它的真正面貌。当然，研读古书也必须是这样。本文本篇篇题及内容——消渴、小便利、淋等三种病的记述，一反历代金匮注家的看法而提出了个人见解，其中可能也有很多谬误之处，尚希望同道们予以指正！

# 我对《金匮要略》“妇人怀娠腹中㽲痛当归芍药散主之”一条的见解

《金匮要略》妇人妊娠病篇第5条：“妇人怀娠，腹中㽲痛，当归芍药散主之。当归芍药散方：当归三两，芍药一斤，川芎三两，茯苓四两，泽泻半斤，白术四两。右六味，杵为散，取方寸匕，酒和，日三服。”

本条腹中㽲痛之证，在临床表现上究竟是怎样的一种腹中㽲痛，在历代《金匮》注家的解释中从来就有着各种不同的见解。例如：

（1）《医宗金鉴》说：“妊娠腹中急痛用此方，未详其义”，又注产后腹中㽲痛说：“产后腹中暴然急痛……”；

（2）《金匮要略语译》说：“孕妇腹中绞痛……可与当归芍药散……”，又说：“……362条（笔者按：即指本条）的㽲痛，应读成绞字的音，《广韻》云：腹中急痛也，因为那里是实证，所以痛而剧”；

（3）《金匮要略论注》说：“㽲痛者，绵绵而痛，不若寒疝之绞痛，血气之刺痛也”。又注产后腹中㽲痛说：“㽲痛者，缓缓痛也”；

（4）《金匮要略今释》说：“㽲痛之㽲即疝字，训为腹中急则知其证为挛急而痛”。

然这些解说究竟谁是谁非呢？根据我个人的看法，我是不同意前二者的见解而又认为后二者的见解也各不全面。现在试就下面几点来讨论这个问题。

一、从“㽲”字上看。考：㽲，字同疝。《说文·疒部》：“疝，腹中急也，从疒，丩声”。是㽲训为腹中急。急者，缓之对，即不舒缓的意思，如《素问》六元正纪大论篇厥阴之至的“里急”、《伤寒论》太阳病篇第20条的“微急”、第29条的“挛急”、《金匮要略》血痹虚劳病篇第15条的“拘急”、胸痹心痛短气病篇第7条的“缓急”等均是。《说文》于㽲字只训为腹中急而不训痛，是㽲字不得作为痛字理解甚为瞭然，惟于痛字速读，始可训为腹中急痛。《广韻》、《集韻》于㽲之一字即认为“腹中急痛”或者“小痛”是不大妥当的，而吴谦等又以急痛为暴然大痛更属不当之至。

《尔雅·释诂》：“咎……病也”，郝懿行义疏说：“咎通作皋，皋陶古作咎繇。皋有缓义……亦人之病”，段玉裁《说文解字注》疝字条下说：“咎盖疝之古文假借字”，疝同㽲。是皋、咎、疝、㽲四字互通。皋有缓义，本节㽲与痛字连用而作腹中㽲痛，其自当是腹中缓痛似无疑义。所谓缓痛，缓乃如上所引胸痹心痛短气病篇第7条“缓急”之缓，殆即谓腹中缓急而痛也。

二、从“腹中㽲痛”句上看。腹中㽲痛这句话，在《金匮要略》书中凡两见：一见于本条，另一则见于妇人产后病篇第4条。妇人产后病篇第4条说：“产后腹中㽲痛，当归生姜羊肉汤主方，并治腹中寒疝虚劳不足”。当归生姜羊肉汤是一个温补方剂，又“并治……虚劳不足”，按照祖国医学的观点，虚证的腹痛，一般都不剧烈，都是痛势攸攸、绵绵不断的隐痛，且其方“并治腹中寒疝”，而寒疝一病的腹中痛，虽然有大乌头煎证的剧烈疼痛，但是当归生姜羊肉汤证的寒疝腹痛并不见得剧烈，《金匮要略》腹满寒疝宿食病篇第18条说：“寒疝腹中痛及胁痛里急者，当归生姜羊肉汤主之”，《外台秘要》卷七寒疝腹痛方引此条作“仲景伤寒论……疗寒疝腹中痛引胁痛及腹里急者，当归生姜羊肉汤主之”。由此，也可以见本条的腹中疞痛，训为腹中急痛是不错的。“腹中急痛”之句，在张仲景著作里，见于《伤寒论》太阳病篇第100条：“伤寒，阳脉濇，阴脉弦，法当腹中急痛，先与小建中汤，不差者，与小柴胡汤主之”。其腹中急痛之证，并不是腹中急剧绞痛，这可以从小建中汤方的主治病证中看出。《金匮要略》血痹虚劳病篇第13条：“虚劳，里急，悸，衄，腹中痛，梦失精，四肢痠痛，手足烦热，咽干口燥，小建中汤主之”，说明其腹中急痛，就是说的腹里拘急而微痛。至于小柴胡汤，原方并不主治腹中痛，惟《伤寒论》太阳病篇第96条载小柴胡汤方有“若腹中痛者，去黄芩加芍药三两”一法，是小柴胡汤之治腹中痛，惟赖于“加芍药三两”。然芍药为物，在医疗作用上并不能治疗腹中的急剧疼痛，这在下面还将谈到。

三、从“当归芍药散”方药上看。本条“腹中疞痛”方证，治以“当归芍药散”之方。其当归芍药散方，为当归、芍药、川芎、茯苓、泽泻、白术等六味药物组成。当归、川芎、茯苓、泽泻、白术等五药，《神农本草经》俱不云主治腹痛，惟载“芍药味苦平，主邪气腹痛，除血痹”，在张仲景著作里，于腹痛则每加芍药，如《伤寒论》太阳病篇第96条小柴胡汤证、太阴病篇第279条桂枝加芍药汤证、少阴病篇第317条通脉四逆汤证、《金匮要略》水气病篇第23条防已黄芪汤证等，且本方芍药的份量重用到一斤，较他药多数倍，与小建中汤方用芍药同趣，显像其为治疗本条腹中疞痛的首要药物。然芍药是否能够治疗腹中急剧绞痛呢？我认为它不可能。《伤寒论》太阴病篇第279条说：“本太阳病，医反下方，因尔腹满时痛者，属太阴也，桂枝加芍药汤主之；大实痛者，桂枝加大黄汤主之”。太阴病的“大实痛”，是较剧烈的一种腹中疼痛，芍药只能愈“腹满时痛”的不太剧烈的腹中疼痛而对太阴“大实痛”的腹中剧痛则无能为力，所以必加入“大黄”才能奏功。如果芍药有治疗腹中剧痛的作用的话，那么，何必偏要来一个“大实痛者，桂枝加大黄汤主方”而加入大黄不加芍药了呢？

再根据本条当归芍药散，以当归、芍药名方，治疗其腹中疞痛，自当是当归、芍药二味为主要药物。芍药治疗腹中痛的作用已如上述，而当归为主治疗腹中痛，在《金匮要略》一书里，除本条不算、当归生姜羊肉汤证已见前述外，再证之产后病篇附方，“千金内补当归建中汤，治妇人产后虚羸不足，腹中刺痛不止，吸吸少气，或苦少腹中急摩痛行腰背……”在《备急千金要方》卷三妇人方中心腹痛第四原文作：“内补当归建中汤，治产后虚羸不足，腹中疞痛不止，吸吸少气，或苦小腹拘急痛引腰背……”说明当归只治腹中拘急疼痛。再说，当归建中汤方中还有“重至六两的芍药”在起着作用。至于其他药物，正如徐彬所说：“……苓、术扶脾，泽泻泻其有余之旧水，芎藭畅其欲遂之血气”，以佐芍药、当归之止腹中疞痛而收更大更快之效用，并不是他们自己能够直接治疗腹中疞痛之病证。

综合以上所述，本条腹中疞痛决不是腹中剧烈绞痛。仲景对较剧烈的腹中疼痛，于桂枝加大黄证则曰“大实痛”、于大建中汤证则曰“痛而不可触近”，于大乌头煎证则曰“寒疝绕脐痛苦，发则白汗出”，均不曰腹中疞痛。因此，本条的腹中疞痛之证，我认为是一种腹中拘急性的缓缓而痛，说得更具体一点，就是其证在性质上是拘急而痛，在情势上是缓缓而痛。当然，这只是我个人的看法，是否有当，尚有待于先进同道们教之！

# 我对“甘草粉蜜汤”中是什么“粉”的看法

《金匮要略》一书里“甘草粉蜜汤”方中的“粉”究竟是什么，自明代赵良衍义以来，一直就存在着两种不同的意见，即：一种意见认为是“米粉”，另一种意见认为是“铅粉”（又叫“胡粉”）。这两种不同意见曾在1958年的《中医杂志》上发生过激烈的争论，但可惜没有得到争论的结果而问题仍然存在，这严重的影响我们的继承和教学工作。我在最近的工作中有感于斯，愿在这里就此问题提出一些自己的看法，来和同志们共同研讨。

这两种不同意见在争论中，公说公有理，婆说婆有理，相持不下。但张仲景在“甘草粉蜜汤”中所说的“粉”总只是一种，是米粉就不会是铅粉，是铅粉就不会是米粉，绝对不会像颜师古注《急就篇》“芬黛脂粉膏泽筩”句那样“粉，谓铅粉及米粉”两种同时存在。因为甘草粉蜜汤是在治疗一定证候的具体疾病，和妆饰有所不同。

既然甘草粉蜜汤方中的粉只能是一种，那么，这两种不同意见中，尽管都在拼命的坚持自己的意见，但毕竟总有一种是不正确的。写到这里，使我想起了《列子·说符》中的一个故事：“昔齐人有欲金者，清旦衣冠而之市，适鬻金者之所，因攫其金而去，吏捕得之问曰：人皆在焉，子攫人之金何？对曰：取金之时，不见人，徒见金”，《淮南子·氾论训》评其为“志所欲则忘其为”。我们在研究甘草粉蜜汤中“粉”的时候，不能光遂其“志所欲”的干，而把非“志所欲”的东西排斥在一边，应该根据甘草粉蜜汤的方证全面研究，根据《金匮要略》全面研究，否则，就会形成“忘其为”矣，这是值得注意的。

我认为，讨论任何一个问题，都必须多拿材料出来作为证据，说服对方，否则，空口无凭，尽管你说得怎样怎样，说空话总是无济于事的。

现在我拟从甘草粉蜜汤方证中，从《金匮要略》和《伤寒论》中，及从其相距不远时期的文献中，对甘草粉蜜汤方中的“粉”来加以讨论。为了讨论方便起见，还是将《金匮要略》的本条原文抄录在下面：

“蚘虫之为病，令人吐涎，心痛发作有时，毒药不止，甘草粉蜜汤主之。

甘草粉蜜汤方：

甘草二两　　粉一两　　蜜四两

右三味，以水三升，先煮甘草取二升，去滓，内粉、蜜，搅令和，煎如薄粥，温服一升，差即止。”

本方的粉，我个人认为只能是米粉，而绝对不是铅粉。

1.《释名·释首饰》：“粉，分也，研米使分散也”，《说文·米部》：“粉，傅面者也，从米，分声”，徐锴：“《周礼》馈食有粉餈，米粉也，古傅面亦用米粉，故《齐民要术》有傅面英粉，渍粉（疑为“米”字之误——笔者）为之也”，段玉裁：“许所谓傅面者，凡外曰面，《周礼》傅于饵餈之上者是也”，朱骏声：“米末谓之粉……傅于饵餈之上，亦所谓傅面歟。”《金匮玉函要略辑义》说“古单称粉者，米粉也”的话，是有根据的，《释名·释首饰》：“粉，分也，研米使分散也，胡粉，胡，糊也，脂和以涂面也”，《外台秘要卷三》引《备急》疗劳复方：“以粉三升，以煖饮和服，厚覆取汗；又以水和胡粉少许服之，亦佳”。粉与胡粉别方为二，可证。

2. 本方在《备急千金要方》、《千金翼方》和《外台秘要》的蚘虫门中俱不载，而载在解毒门中。且看三书是怎样记载的：

(1)《备急千金要方卷二十四》解鸩毒及一切药毒不止烦懑方：

甘草　蜜各四分　粱米粉一升

右三味，以水五升，煮甘草取二升，去滓，歇大热，内粉汤中，搅令匀调，内白蜜更煎，令熟如薄粥，适寒温，饮一升，佳。

(2)《千金翼方卷二十》药毒不止解烦方：

甘草二两　粱米粉一升　蜜四两

右三味，以水三升，煮甘草取二升，去滓，歇大热，内粉湯中，搅令调，内白蜜煎，令熟如薄粥，适寒温，饮一升。

(3)《外台秘要卷三十一》引《千金翼》疗药毒不止解烦闷方：

甘草二两炙切　白粱粉一升　蜜四两

右三味，以水三升，煮甘草取二升，去滓，内粉汤中，搅令调，下蜜，煎令熟薄粥，适寒温，饮一升。

上列三方，均作“粱米粉”或“白粱粉”，是本方之粉为米粉无疑，且本方明谓用于“毒药不止”，自当不是杀虫之剂，而为一和胃解毒之方。考古方多有用米粉解毒者，如：

(1)《肘后备急方卷五》治中酖毒已死方：

粉三合，水三升，和饮之。口噤，以竹管强开灌之。

(2)《千金翼方卷二十》一切诸毒方：

甘草三两　粱米粉一合　蜜半两

右一味，以水五升，煮取二升，内粉一合，更煎，又内蜜半两，服七合，须臾更服方。

(3)《外台秘要卷三十一》疗一切诸药毒方：

甘草三两炙，以水五升，煮取二升，内粉一合，更煎三两沸，内蜜半两，分服，以定止。

根据以上各方所述，表明了本方有缓解一切药毒之效，因此，我认为本条“毒药”二字，包括能够毒杀蚘虫的各种毒药在内。如谓系指铅粉以外的毒药，不知其根据何在，这只是一种“想当然”之理，是不能令人信服的。

3. 本条方后有“煎如薄粥”之句，亦可证明本方之粉是米粉。有谓“如薄粥，并不等于是粥。的确，有一“如”字，我也认为它不等于就是粥，但我们怎样理解它呢？我想还是先考证一下“粥”是什么东西吧。徐灏笺《说文解字注》说：“……粥，本有鬻字，惟鬻字艰于书写，故以鬻代，又省为粥耳”，《说文·鬲部》：“鬻，鬻也”，《尔雅·释言》：“鬻，糜也，”《说文·米部》：糜，糁也，”段玉裁注：“以米和羹谓之糁，专用米粒为之谓之糁，糜亦为鬻，”《广雅·释嚣》：“糜，糈也”，王念孙疏证：“糈之言屑屑也，

《玉篇》：‘糏，碎米也’”，《释名·释饮食》：“糜，煮米使糜烂也；粥，濯（段注《说文》引此作“淖”——笔者）于糜粥粥然也”，说明粥是用米加水在鼎中煮得糜烂而成。换言之，即米煮主糜烂致水亦膠黏如糊者为粥。只有米粉之性恋滞，加水煮熟即成糊状而如薄粥，惟其如糊状而无糜烂之糏，似粥而非粥，故仲景说“煎如薄粥”。

4. 本草谓米味甘益气，本方用米粉补中和胃，缓解药毒，可长服久服，直到毒解为止。如果认为方后“仲景说‘差即止’”这三字大可体味，仲景只有使用毒性药时才有郑重提出，比如用乌头是。倘然是米粉，决不如此写法，因为‘即止’二字是非常有力的笔调”、“‘差即止’”三字，是说明本方乃有毒之剂，中病即止”而为仲景“谆谆告诫之语”的话，这是和仲景原意有出入的。考张仲景用乌头数方，确实慎重得很，总是教人从少量服起，视服后效果逐渐增加，在“乌头汤”方后说“服七合，不知，尽服之”，在“赤石脂丸”方后说“先食饮一丸，日三服，不知，稍加服”，在“赤丸”方后说“先食酒饮下三丸，日再、夜一服，不知，稍增之”，在“大乌头煎”方后说“强人服七合，弱人服五合，不差，明日更服，不可一日再服”，在“乌头桂枝汤”方后说“初服二合，不知，即服三合，又不知，复加至五合”，并没有“差即止”这样的语气。《广雅·释言》：“则，即也”，《经传释词卷八》：“则与即古同声而通用”。我认为“差即止”的“即”字，作“则”字读，“差即止”三字，是意味着这个病服用这个方“差，则止，不差，则更作服”，和《备急千金要方卷二十一》中“栝楼粉治大渴秘方”的“取差止”、《外台秘要卷三十一》中“疗一切诸药毒方”的“以定止”同义，一直服到病愈为止。

“差即止”这个词句，在《备急千金要方卷十五》中曾用过。它说：“治积久三十年常下痢神方：赤松皮，去上苍皮，切一斗为散，麵粥和一升服之，曰三，差即止，不过服一斗永差。三十年痢服之，百日差”。难道此方也是“有毒之剂”，而方后“差即止”三字也是孙思邈“谆谆告诫”的话吗？

至于仲景对人谆谆告诫之语，倒是在“桂枝汤”方后说过“若一服汗出病差，停后服，不必尽剂”的话，但桂枝汤并不是“有毒之剂”，“百合地黄汤”方后也说：“中病，勿更服”，而百合地黄汤更不是什么“有毒之剂”。其实，无论是什么东西，只要是用于治病，就成为药物，药物终究是药物，决不能当干饭用，一辈子吃下去。在达到它的治病目的以后，当然没有必要再继续服用下去了。

五、张仲景用粉治病共有四方，即温粉方、猪肤汤、蛇床子散和本方。我在《从粉的历史谈到张仲景用粉的药治作用》一文里，曾作过详细讨论，这里想只再谈一下“温粉方”。《伤寒论·太阳篇》大青龙汤证，服大青龙汤后“汗出多者，温粉粉之”，《伤寒论集成》注：“温粉者，熬温之米粉也，同温针温汤之温”。是方中单称粉而与本方同。用于止汗，当然只有山田正珍所说之“米粉”，而不会是铅粉。用米粉止汗，在古代方书里是屡见不鲜的，如：

（1）《外台秘要卷四》引《小品》疗黄疸身目皆黄，皮肤麴塵出，三物茵陈蒿汤方：

茵陈蒿一把　　栀子二十四枚　　石膏一斤　　千金加大黄三两

右三味，以水八升，煮取二升半，去滓，以猛火烧石膏，令正赤，投汤中沸定取清汁，适寒温，服一升，自覆令汗出周身遍，以温粉粉之则愈。

(2)《备急千金要方卷五》:

①治少小头汗，二物茯苓粉散方：

茯苓　牡蛎各四两

右治，下筛，以粉八两，合捣为散，有热辄以粉，汗即自止。

②治少小盗汗，三物黄连粉方：

黄连　牡蛎　贝母各十八铢

右以粉一升，合捣，下筛，以粉身，良。

(3)《备急千金要方卷十》治盗汗及汗无时……方：

麻黄根　牡蛎　雷丸各三两　干姜

甘草各一两　米粉二升

右六味，治，下筛，随汗处粉之。

(4)《外台秘要卷十三》盗汗方：

①止汗粉方：

麻黄根　牡蛎粉　败扇灰　栝楼各三两

白术二两　米粉三升

右六味，捣诸药，下筛为散，和粉搅令调，以生绢袋盛，用粉身体，日三两度……汗即渐止。

②《古今录验》疗盗汗，麻黄散方：

麻黄根三分　故扇烧屑一分

右二味，捣下筛……又以干姜三分、粉三分，捣合，以粉粉之，大善。

六、我们阅读任何一种古书都首先要忠实它，认识它，并进而发扬它或批判它，因此，首要的任务就只能是暴露它自己的本来面貌。用别的东西来掩盖或改变它的原意，是不应该的。《本草经集注》和《备急千金要方》都明谓“铅粉”是一种“不宜入汤酒”的药物，本方是一个汤剂，方中的“粉”怎么会是铅粉而不是米粉呢?

铅粉，本草均谓其“杀三虫”，能治疗蚘虫病，这是事实。谁也不能否定它的这种作用。但它和本方之粉，究竟还是两回事，应该予以肯定。在临床上，遇到体实而蚘虫严重需要杀蚘的情况下，固然以铅粉毒蚘为治，然当患者已经服药中毒之后，还是要以本方（用米粉）取法的。

这是我的几点看法，特写出以就正于知者。

# 《金匮要略》析疑三则

《金匮要略》一书，是后汉张仲景所著《伤寒杂病论》的杂病部分。它论述了内妇等科各种疾病的病因，诊断和治疗。它和《伤寒论》一样，理、法、方、药全备，理论结合实际，辨证施治原则贯串于全书的始终。它在内容的叙述上，对疾病“分类简明，辨证切要”，实为中医治疗内、妇等科疾病的宝贵典籍。然它写成于一千七百年以前，文字比较简奥，内容脱误甚多，令人难以卒读，故历代注释《金匮要略》者辈出，而对《金匮要略》之义颇多阐发，但也见到其中注释对《金匮要略》的内容，望文生义者有之，随文敷衍者有之，牵强附会者有之，妄改原文者有之。现在将我读《金匮要略》中的几个问题写在这里，和《金匮要略》的爱好者共同研讨。

一、《血痹虚劳病脉证并治第六》说：“脉弦而大，弦则为减，大则为芤，减则为寒，芤则为虚，虚寒相搏，此名为革。妇人则半产漏下，男子则亡血失精。”

本节亦见于本书《惊悸吐衄下血胸满瘀血病脉证治第十六》、《妇人杂病脉证并治第二十二》和《伤寒论・辨脉法第一》等篇。其中“弦则为减”、“减则为寒”的两个“减”字，注家均作为“减少”、“减损”讲。如尤怡说；“脉弦者，阳不足，故为减寒”（见《金匮要略心典》。陈念祖说：“弦则为阳微而递减……减则阳不自振为诸寒”（见《金匮要略浅注》）。吴谦等说：“弦则为劲，减其中取之劲，外急象也”（见《医宗金鉴》），等等。

**按** 这里诸家注释虽各异，然对本节“弦则为减”、“减则为寒”的两个“减”字释之以“减少”之义则相同，但这是与本节原意不相合的。本节原意，是以“弦”、“大”二脉以形容“革”脉的形状，又以“弦则为减，大则为芤，减则为寒，芤则为虚”等四句阐明“弦”、“大”之义，并进一步阐明“革”脉形状及其病变机理。然这“弦则为减，大则为芤，减则为寒，芤则为虚”四句，是一种对偶性文句，其“弦则为减”、“大则为芤”二句相对为文，“减则为寒”、“芤则为虚”二句相对为文。这里“芤”字，是一个脉象名词，如把“减”字释为“减少”之“减”，就成了一个量动词而与文理不顺了。

《伤寒论・辨脉法第一》说：“脉浮而紧者，名曰弦也。弦者，状如弓弦，按之不移也；脉紧者，如转索无常也。”说明“弦”、“紧”二脉劲急相类，惟“弦”脉“状如弓弦、按之不移”，而“紧”脉则“按之如转索”，左右弹也。据此，本节“减”字，当为“紧”之借字。“紧”、“减”一声之转，故本节“紧”字借作“减”。所谓“弦则为减”者，即“弦则为紧”也；所谓“减则为寒”者，即“紧则为寒也”。

本书《腹满寒疝宿食病脉证治第十》说：“胁下偏痛（此下原衍‘发热’二字，今删），其脉紧弦，此寒也”。是“弦”、“紧”二脉均主寒。且该篇还说：“寒疝绕脐痛，若发则白汗（原误为“白津”，今改正）出，手足厥冷，其脉沉紧者，大乌头煎主之”。

而《外台秘要·寒疝腹痛方门》引此文“沉紧”作“沉弦”，脉象弦急如转索即为“紧”脉、故本节说：“弦则为紧”。寒邪伤人可见紧脉，紧脉每见于寒邪，故《伤寒论·平脉法第二》说：“诸紧为寒”，而本节说：“紧则为寒”。关于“紧则为寒”之句，在本书和《伤寒论》中是屡见不鲜的。如本书《中风历节病脉证并治第五》说：“寸口脉浮而紧，紧则为寒……”；本书《黄疸病证脉并治第十五》说：“趺阳脉紧而数……紧则为寒”；《伤寒论·辨脉法第一》说：“寸口脉浮而紧……紧则为寒”；《伤寒论·平脉法第二》说：“趺阳脉微而紧，紧则为寒……”等等均是。

本节“减”字读为“紧”，为一脉象名词，始与“芤”为对文。这样，“弦则为紧”与“大则为芤”为一对偶句，“紧则为寒”与“芤则为虚”为一对偶句，文理始通。如把“减”字读为“减少”之“减”，则于文理为未通而于医理亦牵强矣！正因为本节“减”为“紧”之借字，故《妇人良方·崩中漏血生死脉方论》引此文作“寸口脉弦而大，弦则为紧，大则为芤，紧则为寒，芤则为虚，虚寒相搏，其脉为革”而把“减”字直接写作“紧”字了。

二、《腹满寒疝宿食病脉证治第十》说：“趺阳脉微弦，法当腹满。不满者，必便难，两胠疼痛，此虚寒从下上也。当以温药服之。”诸家注释均把“两胠疼痛”理解为“两胁疼痛”，把“胠”字释为“侧胸部”的所谓“胠胁”部位。如吴谦等说：“趺阳，胃脉也，当缓而和。今见弦脉，是肝脉也，肝脉见于脾部，是木盛土虚也，法当腹满。今不腹满者，肝脉微弦不盛而脾不虚，故脾未受病也。肝自郁则失其条达之性，必本经自病，故便难，两胠痛也。然非肝火实病，此乃虚寒从下上也，当以温药服之。”（见《医宗金鉴》）尤怡说：“趺阳，胃脉也。微弦，阴象也。以阴加阳，脾胃受之，则为腹满。设不满，则阴邪必旁攻胠胁而下闭谷道，为便难，为两胠疼痛。然其寒不从外入而从下上，则病自内生，所谓‘肾虚则寒动于中’也，故不当散而当温。”（见《金匮要略心典》）沈明宗说：“脾与胃为表里，诊趺阳胃脉，则能定其脾之虚实寒热。但脉微者，是脾胃之阳微，弦乃肝邪乘于脾胃，肾寒相随肝气上逆，即‘藏寒生满病’之义，故当温药服之。或不满者，脉必弦数，乃挟心相来乘脾胃，与肾寒上逆不同。本经气滞，故作便难。两胠疼痛，又当凉利之治矣。”（见《金匮要略学习参考资料》引《金匮要略编注》）徐彬说：“趺阳脉微弦，微者阳虚，弦者客寒，虚而受寒，腹者脾主之，焉得不满？《内经》曰：‘藏寒生满病’。设不满，是脾胃素有热，邪即避实而袭虚，故寒束其热，而便反难；邪袭两胁而结于其下，乃两胁胠痛。微弦见于下之趺阳而痛发于胁胠，自比风从上受者异，故曰此虚寒从下上也。”（见《金匮要略论注》）

**按** 从上面所引之文可以看出，注家均把“胠”误释为“胁胠”，又不知“此虚寒从下上也”之句乃是“此虚寒从上向下也”之误，故诸注或曰“肝郁失其条达之性”，或曰“阴邪旁攻胠胁”，或曰“肝邪乘于脾胃”，或曰“肾虚则寒动于中”，或曰“挟心相来乘脾胃”，或曰“脾胃素有热”等等，不一而足。真是节外生枝，画蛇添足！

考《诸病源候论·大便病诸候·大便难候》说：“跗阳脉微弦，法当腹满。不满者，必大便难而胠痛，此虚寒从上向下也。”《外台秘要·淋并大小便难病门·大便难方》说：“跗阳脉微弦，法当腹满。不满者，大便难而脚痛，此虚寒从下而上也。”说明本节的“胠”字，不应当读为“胠胁”之“胠”，而应当读为“脚”字。胠乃“脚”之省文。马王堆汉墓出土帛书载“却谷食气”的“却”字省“卩”作“去”（见《文物》1975年第6期)，则“脚”字自然也可以省“卩”作“胠”，故《灵枢·经脉》载足太阳经脉所生病的“脚痛”，马王堆汉墓出土医书则作“胠痛”(见《文物》1975年第6期)。《素问·大奇论》载“肾雍脚下至少腹满”，其“脚下”二字，《甲乙经》卷十一第八、《太素·五脏脉诊》则均作“胠下”。正因为“胠”字是“脚”字的省文，故本节“必便难，两胠疼痛”之句，在《诸病源候论》和《外台秘要》中均作“必大便难而脚痛”。本节“微弦”之脉加于“趺阳”，说明“虚寒”之邪病于“脾”，脾居中焦而主腹，故“法当腹满”。如腹不满者，乃虚寒不留于腹而下趋，其邪结于下焦，阳气不通，故为“便难”，为“脚痛”，是即所谓“此虚寒从上向下也”。在祖国医学里，“脾病”而有“脚痛”之证，已早见于《黄帝内经》。如《素问·藏气法时论》所载“脾病者……脚下痛”之文，就是一例。

这里“脚”字，不只是指“足部”，而是指的“整个下肢”，殆即所谓“腿”也。脚，又作“腳”。《汉书·高五王传》说：“股战而栗”，颜师古注：“股，腳也”；《韩非子·难言》说：“孙子膑腳于魏”，所谓“膑腳”者，谓摘除其“膝盖骨”也；《玉篇·肉部》说：“膕，曲腳也”；《广雅·释亲》说：“腳，胫也”，王念孙疏证说：“凡对文则膝以上为股，膝以下为胫”；《急就篇》说：“股腳膝膑胫为柱”，颜师古注：“腳，足也”。“股”训“脚”，“膝”训“脚”，“膕脷”训“曲脚”，而“脚”又训“胫”，训“足”，是“脚”指“整个下肢”无疑。本书《趺蹶手指臂肿转筋狐疝蚘虫病脉证治第十九》说：“转筋之为病，其人臂脚直”这里把“脚”与“臂”对举，亦可证“脚”为“整个下肢”。

三、《五藏风寒积聚病脉证并治第十一》说：“邪哭使魂魄不安者，血气少也。血气少者，属于心。心气虚者，其人则畏，合目欲眠，梦远行，而精神离散，魂魄妄行。阴气衰者为癫，阳气衰者为狂。”本节“阴气衰者为癫，阳气衰者为狂”二句，注家均误释其“衰”字，故于其二句之义亦多曲解。如：吴谦等说：“‘阴气衰者为癫’之‘癫’字，当是‘狂’字；‘阳气衰者为狂’之‘狂’字，当是‘癫’字。……心之血，阴也，阴过衰则阳盛，阳盛则为病狂也；心之气，阳也，阳过衰则阴盛，阴盛则病癫也。”(见《医宗金鉴》)唐宗海说：“夫魂附于阴血之中，阴气衰者，则阳魂浮而为癫，魄寓于阳气之内，阳气衰者，则阴魄扰而为狂。”(见《金匮要略浅注补正》)魏荔彤说：“阴气衰者，正阴衰而邪阴盛也，癫乃不识不知之状，阴邪凝闭，而灵明之窍塞矣，故为癫；阳气衰者，亦正阳衰而邪阳亢也，狂乃如鬼如神之状，阳邪暴发，而礼让之意绝矣，故为狂。”(见《金匮要略方论本义》)

**按** 诸家之注均把“阴气衰者为癫，阳气衰者为狂”二句的“衰”字误释为“衰弱”之义，且吴谦等还以“癫”、“狂”二字为互错。如按照吴谦的说法，治狂则当补阴血，而治癫则当补阳气；如按照唐宗海的说法，则治癫当补阴血，而治狂又当补阳气；如按照魏荔彤的说法，则治癫当补正阴，泻邪阴，而治狂则当补正阳，泻邪阳。然在临床上，治疗“癫”、“狂”之病，多有用催吐、通下、化痰、泻火、开郁、通窍、重镇，安神等法者，用补法治“癫”、“狂”之病固不乏其例，但它毕竟不是治疗“癫”“狂”的一般规律。尤其所谓“正阴衰而邪阴盛”、“正阳衰而邪阳亢”之说，治疗要用“补正阴而泻邪阴”或“补正阳而泻邪阳”之法，实属荒唐！黄树曾《金匮要略释义》一书，把《难经·二十难》所谓“重阴者癫”，指为“阴盛之癫”，所谓“重阳者狂”，指为“阳盛之狂”，而把本节所谓“阴气衰者为癫”，指为“心阴气衰之癫”

所谓“阳气衰者为狂”，指为“阳气衰之狂”，从而把本节“癫”、“狂”之义，同《难经·二十难》中的“癫”、“狂”之义对立起来，这是不对的。考《伤寒论·伤寒杂病论集》中张仲景自己说过，他写《伤寒杂病论》是“撰用《素问》、《九卷》、《八十一难》……”的。本书是《伤寒杂病论》的杂病部分，在撰写过程中，自然是参考过《难经》一书的。《难经》所述如不误，张仲景在利用时就只会把它加以发展，而不会同它对立，在所论“癫”、“狂”这一点上正是如此。本节“阴气衰者为癫，阳气衰者为狂”，正与《难经·二十难》“重阳者狂，重阴者癫”完全同义。因这里两个“衰”字，不应作“衰弱”讲，而当是“重叠”之义。《说文·草部》说：“草‘雨衣’一曰‘衰衣’，从草，卑声”；《说文·衣部》说：“衰，草雨衣，秦谓之‘萆’，从衣，象形”；《群经音辨》卷三说：“衰，雨衣”；《广稚·释器》说：“蓑谓之衰”，王念孙疏证：“《越语》曰：‘譬如衰笠，时雨既至必求之’。《经》、《传》或‘从草’作‘蓑’……”是“衰”即“蓑”字。《菅子·禁藏》说：“被蓑以当铠襦”，房玄龄注：“蓑，雨衣，被著之，所惧雨露”；《山海经·西山经》说：“其毫如披蓑”，郭璞注：“蓑辟雨之衣也，音梭”。是“衰”乃以“草”编织而成的“避雨之衣”，今谓之“蓑衣”。衰，古文作“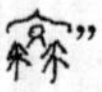”，象草织雨衣重叠襞复，故“衰”字有“重叠”之义。本节“衰”字读“蓑”而作“重叠”讲，则本节“阴气衰者为癫，阳气衰者为狂”，亦即《难经·二十难》所谓“重阳者狂，重阴者癫”之义也。

# 仲景书《金匮要略》析疑二则

## 一、身体魁羸

《金匮要略·中风历节病脉证并治第五》所载“桂枝芍药知母汤证”中，其“诸肢节疼痛”文下一句，明代流传下来三个版本记载各异，赵开美本作“身体魁羸”，徐镕本作“身体尫羸”，俞桥本作“身体尪羸”。而三者都是叙述历节病“桂枝芍药和母汤证”的同一证候，但“魁羸”、“尫羸”、“尪羸”三者含义却不相同，其中必有讹误。兹特为之考证如下：

（1）魁羸：赵开美本所作“魁羸”二字，元刊本《金匮要略》及《脉经》卷八第五作“魁瘰”。魁羸，魁瘰，字异而义同，叠韵字也。又作“隗隗”，《说文·自部》说：“隗隗，高也”。段玉裁注“隗隗，猶‘崔巍’、‘窯𡍖’，叠韵字也”；又作“磈磥”，《文选·江赋》说：“玄蠣磈磥而碨”，李贤注：“磈磥，碨硜，不平之貌”，又作“鍡鑸”，《骈雅·释诂》说：“鍡鑸，不平也”；又作“膼膇”，《玉篇·肉部》说：“膼膇，肿儿”；又作“朐膇”，《玉篇·肉部》、《广韵·上声·十四贿》并说“朐膇，大肿儿”，《骈雅·释训》作“大瘇也”；又作“魁壘”，《楚辞·九思·疾世》说：“魁壘挤摧兮常困辱”，洪兴祖补注：“魁壘，盘结也”；又作“魁瘣”，“磈磊”、“傀儡”《尔雅·释木》说：“枹遒木，魁瘣”，郭璞注：“谓树木丛生，根枝节目盘结磈磊”，邢昺疏：“木丛攒迫而生者，名枹遒木。魁瘣，读若磈磊，谓根节盘结处也”，郝懿行义疏：“……磈磊，本或作‘傀儡’。然则‘魁瘣’、‘磈磊’皆字之叠韵，亦论声不论字也”。其树木根节盘结则自曲屈而不平也。是则“魁羸”、“魁瘰”、“魁壘”、“魁瘣”、“磈磊”、“磈磥”、“鍡鑸”、“膼膇”、“朐膇”、“傀儡”、“隗隗”、“崔巍”、“窯𡍖”等，皆字之叠韵，以声训而不论字，其义高而肿起不平，正状历节病“桂枝芍药和母汤证”的“身体魁羸”也。此所谓“身体”者，乃指上文“诸肢节疼痛”之“诸肢节”也，所谓“身体魁羸”者，是谓历节病发作时的肢体关节疼痛肿大而不与关节上下部位相平也。

（2）尫羸：徐镕本作“尫羸”之“尫”，不成字，字书皆无载，乃“魁”字之坏文无疑。

（3）尪羸：俞桥本作“尪羸”之“尪”，字本作“尳”，作“尩”，亦作“尫”，古文作“尢”。是“尪”、“尳”、“尩”、“尫”、“尢”五者形虽异而字同也。《说文·尢部》说：“尢，尳也，曲胫人也，从大，象偏曲之形，凡尢之属皆从尢。尳，篆文从㞷”，段玉裁注：“本从‘㞷’声，省作‘尩’。”大徐本《说文·人部》说：“偻，尪也，从人，娄声。周公韈偻，或言背偻”，《礼记·檀弓下》说：“天久不雨，吾欲暴尩而奚若”，郑玄注：“尪者面乡天”，《吕氏春秋·季春纪·尽数》说：“苦水所，多尪与伛人”。高诱注：“突胸仰向疾也”，《尚书·洪范篇》说：“六日弱”，孔安国传：“尪劣”，《春秋·左僖二十一年传》说：“夏大旱，公欲焚巫尪”，杜预注：“巫尪，女巫也”，孔颖达疏：“并以巫尪为女巫也，则尪是劣弱之称，当以女巫尪弱，故称尪也。或以为尪非巫也，巫是祷神之人，尪是瘠病之人，二者非一物也”，《通俗文》卷上说：“短小曰尪”。是“尪”字之义训，为“人之一侧胫曲而见跛”，为“脊骨前曲而偻俯”，为“脊骨后曲而面仰向天”，为“短小”，为“劣弱瘦瘠”也。足证“尪”之一字有多义。此文“尪”字下连“羸”字构成“尪羸”之词，《说文·羊部》说：“羸，瘦也”，则此“尪”字之义，惟训之为“劣弱瘦瘠”始较恰当。然训为“劣弱瘦瘠”，其历节病患者有的可能出现劣弱瘦瘠，但劣弱瘦瘠之证不是历节一病所专有，而是许多疾病都有可能出现的证候，因而它不体现出历节病的临床证候特征，它未与历节病的证候特征相符，是此文“尪”字为误也，乃浅人不识“魁”为“魁”字之坏而观其下有“羸”字，遂妄改之作“尪”也，殊不可从。自当是以赵开美本“身体魁羸”之文为确。历节病每次发作则肢体关节疼痛肿大而不与关节上下部位相平，久久不愈，则肢体关节皮肉虽不肿起，而骨节已显见其突起不与其上下部位相平，成为《千金要方》卷八第三所论“历节病”之“骨节蹉跌”，今人所谓之“骨节变形”也。

## 二、《外台》桔梗白散

《金匮要略·肺痿肺痈咳嗽上气病脉证治第七·附方》：“《外台》桔梗白散：治咳而胸满，振寒，脉数，咽乾不渴，时出浊唾腥臭，久久吐脓如米粥者，为肺痈。桔梗、贝母各三分，巴豆一分去皮，熬研去脂。右三味为散，强人饮服半钱匕，羸者减之，病在膈上者吐脓血，隔下者泻出。若下多下止，饮冷水一杯则定。”

**按** 《外台》桔梗白散在《伤寒论》文字校正后，叫“三物小白散”，本治“寒实结胸，无热证者”，是一个温下或温吐峻剂。然从唐朝今已有一千余年总有人主张“桔梗白散”用以主治“咳而胸满，振寒，脉数，咽干不渴。时出浊唾腥臭，久久吐脓如米粥者”之“肺痈病”，余近年读之甚有疑焉。其一，《金匮要略·肺痿肺痈咳嗽上气病脉证治篇》说：“问曰：病咳逆，脉之何以知此为肺痈，当有脓血，吐之则死，其脉何类？师曰：寸口脉微而数，微则为风，数则为热，微则汗出，数则恶寒，风中於卫，呼气不入，热过於荣，吸而不出，风伤皮毛，热伤血脉，风舍於肺，其人则咳，口干喘满，咽燥不渴，多唾浊沫，时时振寒，热之所过，血为之凝滞，蓄结痈脓，吐如米粥，始萌可救，脓成则死”，（《备急千金要方》卷十七第七末句作“脓已成则难治”）。是肺痈病之病机，为“风热蕴积，蓄结痈脓”，而《伤寒论》中之所谓“三物小白散”主治病机，则是“寒实结胸，无热证者”。二者一为风热，一为寒实，病机不同；其二，根据“六淫皆可化火”之说，寒邪是可能转化为热的，然必须是寒邪阻碍了阳气运行，阳气壅遏则郁而化热，寒不胜热则寒转化为热矣。其病寒实结於胸中而无阳热之化，必不能转化为热而终为寒实之结胸也；其三，肺痈病“咳而胸满……久久吐脓如米粥者”，其为日久，肺痈完全化脓，正气受伤，气血溃败，止宜解毒排脓，何用《外台》桔梗白散之峻攻方？其四，如果说采用“急则治其标”之法，且不论病之寒热性质，用桔梗白散对风热蕴积将作肺痈者，以峻攻除其“结”。然必於病之初起，体质壮实者始可一试。否则，必促其危殆也，安可在“久久吐脓如米粥者”以后用之哉？

余疑“桔梗汤”之治肺痈主治证，被误衍於此。

# 《金匮要略》中的“白汗”及其断句解

《湖北中医杂志》1981年第三期所载《〈金匮要略〉断句一则》一文，指出了《金匮要略·腹满寒疝宿食病脉证治第十》中第十七条“寒疝绕脐痛，若发则白汗出”的“白汗”如释之为“冷汗”则欠妥，这是有一定道理的。因为此条所述寒疝痛甚而致“汗出”的“汗”虽然可能是“冷汗”，但“白汗”一词的本身意义并不是冷汗。然而，该文作者说“……再看其他中医典籍，亦只有‘汗出’、‘绝汗’、‘劳汗’、‘自汗’，或单写‘汗’字者，未曾出现‘白汗’一词”，主张将“若发则白汗出”一句的读法改为“若发则白，汗出”这却是值得商榷的。

首先，其文如改作“若发则白”则其义是未足的，必须于“白”字上，或加“面”字，或加“色”字，或者加上“面色”二字，始能使文句之义足。《金匮要略》一书正是这样用文的。如其《藏府经络先后病脉证第一》所载“色白者，亡血也”和“肝色青而反色白”，其《百合狐惑阴阳毒病证治第三》所载“其面目乍黑乍白”，其《血痹虚劳病脉证并治第六》所载“面色白，时目瞑兼衄”等等，均是如此。即如该文作者所引《灵枢·决气》和《素问·诊要经终论》之文，亦均于“白”上有一“色”字。可见，如其句只作“若发则白”，则于文即欠周而于义即嫌未足矣。然该文作者对其句作了“若发则白，汗出”这样的断句之后又接着解释说：“……‘白’者系指面色苍白；‘汗出’则指冷汗出。”这是在“加字”以“足义”，似不是妥善的解经之法，我未敢苟同。

至于说“再看其他中医典藉……未曾出现‘白汗’一词，”这实在不合实际。“白汗”一词，在中医典藉里是有记载的，如《素问·经脉别论篇第二十一》所载“厥气留薄，发为白汗”，《备急千金要方》卷七第二所载“风湿相薄……白汗出而短气”等是其例。白汗，在《内经》一书里，又常写作“魄汗”，如《素问·生气通天论篇第三》说：“魄汗未尽，形弱而气烁”，《素问·阴阳别论篇第七》说：“魄汗未藏，四逆而起”，《素问·通评虚实论第二十八》说：“魄汗不尽，胞气不足，治在经俞”，《素问·至真要大论篇第七十四》说：“魄汗不藏，四逆而起”等等。这些所谓“魄汗”者，均是说的“白汗”，盖古时“魄”、“白”二字可通也。

考“白汗”一词，不仅每见于我国古代医学典籍里，而且在我国其他古代典藉中也是常被使用的。《淮南子·修务训》说：“挈一石之尊，则白汗交流”；《论衡·主毒篇》说：“孔子见阳虎，却行，白汗交流”；《战国策，楚策》说：“蹄申膝折，尾湛胕溃，漉汁洒地，白汗交流”，鲍彪注：“白汗，不缘暑而汗也。”根据祖国医学的观点，“暑则皮肤缓而腠理开”（见《灵枢·岁露论》），人身当汗出，其不缘暑而汗出，必因他故相迫使然，所以称其“汗”为“白汗”。是所谓“白汗”者，犹言其为“迫汗”

也，他故迫然而致其汗出也。本条所述寒疝之"大乌头煎证"，乃寒实内盛而非暑热，其"汗出"乃痛甚所致，宜其称之谓"白汗出"也。

《淮南子·精神训》说："盐汗交流，喘息薄喉"，许慎注，"白汗鹹如盐，故称盐汗。"是"白汗"古时又称为"盐汗"也。

据上所述，"白汗"乃我国古代典籍里的一个常用之词，而《金匮要略·腹满寒疝宿食病脉证治第十》中第十七条之文，如读为"若发则白，汗出"，其"汗出"之义固可通，但"若发则白"之文实未足义，所以我的意见，还是按照历代注家的读法，读作"若发则白汗出"为句，似更恰当些。

# 桂枝芍药知母汤证中的“魁羸”“�羸”“尫羸”

《金匮要略·中风历节病脉证并治第五》所载“桂枝芍药知母汤证”中，其“诸肢节疼痛”文下一句，明代流传下来三个版本记载各异，赵开美本作“身体魁羸”、徐镕本作“身体�羸”、俞桥本作“身体尫羸”。而三者都是叙述历节病“桂枝芍药知母汤证”的同一证候，但“魁羸”、“魓羸”、“尫羸”三者的含义却不相同，其中必有讹误。兹特为之考证如下：

## 一、魁　羸

赵开美本所作“魁羸”二字，元刊本《金匮要略》及《脉经》卷八第五作“魁瘰”、魁羸、魁瘰，字异而义同，叠韵字也，又作“陮隗”，《说文·自部》说：“陮隗，高也、”段玉裁注：“陮隗，犹‘崔巍’、‘㟪㠑’叠韵字也。”又作“磈磥”，《文选·江赋》说：“玄蛎磈磥而碨”。李贤注：“磈磥、碨硱，不平之貌。”又作“鍡鑸”，《骈雅·释诂》说：“鍡鑸，不平也。”又作“膃腲《玉篇·肉部》说：“膃腲，肿貌。”又作“腤腲，《玉篇·肉部》、《广韵·上声·十四贿》并说：“腤腲，大肿貌。”《骈雅·释训》作“大瘇也”。又作“魁壘”，《楚辞·九思·疾世》说：“魁壘挤摧兮常困辱。”洪兴祖补注：“魁壘，盘结也。”又作“魁瘣”、“磈磊”、“傀儡”，《尔雅·释木》说：“枹遒木，魁瘣。”郭璞注：“谓树木丛生，根枝节目盘结磈磊。”邢疏：“木丛攒迫而生者，名枹遒木。魁瘣，读若魄磊，谓根节盘结处也。”郝懿行义疏：“……瘣磊，本或作‘傀儡’。然则‘魁瘣’‘磈磊’皆字之叠韵，亦论声不论字也。”其树木根节盘结则自曲屈而不平也。是则“魁羸”、“魁瘰”、“瘣壘”、“魁瘣”、“磈磊”、“磈磥”、“鍡鑸”、“膃腲”“腤腲”“傀儡”、“陮隗”、“崔巍”、“㟪㠑”等，皆字之叠韵，以声训而不论字，其义高而肿起不平，正状历节病“桂枝芍药知母汤证”的“身体魁羸”也。此所谓“身体”者，乃指上文“诸肢节疼痛”之“诸肢节”也，所谓“身体魁羸“者，是谓历节病发作时的肢体关节疼痛肿大而不与关节上下部位相平也。

## 二、魓　羸

徐镕本作“魓羸”之“魓”，不成字，字书皆无载，乃“魁”字之坏文无疑。

## 三、尫　羸

俞桥本作“尫羸”之“尫”字本作“尪”，作“尩”，亦作“尣”，古文作“尢”。

是“尫”、“尩”、“尪”“尣”、“尢”五者形虽异而字同也。《说文·尢部》说：“尢，尳也，曲胫人也，从大，像偏曲之形，凡尢之属皆符从尢。尩，篆文从㞷。”段玉裁注：“本从‘㞷’声，省作‘尩’。”大徐本《说文·人部》说：“偻，尪也，从人，娄声。周公韈偻，或言背偻。”《礼记·檀弓下》说：“天久不雨，吾欲暴尪而奚若。”郑玄注：“尪者面鄉天。”《吕氏春秋·季春纪·尽数》说：“苦水所，多尣与伛人。”高诱注：“突胸仰向疾也。”《尚书·洪范篇》说：“六曰弱。”孔安国传：“尪劣。”《春秋·左僖二十一年传》说：“夏大旱，公欲焚巫尪。”杜预注：“巫尪，女巫也。”孔颖达疏：“并以巫尪为女巫，则尪足劣弱之称，当以女巫尪弱，故称尪也。或以为尫非巫也，巫是祷神之人，尫是瘠病之人，二者非一物也。”《通俗文》卷上说：“短小曰尣。”是“尫”字之义训，为人之一侧胫曲而见跛”，为“脊骨前曲而偻俯”，为“脊骨后曲而面仰向天”，为“短小”，为“劣弱瘦瘠”也。足证“尫”之一字有多义。此文“尫”字下连“羸”字构成“尫羸”之词，《说文·羊部》说：“羸，瘦也。”则此“尫”字之义，惟训之为“劣弱瘦瘠”始较恰当。然训为“劣弱瘦瘠”，其历节病患者有的可能出现劣弱瘦瘠，但劣弱瘦瘠之证不是历节一病所专有，而是许多疾病都有可能出现的证候，因而它不体现出历节病的临床证候特征，它未与历节病的证候特征相符，是此文“尫”字为误也，乃浅人不识“尩”为“魁”字之坏而又见其下有“羸”字，遂妄改之作“尪”也，殊不可从。自当是以赵开美本。“身体魁羸”之文为确。历节病每次发作则肢体关节疼痛肿大而不与关节上下部位相平，久久不愈，则肢体关节皮肉虽不肿起，而骨节亦显见其突起不与其上下部位相平，成为《千金要方》卷八第三所论“历节病”之“骨节蹉跌”，今人所谓之“骨节变形”也。

# 读《金匮要略校注》后

《金匮要略校注》（以下称《校注》）一书，乃浙江何任先生主编，殷品之、杨百茀、刘渡舟、欧阳锜等专家审定，人民卫生出版社1990年8月出版，为卫生部、国家中医药管理局文献研究课题之一，理应给人读书以启迪，然读后使人感到颇有可商之处，为了中医药学术之发展，特根据“百家争鸣”精神，顺序摘出疑点如下，以与何任先生商榷，并就正于海内外同道！

依据历史唯物论的观点，一定历史时期的文学艺术（包括语言文字），有一定历史时期的特点。因此，对于研究对象，必须把它纳入特点历史范围内予以察考，才有可能得出比较正确的结论。

一、《校注》谓“实气相搏，气，指血气。实气相搏即实邪与血气相互搏结。”按：此说可商，此文“实气相搏”之“气”不能训之为“血气”二者，全句也不能成为“实邪与血气相互搏结”。此文“卒厥”即《素问·缪刺论》“脉动如故”、“其状若尸”之“尸厥’。《金匮要略·杂疗方篇》说：“尸蹷，脉动而无气，气闭不通，故静而死也。林亿等注云：“脉证见上卷”，即指此条之文。然此文亦待校勘而始通。《备急千金要方》卷二十八第六说：“寸口脉沈大而滑，沈则为血实，滑则为气实，血气相搏，入藏即死，入府即愈”。据《千金要方》则“寸”下当補一“口”字作“寸口”，“沈”与“沉”通“沉则为”下補一“血”字，作“沈则为血实”。下句“实气相搏”之“实”字连上读，作“滑则为气实”。“血气入藏即死”之“血气”二字，其“气”为衍文，而“血”字当冒于“气相搏”三字之上，作“血气相搏，入藏即死”而“搏”则为“薄”字之借。所谓“薄”者，“丛薄”也。《素问·缪刺论篇》说：“五络俱竭，令人身脉皆动而形无知也，其状若尸，或曰尸厥”，《针灸甲乙经》卷十一第三说：“尸厥，死不知人，脉动如故”，“厥”、“蹷”字通。脉动如故，其状若尸，故曰尸厥。“脉动如故”者，谓脉仍跳动不休，非谓脉跳动正常也。然其病发卒暴，则因之名曰“卒厥”，卒，读曰“猝”，亦曰“暴厥”，《素问·大苛论篇》所谓“脉至如喘，名曰暴厥，暴厥者，不知与人言者”是也，此“血气相搏，入藏即死，入府即愈”者，正《素问·调经论篇》所谓“血之与气，并走于上，则为大厥，厥则暴死，气复还则生，不还则死”。何则？血气相并，不循营卫之道，则转化为实邪，逆于藏府，神明昏愦，猝倒无知，若唇口青而身冷，则为实邪入藏《素问·五藏别论篇》说：“五藏者，藏精气而不写也”，五藏之功能特性是“藏而不写”，邪入不可复出，五藏元真不能通畅，藏气壅塞，升降将绝，是气“不还则死”，故曰“入藏则死”也。如其身和汗自出，则为实邪入府《素问·五藏别论篇》说：“六府者，传化物而不藏”也，六府之功能特性是“传而不藏”，邪入于府，虽气机一时阻滞，猝倒无知，但终究传邪外出，气机复常，“气复还则生”，故曰“入府即愈”也。

二、《校注》说：“发其汗者，其脉如蛇”之“如蛇者，乃脉道不利，如蛇行走之状也”。其说可商。加字以足义，非读经典之好方法。殊不知此文“其脉如蛇”，与其后《五藏风寒聚病篇》“曲如蛇行者死”之义完全不同。据《脉经》，此文“其脉如蛇”字上有“浛浛二字，其下条之“暴”字则可与之连读，作“其脉浛浛如蛇暴”，暴，读“暴露”之“暴”。谓发汗得法，则痉病沉紧弦直之脉象，变为如水和泥而有蜿蜒如蛇状暴出之象，故曰：“为欲解”。据《五十二病方》所载“婴儿索痉”之例所记，腹胀满乃痉病一证，非向愈之兆《校注》谓“至其痉病见暴腹胀大为欲解，乃痉病入府易愈，这与首篇‘入府则愈’相呼应”。痉病、卒厥二病风马牛不相及，卒厥乃有“入藏”、“入府”之说，而痉病为项背腰脊痉强而不能屈伸也之病，不应相混。

三、《校注》说，瘅疟“则热而少气烦冤”，改《金匮要略》之“宽”字为“冤枉”之“冤”，欠妥。“宽”字少末笔一“、”，不读“冤”而读“懑”，读“烦懑”之“懑”。此字许慎《说文解字》虽漏收，但在古典著作里多有用之者，如《素问·阴阳应象大论篇》说。“齿乾以烦宽”，《素问·玉机真藏论篇》说：“少腹宽热而痛”，《素问·疟论篇》说：“则少气烦宽’，《素问·气交变大论篇》说：“民病飧泄食减体重烦宽”，“民病腹痛清厥意不乐体重烦宽”，“则体重烦宽”，“烦宽足痿”，《素问·示从容论篇》说：“皆令人体重烦宽”，“咳嗽烦宽者，是肾气之逆也”等等，皆作“宽”。《楚辞》《文选》亦皆有用“宽”字者。宽，从“宀”而“免”声，《灵枢经》一书无“宽”字，有“悗”字，从“忄”而“免”声。“宽”、“悗”二字俱谐“免”声，例则可通。故《灵枢经·本神篇》“意伤则悗乱”，又《寒热病篇》舌縱涎下烦悗”，又《血络论篇》“色不变而烦悗者”等“悗”字，史崧《音释》皆音“闷”，而《素问·阴阳应象大论篇》“齿乾以烦宽”之文，在《针灸甲乙经》卷六第七载之亦作“齿乾以烦闷”。是“宽”、“悗”、“闷”三字形虽异而字则同也。因而此文为“则热而少气烦宽”无疑矣。

四、《校注》说：“分肉，指肌肉。肌肉外层为白肉，肌肉内层为赤肉，赤白分明，故名分肉”。可商。一般说来，皮层之下为肌肉，肌肉之中有分间，故肌肉又称“分肉”，此正“卫行脉外”，“昼日行于阳”而温养循行之部位，乃《素问·痹论篇》所谓“卫者，水穀之悍气也，其气慓悍滑利，不能入于脉也，故循皮肤之中，分肉之间”，《灵枢经·本藏篇》所谓“卫气者，所以温分肉，充皮肤，肥腠理，司开阖者也”。肌肉有分间，故称肌肉曰“分肉”，分间依肌肉，则称分间曰“肉分”。分间，又可以叫“肉分”，《素问·气穴论篇》所谓“肉分之间”之“肉分”是也。又可以单称为“分”，《黄帝内经太素·经输所疗》所谓“随外（“外”字衍）分痛”，杨上善注：“随分痛者，随分肉间痛也”是也。事实上，许多分肉疾病之邪气即在“肉分”之间《素问·调经论篇》说：“肌肉蠕动，命曰微风……取分肉间，无中其经，无伤其络，卫气得复，邪气乃索”，王冰注：“肉蠕动，即取分肉间，但开肉分以出其邪……”是《黄帝内经》中之治“肌肉蠕动”，主以“取分肉间”，王冰则指明“开肉分以出其邪”也《黄帝内经太素·刺法》说：“因其分肉，在别其膚”，杨上善注：“膚，皮也，以手按得分肉之穴，当穴皮上下针，故曰在别其膚”。如分肉果为《校注》所说乃“赤白分明”处，试问《素问·调经论篇》所说“病在肉，调之分肉”，《灵枢经·官针篇》所说“针於分肉间，以取肌痹”等怎样进针？

五、《校注》谓“温疟者，其脉如平”之“平，平人《素问·平人气象论》‘平人者，不病也’，即健康无病之人”。欠妥。《金匮》说“脉如平”，而校注者解之以“健康人”，竟顾左右而言他而言不及义。此言温疟伏邪外发，其脉“如平”而非平，实非平脉，当若《难经·五十八难》所说“温病之脉，行在诸经，不知何经之动也，各随其经所在而取之”，当观其变动之经而疗之也。

六、《校注》谓“白虎加桂枝汤证”之“温疟’，“并非无寒”。可商。此文温疟“身无寒但热”有明文，而《校注》见“白虎加桂枝汤”方中有“桂枝”，且见《素问·疟论》专论病因者有“先热而后寒”为“温疟”之文，即谓此文温疟“表有寒邪”，且肯定“温疟并非无寒，只是热多寒少而已”。难道“身无寒但热”与“热多寒少”是同一个概念？显然不是。殊不知此文温疟乃伏邪为病，冬日感於寒邪，未即发病，邪气深藏，至春夏阳气升发，伏气化热外出，寒蓄久而变热，故不作寒。肾合骨，热从少阴出外，舍於肾之所合，故骨节烦疼。热，火之性也，火必就燥，故上并於阳明而时呕。治以白虎汤清金泻热，加桂枝则因势利导而引骨节之热外达於表也。

七、《校注》将“葶苈大枣泻肺汤证”之“肺癰”与“蓄结癰脓”之“肺癰”相混不分，可商。考古代、“癰”、“壅”、“瘫”“雍”等字声同义通，可以通用。故“壅塞”之“壅”，有写成“雍”字者，有写成“瘫”字者，有写成“癰”字者。如：《素问·大奇论》说：“肺之雍，喘而两胠满”。古与“壅”通，《汉书·元帝纪》说：“是故壬人在位而吉士雍蔽”，颜师古注：“雍读曰壅”；《骈字分笺》说：“辟雍；……雍之为言壅也”，可证。是“肺之雍”，即“肺之壅”也，然《甲乙经》卷十一第八载此文，即作“肺之癰”。

《难经·五十六难》说：“令人洒淅寒热，喘咳，发肺壅”，而《脉经》卷六第七引此文，即作“令人洒淅寒热，喘咳，发肺癰”。

还有《灵枢·论疾诊尺》说“视人之目窠上微癰，如新卧起状”，即“视人之目窠上微壅，如新卧起状”，而杨上善注此则说：“癰，微肿起”也；《素问·病能论》说：“夫癰气之息者，宜以针开除去之”，即“夫壅气之息者，宜以针开除去之”也。

从上所述，是“癰”字在古代可作为“壅”用，则此文之所谓“肺癰”，据其“先服小青龙汤一剂”又治以“葶苈大枣泻肺汤”方，自当是“肺气壅闭”之“肺壅”，而不是“蓄结癰脓”之“肺癰”也。且“葶苈”之为用，《神农本草经》卷三说：“葶苈，味辛寒，主癥瘕积聚，结气，饮食寒热，破坚，一名大室，一名大適，生平泽及田野”。根本没有言及其有治疗癰脓之功效，何以言其能治蓄结癰脓之肺癰病？

八、《校注》谓“三焦竭部，指三焦各部所属藏府之功能衰减”。按：此说可商。此三焦竭部，止是三焦某部阻遏壅滞，而非功能衰减也。《说文·立部》说：“竭，负举也，从立，曷声”，又《辵部》说：“遏，微止也，从辵，曷声”，从而表明“竭”、“遏”二字俱谐“曷声”，郝懿行《尔雅·释言》义疏说：“凡借声之字，不论其义，但取其声”，是“竭’，“遏”二字可声借而为用矣。如此，则此文三“竭”字皆当读为“遏”也。所谓“上焦竭善噫”者，乃言“上焦遏善噫”也；所谓“下焦竭即遗溺失便”者，乃言“下焦遏即遗溺失便”也。然则“遏”字之义若何？《说文·辵部》说：“遏，微止也”，微止者，言止之於幽微也。故《尔雅·释诂下》说：“遏，止也”。“止”有“阻塞”义，而“阻塞”则为“壅遏”矣。此文三“竭”俱读为“遏”，义为滞塞壅阻。人体上、中、下三焦分部阻遏，气机不顺，导致发生疾病，且随其阻遏部位之不同而临床见证各异。其阻遏在中焦者，气机不降而逆升於上焦，出於咽嗌，证见噫气；其阻遏於下焦者，气机不升而二便失其约束之用，不能自禁，证见遗溺失便。其病乃气机壅遏，正气未损，而人体正气总是以"流行不止"为特性，待正气流通，营卫气血和调，壅遏消去，气机复常，则其证自已，无论如此文所述其壅遏於何部而见何证也，故文末特结之曰"不须治，久则愈"

九、《校注》谓"消渴小便利淋病篇之"利，《金匮要略衍义》作'不利'，可从"。要改"小便利"为"小便不利"，未妥。考《黄帝内经》一百六十二篇，除"七篇大论"为晚出者外，凡用字皆作"癃"不用"淋"，如《素问·宣明五气篇》"膀胱不利为癃"，又《气厥论》"胞移热於膀胱，则癃溺血"，又《苛病论》"有癃者，一日数十溲"，《灵枢经·本输篇》"实则闭癃"等，乃因张仲景生当东汉末年，其著作应避东汉殇帝刘隆之讳也。《史记·孝景本纪》说："丁卯封长公主子蟜为隆虑侯"，司马贞索隐："音林闾，避殇帝讳改之"，《史记·外戚世家》说："次为林虑公主"，司马贞索隐："本名隆虑，避殇讳，改名林虑"；《汉书·高后纪》说："南越侵盗长沙，遣隆虑侯竈将兵击之"应劭曰。"隆虑，今林虑也，后避殇帝讳，故改之"；《汉书，地理志》说："隆虑"，应劭曰："隆虑山在北，避殇帝名，改曰林虑也"。《后汉书·耿弇列传》说："宝弟子承袭公主爵为林虑侯"，李贤注："林虑，即上隆虑也，至此避殇帝讳改焉"，张仲景必避其讳而用"淋"不用"癃"矣。"可见"癃"之为义，概诸"小便不利"，"小便涩痛"，"小便点滴不通"之"癃闭"都在内，故其治"小便不利"之方如"五苓散"、"猪苓汤"、"蒲灰散"等以治"石淋"或"淋痛"而获效。如改"小便利"为"小便不利"，则与"淋病"义复矣。另一方面，则又否定古代"小便利多证"之存在，古人即叫"小便利"，亦叫"消中"。古人於此亦积累有不少经验，见《诸病源侯论》、《备急千金要方》、《外治秘要》等书有关篇章《千金翼方·药录纂要》中还列有"止小便利"类药十六种。《金匮要略》此篇言"少便利"内容较少者，疑是《伤寒杂病论》向《金匮玉函要略方》过渡时被人误删太多也。后世亦创制有"缩泉丸"等名方。

十、《校注》说："《水气病篇》第八条是脉象变化而"脉浮转沉"与"数脉变伏"。可商。按：《脉经》卷一第一说："数脉，去来促急"，小注："一曰'一息六、七至'。"又说："迟脉，呼吸三至，去来极遲"。是"脉数"者，谓"脉来一息六至以上"也；"脉遲"者，谓"脉来一息三至以下"也。据此，则此文"脉遲"、"脉数"二者同时并见於一人之身虽分之於手足殆亦不可能也。然《校注》对其未提出任何见解，既未说文字有误，也未表示要对文义进行考证，又不考虑临床实际，更不理睬作者行文之"变文"、"对文"等文法特点，随意性地置"脉遲"、"脉数"之论於不顾，竟将此文水气病之病机，说成水气病之脉象变化而"脉浮转沉"与"数脉变伏"，真不足以为训也明矣。

**考**　寸口脉"浮而遲"，趺阳脉"浮而数"者，寸口，趺阳，脉皆见"浮"，上文说"浮则为风"是也。"遲"者，《说文·辵部》说："遲，徐行也，从辵，犀声……遅，籀文遲从屖"，《说文·禾部》说："稺，幼禾也，从禾，屖声"。是"稺"和籀文"遅"俱谐"屖"声，例得通假。此文乃假"遲"为"稺"。《方言》卷二说："稺，小也"，张湛注《列子·天瑞篇》亦谓"稺，小也"。是"浮而遲"，乃谓"浮而小"

也。其趺阳脉“浮而数”之“数”者，《说文·攴部》说。“数，计也，从支，娄也”，《说文·宀部》说：“窭，无礼居也，从宀，娄声”，“数”、“窭”二字俱谐“娄”声，义可通也，《释名·释姿容》说：“窭数，犹局缩，皆小意也。”是“浮而数”者，乃谓“浮而小”也。上言“浮而遲”，此言“浮而数”，变文耳，皆言“浮而小”也。

十一、《校注》谓“趺蹶，趺同跗，足背曰趺。蹶《说文·足部》：‘僵也’……”可商。“趺”、“蹶”二字不词。趺，应是‘跌’之坏文，《方言》卷十三说：“跌，蹷也”《广雅·释言》亦说：跌，蹶也”。跌蹶谓“失足倒地”也。《黄帝内经太素·经脉厥》说：“足太阳脉厥逆，僵仆呕血善衄”，杨上善注：“后倒曰僵，前倒曰仆”。其人不慎致跌蹶仰而后倒，误被尖状物“刺腨入二寸”伤及“禁刺”之“承筋穴”，导致其人行走“但能前行，不能后却”，此是“足太阳经脉受伤”然也。仲景已说明其病乃“太阳经伤也”。不知校注者何以肯定是“足阳明经循行部位”之“足背僵（当做‘强’）直”？

# 三国时代的《神农本草经》成书年代考

《神农本草经》是我国较早的一部药物学专著，记载药物365种，分上、中、下三品。上品120种，主养命以应天；中品120种，主养性以应人；下品125种，主治病以应地，并较详细地论述了这些药物的性味、功效、生长环境和采集时节，为我国古代药物学发展奠定了坚实的基础。惜原书早已亡佚，现在流传于世的《神农本草经》诸本，皆为后人的辑佚本。《神农本草经》原书的成书时间，历来众说纷纭，莫衷一是，有谓是在先秦者，有谓是在两汉者，有谓是在三国者，有谓是在六朝者。兹特再为考证之。

## 一、《神农本草经》成书年代上限考

（1）托名神农之作《神农本草经》书名冠以“神农”两字，而“神农”是我国传说中的上古帝王，又称“炎帝”。然当时人类文明未开，文字未兴，不可能有是书的编纂活动。《淮南子·修务训》说：“世俗之人，多尊古而贱今，故为道者，必託之于神农、黄帝而后能入说。”《淮南子》一书为西汉淮南王刘安著。由此可见，西汉及其前后的人著书，多有托名神农、黄帝者。

（2）本草名义之始《神农本草经》是记述药物的名称、性味、功效、产地及有毒无毒等的专著，统而称之曰《本草》。考“本草”一词，首见于《汉书》。该书《郊祀志下》说：“成帝初即位……候神方士使者副佐，本草待诏七十余人皆归家”，又《游侠传》说：“楼护字君卿，齐人。父世医也，护少随父为医长安，出入贵戚家。护诵医经、本草、方术数十万言。”又《平帝纪》说：“（元始五年，公元5年）征天下通知逸经、古记、天文、历算、钟律、小学、史篇、方术、本草及以《五经》、《论语》、《孝经》、《尔雅》教授者，在所为驾一封轺传，遣诣京师。至者数千人。”是西汉后期始有“本草”之词出现。

（3）不避汉文帝讳《汉书·高后纪》有“不疑为恒山王”之说，如淳注称“今常山也，因避文帝讳改曰常”，《汉书·地理志》即作“常山郡”。《后汉书·光武帝纪下》：“进右翊公辅为中山王，食常山郡。”李贤注：“本恒山郡，避文帝讳改为常山。”《广雅·释山》说：“常山谓之恒山。”王念孙疏证：“汉避文帝讳，改恒山为常山。”然《神农本草经》卷三载有“恒山”之药，未避汉文帝刘恒之讳。

（4）不避汉殇帝讳《汉书·高后纪》说：“南越侵盗长沙，遣隆虑侯灶将兵击之。”应劭曰：“隆虑，今林虑也，后避殇帝讳，故改之。”《汉书·地理志》同。《后汉书·耿弇列传》说：“宝弟子承袭公主爵为林虑侯。”李贤注：“林虑，即上隆虑也，至此避殇帝讳改焉。”后汉殇帝讳隆，故张仲景之《伤寒论》和《金匮要略》中，诸病侯皆无“癃”字，而作“淋”。然《神农本草经》中则“淋”、“癃”并用，如卷二载石龙子“主五癃邪结气，破石淋”，卷三载石蚕“主五癃，破石淋”，而不避殇帝刘隆之讳。

（5）晚出于《说文》《神农本草经》卷一谓独活主“痫痓”，髮髲“疗小儿痫，大人痓”，麝香主“痫痓”，牛黄主“热盛狂痓”，石蜜主“诸惊痫痓”；卷三称鼠妇主“痫痓”。考“痓”字始见于张揖《广雅》。《广雅·释诂》卷三下说：“痓，恶也。”《玉篇·疒部》亦说：“痓，充至切，恶也。”是“痓”字从“疒”而训“恶”，其义当为“恶病”，而《备急千金要方》卷五上第三说：“夫痫，小儿之恶病也。”故“痓”与“痫”连用为“痫痓”。其“痫痓”一词，亦见于《针灸甲乙经》卷四第一下，谓：“心脉满大，痫痓筋挛。肝脉小急，痫痓筋挛。”然“痓”字未见于《说文解字》而《神农本草经》屡用之，可见其书晚出于《说文解字》。

（6）晚出于《伤寒》《伤寒论·伤寒杂病论集》说：“乃勤求古训，博采众方，撰用《素问》、《九卷》、《八十一难》、《阴阳大论》《胎胪》、《药录》并平脉辨证，为《伤寒杂病论》合十六卷。”是张仲景在撰著《伤寒杂病论》时，所参考的药物学著作为《药录》，而非《神农本草经》，可见当时张仲景尚未见到《神农本草经》之书。

## 二、《神农本草经》成书年代下限考

（1）成书于晋代前之书证《黄帝三部针灸甲乙经序》说：“伊尹以亚圣之才，撰用《神农本草》以为汤液。”《文选·养生论》说：“故《神农》曰‘上药养命，中药养性’者，诚知性命之理，因辅养以通也。”《博物志·药论》说：“《神农经》曰：‘上药养命’，谓五石之练形，六芝之延年也，‘中药养性’，合欢蠲忿，萱草忘忧；‘下药治病’，谓大黄除实，当归止痛。”《抱朴子·仙药》说：“《神农四经》曰：‘上药令人身安命延……中药养性，下药祛病。”据文献资料分析，上述所谓《神农》、《神农经》、《神农四经》、《神农本草》，皆指今世流传的《神农本草经》一书。而《针灸甲乙经》作者皇甫谧，《养生论》作者嵇叔夜，《博物志》作者张华，《抱朴子》作者葛洪，均为晋代人，是《神农本草经》一书在其之前已问世的书证。

（2）不避晋武帝讳《学林·啖袴》说：“晋武帝讳炎……故字之从‘炎’者，多改易之”。然《神农本草经》卷三说恒山主“胸中痰结吐逆”，巴豆主“留饮痰癖”，两从“炎”之字皆未改易，是《神农本草经》不避晋武帝司马炎之讳。

## 三、结　　论

综上所述，可见《神农本草经》书名上冠之“神农”，实为西汉及其前后作者之托名，而药物学著作称之为“本草”则为西汉后期始有之事；《神农本草经》不避西汉文帝刘恒讳，也未避东汉殇帝刘隆讳，且屡用“痓”字，生活在东汉末年的张仲景又未见到《神农本草经》，表明《神农本草经》成书年代的上限，绝对不会早于东汉末年，只能在其以后；根据《针灸甲乙经序》、《养生论》、《博物志》、《抱朴子》等晋代著作提到或引用《神农本草经》，而《神农本草经》不避晋武帝司马炎讳，则其成书当在晋代司马炎即位之前，即“三国”这一历史时期内（公元220～280年）。其时“服石”之风颇盛，故《神农本草经》特别重视金石类药，将金石类药列于上、中、下三品的各品之首，体现了这一时代的特征。

在《神农本草经》中，还有“轻身延年”、“不饥不老”等内容，如卷一谓丹沙“久服通神明不老”，玉泉“久服耐寒暑，不饥渴，不老神仙”，涅石“鍊饵服之，轻身不老，增年”，滑石“久眠轻身，耐饥，长年”，太一余粮“久服耐寒暑，不饥，轻身，飞行千里，神仙”，白青“久服通神明，轻身，延年不老”，鞠华“久服利血气，轻身，耐老延年”，柏实“久服令人悦泽美色，耳目聪明，不饥，不老，轻身延年”，龙骨“久服轻身通神明，延年”；卷二载有雄黄“炼食之，轻身，神仙”，雌黄“久服轻身，增年，不老”，水银“久服神仙不死”，枲耳实“久服益气，耳目聪明，强志，轻身”等内容，反映了我国古代神仙家的思想。而我国古代神仙家的思想则产生于战国时代，至东汉年间则为我国土生土长的道教所吸收，从而为《神农本草经》可能系我国道教人士编撰提供了间接的证据。

# 《神农本草经》药名新诂二则

## 一、“彼子”考

彼子，乃彼树之果实，已早人药用，《神农本草经》卷三：说：“彼子，味甘温，主腹中邪气，去三虫、蛇螫、蛊毒、鬼注、伏尸，生山谷。”孙星衍等引陶弘景注说：“方家从来无用此者，古今诸医及药家子不复识。又一名罴子，不知其形何类也。”按：陶注非是。“彼子”之“彼”，与“柀”字通，故借“彼”为“柀”。《尔雅·释木》说：“柀，煔。”郭璞注：“煔似松，生江南，可以为船及棺材，作柱埋之不腐。”邢昺疏：“柀，一名煔，俗作杉（原误为“衫”，今改）。”陆德明《经典释文·尔雅音义下·释木》说：“柀，音彼，又匹彼反。煔，字或作‘杉’，所咸反，郭音芟，又音纤。”是“柀”又名“煔”，通作“杉”也。

煔，《说文》作“檆”，《说文·木部》说：“柀，檆也，从木，皮声。”檆，煔字同。《玉篇·木部》说：“柀，碑诡切，杉木也，埋之不腐，煔，所咸切，木名；杉，同上。”亦证“柀”为今之“杉木”也。然段玉裁《说文》“柀”下注引罗氏愿《尔雅翼》：“柀似杉而异，杉以材偁，柀又有美实，而材尤文采，其树大连抱，高数仞，叶似杉，木如柏，作松理，肌理细软，堪为器用，古所谓文木也。其实有皮壳，大小如枣而短，去皮壳可生食。《本草》有‘彼子’，即‘柀子’也。”据罗氏之说，则“柀”与“杉”有别，而《尔雅》、《说文》乃浑言之耳。析言之，则柀自柀，杉自杉；浑言之，则柀亦杉也，故“柀”有称之为“柀杉”者。

方以智《通雅·植物·木部》：“《尔雅》：‘柀，煔。’煔，一作‘檆’。汉安永初五年，合浦杉叶飞人洛阳以为瑞。嵇含言‘柀杉’。……（邓）潜谷以‘柀’似‘杉’为‘榧，《别录》作‘棑’，《神农本草经》有‘彼子’……”是“柀”又作“棑”、作“榧”。其果实“柀子”或“彼子”又作“榧子”，唐人已指出。《新修本草·木部下品》“榧实”下注：“此物是《虫部》‘彼子’也。《尔雅》云：‘彼，杉也。’其树大连抱，高数仞，叶似杉，其树如柏，作松理，肌细软，堪为器用也（原作‘堪器者’三字，不文，据《证类备用本草》引文校改）。”然因“彼子”何以为“榧子”之义未明，故人们至今仍不信“柀子”是“榧子”，而不知“彼子”即是“榧子”也。

考《说文》“柀”字，读若“甫委切”，而“匪”字，读若“非尾切”，二字声同可通，“柀”、“彼”俱谐“皮”声，例亦通假，故《诗·小雅·甫田之什·桑扈》说：“彼交匪敖”，《春秋·左襄二十七年传》引作“匪交匪敖”，《诗·小雅·甫田之什·采菽》说：“彼交匪纾，天子所予”，《荀子·劝学篇》引作“匪交匪舒，天子所予”。杨倞注：“《诗·小雅·采菽（菽，原误为“菜”，今改）》之篇。‘匪交’当为‘彼交'。"是"彼"、"匪"二字可通之证也。然"榧"之为字，《说文》、《玉篇》所无，其字"从木，匪声"，《类篇》读若"府尾切"，与"柀"、"匪"二字亦同声，例亦得通假为用也。以"柀子"为木之果实，故借"匪"为用时，特于"匪"字之左加一"木"旁以示其"从木"之义而作"榧子"。

上引《通雅·植物·木部》："柀……《别录》作'棑'。"可见"皮"、"非"二字作为字之偏旁，古亦可通，故古"九针"中之"铍针"，亦可写作"錍针"，如《灵枢·九针十二原第一》："铍针者，末如剑锋，以取大脓。"而《素问·病能论篇第四十六》："夫气盛血聚者，宜石而写之"，王冰注："石，砭石也，可以破大痈出脓，今以錍针代之"。是"錍针"即"铍针"也。

综上所述，彼子、柀子、榧子三者，字虽异而物则同也，乃柀杉之果实，医者用之以祛人体之寸白虫，今则通作"榧子"一名也。

## 二、"苦菜"考

《神农本草经》卷一："苦菜，味苦寒，主五藏邪气，厌谷，冒痹，久服安心益气，聪察少卧，轻身耐老，一名荼草，一名选，生川谷。"

**按** 苦菜，为一菜蔬名称，既入食用，又入药用，《礼记·月令》："孟夏之月……苦菜秀"，表明苦菜还是我国气候学"一年七十二候"的"物候之一"，《吕氏春秋·士容论·任地》也有"日至，苦菜死"的记载。

苦菜在我国古代文献中记录较早，春秋时代孔丘整理的《诗经》中就有多处论述，如《诗·国风·邶风·谷风篇》："谁谓荼苦，其甘如荠"，毛苌传："荼，苦菜也。"《诗·大雅·文王之什·绵篇》说："周原朊朊，堇荼如饴"，毛苌传："荼，苦菜也。"《诗·国风·豳风·七月篇》"采荼薪樗，食我农夫"，朱熹注："荼，苦菜也。"是苦菜亦单名"荼"，以其为"草"本，故《神农本草经》谓其"一曰荼草"。苦菜亦单称"苦"，如《诗·国风·唐风，采苓篇》"采苦采苦，首阳之下"，毛苌传："苦，苦菜也。"孔颖达疏："此荼也。陆玑云：'苦菜生山田及泽中，得霜恬脆而美，所谓堇荼如饴。'《内则》云'濡豚包苦'，用苦菜是也。"亦通作"苦荼"，《礼记·内则》"濡豚包苦实蓼"，郑玄注："苦，苦荼也"，《仪礼·公食大夫礼》"铏芼牛藿羊苦豕薇皆有滑"，郑玄注："苦，苦荼也。"《仪礼·士虞礼》"铏芼用苦"，郑玄注："苦，苦荼也"，此诸"苦荼"乃"苦菜"也，与《尔雅·释木》"槚，苦荼"之"苦荼"义别。

苦菜，又名"游冬"，《广雅·释草》说："游冬，苦菜也。"是其证。

综上所述，则知苦菜之为物，既曰"苦菜"，又曰"选"，曰"苦"，曰"荼"，曰"荼草"，曰"苦荼"，曰"游冬"。名虽有"七"，而其为物则"一"也。

《尔雅·释草》"荼，苦菜"，郭璞注："《诗》曰：'谁谓荼苦'，菜可食。"邢昺疏："此味苦可食之菜，一名荼，一名苦菜，《本草》一名荼草，一名选，一名游冬。案《易纬通卦验玄图》云：'苦菜生于寒秋，经冬历春，［得夏］乃成'，《月令》'孟夏苦菜秀'是也。菜似苦苣而细，断之有白汁，花黄似菊，堪食，但苦耳。"郝懿行义疏："……《诗·绵》正义引樊光曰：'苦菜可食者也'，《尔雅》释文引《本草》云：'苦菜名荼草，一名选，《别录》云：'一名游冬，生山陵道旁，冬不死。'《月令》：

‘孟夏之月苦菜秀’，《易通卦验玄图》云：‘苦菜生于寒秋，经冬历春，得夏乃成。’今苦菜正如此，处处皆有，叶似苦苣，亦堪食，但苦耳。《颜氏家训·书证篇》云：‘叶似苦苣而细，摘断有白汁，花黄似菊。’李时珍云：‘稍叶似鸛嘴，故名老鸛菜。’合颜、陆、李三说，可尽荼菜之形状。”是苦菜生于秋，经冬、春至夏而菜，其叶似苦苣而细，摘断则有白汁出，稍叶如鸛嘴，花黄如菊，味虽苦而堪食，南北皆有之。

此文苦菜因冒有“荼”名，且人久服则“少卧”，又凌冬不凋，陶弘景疑其为“茗”，而唐人已早指出其为误。然清代孙星衍等犹以“茗”注此文，岂不太粗疏哉！殊不知苦菜久服始少卧，茗则始服即少卧，久服则睡眠如常矣，二者见证有异，此其一；苦菜、茗，古代文献多两载之。如《尔雅》载“苦菜”于《释草》，载“茗”（其所谓“槚，苦荼”也）于《释木》，《新修本草》、《千金翼方·本草》、《证类备用本草》等均载“苦菜”于《菜部》，载“茗”于《木部》，二者记部有异，此其二；苦菜处处皆有，上引《诗》中之“邶”、“豳”、“周原”等地在我国北方，《月令》亦为中原文化，皆有苦菜，而茗独盛产于我国南方，北方无产也，二者产地有异，此其三。有此三别，其为二物甚明。药之同名异物者多矣，何得以“荼名”之“二物”混之不分而谓此文之“苦菜”为“茗”哉？

# 读《神农本草经》札记

## 1. 死肌

《神农本草经》孙星衍、孙冯翼辑本，卷一载“云母，味甘平，主身皮死肌”，“鞠华，味苦平，主……皮肤死肌，恶风湿痹”，“术，味苦温，主风寒湿痹，死肌”，“络石，味苦温，主风热死肌”，“细辛，味辛温，主……风湿痹痛，死肌”，“雄黄，味苦平寒，主疽痔死肌”，“枲耳实，主风湿周痹，四肢拘挛，恶肉死肌”，“白鲜，味苦寒，主湿痹死肌”，“厚朴，味苦温，主血痹死肌”，“鮀鱼甲，味辛微温，主创疥死肌”，“乌梅，味酸平，主偏枯不仁死肌”，“石灰，味辛温，主癞疾死肌”，“礜石，味辛大热。主蚀创死肌风痹”，“青琅玕，味辛平，主疥搔死肌”，“藜芦，味辛寒……去死肌”，“白及，味苦平，主伤阴死肌”，“闾茹，味辛寒，主蚀恶肉，败创死肌”，“蜀椒，味辛温。主皮肤死肌，寒湿痹痛”，“皂荚，味辛咸温，主风痹死肌”，“麋脂，味辛温，主死肌，寒风湿痹”，“班苗，味辛寒，主疽蚀，死肌”，“地胆，味辛寒，主恶创，死肌”等等，出现了大量的“死肌”一词。然而何谓“死肌”?《说文·死部》说：“死，澌也，人所离也，从歺人，凡死之属皆从死”，段玉裁注：“《水部》曰：‘澌，水索也’，《方言》：‘澌，索也，尽也’。是澌为凡尽之偁，人尽曰死。死、澌异部叠韵，形体与魂魄相离，故其字从歺人。息姊切”。《释名·释丧制》：“人始气绝曰死，死，澌也，就消澌也”。《礼记·曲礼下》说：“庶人曰死”，郑玄注：“死之言澌也，精气澌尽也”，释音：“𣩵，本又作澌，同，音赐”。《白虎通·崩薨》说：“庶人曰死，魂魄去亡。死之为言澌，精气穷也”，《曲礼》注：“死之为言澌也，精神澌尽”……《檀弓》云：“小人曰澌”，注：“死之言澌也”，《说题词》：“庶人曰死，魂魄去心。死之为言精爽穷也”，《广雅，释诂》卷五上：“死，澌也”，王念孙疏证：“《太平御览》引《春秋说解辞》云：“死之为言澌，精爽穷也”，《广雅·释诂》卷四上：“死，穷也”，王念孙疏证：“《大戴礼·本命篇》云：“化穷数尽谓之死”，《玉篇·歹部》说：“𣩵，思次切，死也，尽也，亦作澌”，又说：“死，息姊切，神尽也，穷也”，《龙龛手镜·歹部·去声》说：“𣩵，音赐，尽也，死之言𣩵也”。是人之随着气绝，人之整体化穷数尽而精神魂魄消澌也。人在其生命活动中，精神魂魄是伴随营卫气血在经脉系统内循环周身而维持正常功能的。邪气伤害某部，则人体局部或大或小就发生死肌，如《庄子·齐物论》说：“民湿寝则腰疾偏死”，陈鼓应注：“偏死，半身不遂”，马叙伦说：“‘偏’，借为‘痛’。《说文》曰：‘痛，半枯也’。”《素问·生气通天论》说：“汗出偏沮，使人偏枯”，枯，亦“死”也。《素问·病能论》说：“夫癰气之息者”，王冰注：“息，瘜也，死肉也”，肌，肉也。死肉，死肌也。而《辞源·歹部》引《唐杜甫杜工部草堂诗笺十七《乾元中寓居同苔县作歌》之一："中原无书归不得，寻脚冻皴皮肉死"谓其"失去感觉"。失去感觉者，《素问·痹论》说："皮肤不营，故为不仁"，王冰注："不仁者，皮顽不知有无也"，《素问·风论》说："卫气有所凝而不行，故其肉有不仁也"，王冰注："不仁，谓㿏而不知寒热痛痒"也。是《素问》之叫"不仁"，《神农本草经》叫"死肌"，其义一也。

## 2. 石锺乳

《神农本草经》卷一说：石锺乳，味甘温，主咳逆上气，明目益精，安五脏，通百节，利九窍，下乳汁，生山谷。

**按** 此文"石锺乳"之"锺"字，借为"湩"。湩为乳汁，《说文·水部》说："湩，乳汁也，从水，重声"，《玉篇·水部》说："湩，都贡切，江南人呼乳为湩"，《穆天子传》卷四说："因其牛羊之湩以洗天子之足"，郭璞注："湩，乳也。今江南人亦呼乳为湩，音寒冻反"，《列子·周穆王篇》说："具牛马之湩以洗天子之足"，杨伯峻集释："湩，乳也"。《龙龛手镜·去声·水部》说："湩，都弄反，乳汁也"，《广韻·去声·一送》说："湩，乳汁，巨鬼氏取牛马之湩以洗穆天子之足"。字亦借"重"为"湩"，《史记·匈奴列传》说："得漢食物皆去之，以示不如湩酪之便美也"，裴駰集解："湩，乳汁也，音都举反"。司马贞素隐："重酪，音湩酪二音。按《三仓》云'湩，乳汁也'。《字林》云'竹用反'。"《漢书·匈奴传》说："得漢食物皆去之，以视不如重酪之便美也"。颜师古注："重，乳汁也。重音竹用反。字本作湩，其音则同"。是"鍾"，"湩"，"重"在此形虽有三，而其义为"乳汁"则一也。

《太平御览·药部四·石锺乳》说："《列仙传》曰：'邛疏煮石髓而服之，谓之石锺乳'。是石锺乳乃矿物天然聚溜汁所成，如乳汁，黄白色"。妇人产后，乳汁缺乏者，服之能"下乳汁"以育儿也。故名之曰"石锺乳"。

《太平御览·药部四·石锺乳》又说："《水经》曰：'大洪山巖峰皆数百许仞，入石门得久，穴上素崖壁立，非人迹所及，穴中产锺乳，凝膏下垂，望若水雪，微津细液滴沥不断，幽穴潜远，行者不极'。《盛宏之荆州记》曰：'天门郡出石锺乳'。"可见我省古代亦产"石锺乳"，未卜现代还有否？

## 3. 血瘕

《神农本草经》卷一说："天名精，味甘寒，主瘀血，血瘕欲死，下血止血，利小便，久服轻身耐老。一名麦句姜，一名虾蟆蓝，一名豕首，生川泽。"

按此文"血瘕"之"瘕"，当读"蠱"。《尔雅·释诂下》说："蠱，疑也"。郝懿行义疏："……通作假。《诗》：'烈假不瑕'，《唐公房碑》作'癘蠱不瑕'。蠱，假音同，古读假如蠱也"。《说文·疒部》说："瘕，女（"女"字衍。《玉篇·疒部》说："瘕，公遐，公诈二切，久病也，腹中病也"，无"女"字，可证。）病也，从疒，叚声"，段玉载注："瘕葢腹中病"，亦引《钱氏大昕》曰："《唐公房碑》癘蠱不遐"，即郑笺之"癘瘕不瑕"也。足证此文之"瘕"读"蠱"无疑，是"血瘕"即"血蠱"也。

《神农本草经》卷三所载之"附子"、"水蛭"、"桃毛"，亦治"血瘕"即"血蠱"也。其实，"血瘕"这一病证名词，在《黄帝内经》一书里已经出现，如《素问·阴阳类论》说："二阳三阴，至阴皆在，阴不过阳，阳气不能止阴，阴阳并绝，浮为血瘕，沉为脓胕。"王冰注："脉浮为阳气薄阴，故为血瘕。"阐明了此"血瘕"的形成，为"阳气薄阴"然也。《金匮要略·果食菜穀禁忌并治》亦有"醋和酪食之，令人血瘕"的记载。

### 4. 淋闭

《神农本草经》卷一说：石龙刍，味苦微寒，主心腹邪气，小便不利，淋闭，风湿，鬼注，恶毒。久服补虚羸，轻身，耳目聪明，延年。一名龙须，一名草续断，一名龙珠，生山谷。

**按** 此文"淋闭"一词，分为"淋"、"闭"二者以释，不妥。《素问·宣明五气篇》说："膀胱不利为癃"，《素问·奇病论》说："有癃者，一日数十溲"，这概诸小便不利，小便涩痛在内也。其与"闭"字连用作"闭癃"，则为"小便点滴不通"也。癃，同。汉殇帝名"隆"，张仲景生在东汉，因避殇帝讳，故其著作中，只用"淋"而不用"癃"也。迨至三国时，不避殇帝刘隆讳，故《神农本草经》及《素问》"七篇大论"皆"淋"、"癃"同用。《灵枢·经脉》说："足少阴之别，名曰大钟，当踝后绕跟，别走太阳；其别者，并经上走于心包，下外贯腰脊。其病气逆则烦闷，实则闭癃"，《灵枢·本输》说："三焦者，足太阳少阴之所将，太阳之别也。上踝五寸，别人贯腨肠，出于委阳，并太阳之正，人络膀胱，约下焦，实则闭癃，虚则遗溺，遗溺则补之，闭癃则泻之"，《难经·十六难》作"闭淋"说："假令得肝脉，……其外证善结，面青，善怒；其内证脐左有动气，按之牢若痛；其病四肢满，闭淋，溲便难"是也。闭淋，倒言之则曰"淋闭"，《金匮要略·五藏风寒积聚病篇》说："热在下焦者，则尿血，亦令淋秘不通"，《素问·六元正纪大论》说："热至……，淋闭之病生矣"，《素问·五常政大论》说："涸流之纪"，《备急千金要方》卷二十一第二说："淋闭第二，论一首、方四十九首、证一首、灸法十五首"。秘、閟、闭三字通。余于1954年访汛救灾期间，在石首县农村，曾以"通关丸方而改丸为汤"，治愈一"癃闭"病人，应手取效："黄蘗一两，知母一两，肉桂一钱，以水煎服"。

### 5. 痼痓

《神农本草经》卷一说："鸡子，味甘微温，主除热，火疮，痼痓，可作虎魄神物"。

**按** 此文"痼痓"之"痓"，疑误，当作"痉"，以其二字形近而误为"痓"也。"痉"尚未见于《说文解字》，而首见于张辑《广雅》之书也。《广雅·释诂》卷三下说："痉，恶也"，《玉篇·疒部》说"痉，光至切，恶也"，"痉"从"疒"而训"恶"，乃是"恶病"也。《备急千金要方》卷五上第三说："夫痼，小儿之恶病也"，虽然《说文·疒部》说："疠，恶疾也"，《玉篇·疒部》说："瘌，力代切，恶疾也"，亦引《说文》"本力大切，恶疾也"。然"痉"从不与"疠"或"瘌"连用，是知"痉"与"疠"或"瘌"之义无关也。而"痉"字每与"痼"字连用以作"痼痉"，《针灸甲乙经》卷四第一下说："心脉满大，痼痉筋挛，肝脉小急，痼痉筋挛"，痉《素问·大苛论》、《太素·五藏脉诊》作"瘛"，说"心脉满大，痼瘛筋挛，肝脉小急，亦痼瘛筋挛"。《脉经》卷五第五作"瘌"，说："心脉满大，痼瘌筋挛，肝脉小急，痼瘌筋挛"。《诸病源候论·小儿杂病诸候一·风痼候》作"瘈"，说："诊得心脉满大，瘈瘲筋挛，肝脉小急，亦瘈瘲筋挛”。《灵枢·筋脉篇》说：“病在此者主瘈瘲及痓”，《针灸甲乙经》卷二第六说“病在此者主瘈瘲及痓（原误为“痓”，今改）”，《太素·筋经篇》说：“病在此者主瘈瘲及痓（原误为“痓”，今改），《针灸甲乙经》卷十二第十一下说：“小儿瘈瘲，手足扰，目昏，口禁，溺黄，商丘主之”，《备急千金要方》卷三十第四说：“昆仑主瘈瘲，口闭不得开”。是“瘲”、“瘲”、“瘛”、“痓”等字同也。

《神农本草经》之我见到五个辑本，其中“痓”、“痓”之有错误，兹改正之，“石胆”，孙星衍辑本、黄奭辑本、曹元宇辑本皆误为“痓”，今改。“独活”，日人森立之辑本误为“痓”，今改；“麝香”，日人森立之辑本误为“痓”，今改；“鸡子”，孙星衍辑本、顾视光辑本、日人森立辑本、黄奭辑本皆误为“痓”，今改；“石蜜”，日人森立之辑本、曹元宇辑本皆误为“痓”，今改；“竹叶”，孙星衍辑本、黄奭辑本皆误为“痓”，今改；“钩吻”，孙星衍辑本、顾视光辑本、黄奭辑本、曹元宇辑本皆误为“痓”，今改；“六畜毛蹄甲”，日人森立之辑本误为“痓”，今改；“鼠妇”，日人森立之辑本误为“痓”，今改。是否有当，就正于海内同道。

## 6. 色青翳　热利下重

《神农本草经》卷二说：“秦皮，味苦微寒，主风寒湿痹，洗洗寒气，除热，目中青翳，白膜，久服头不白，轻身，生川谷。”

**按**　吴普谓“岑皮，一名秦皮”，《名医别录》则曰“一名岑皮，一名石檀”。《说文·木部》于“岑”字加“木旁”作“梣”，训为“青皮木”，或作“𣘻”。段玉裁注：“《淮南书》曰：‘夫梣木色青而羸蝸瘉睆，此皆治目之药也’。高曰：‘梣木，苦歷木名也，生於山。剥其皮以水浸之，正青，用洗眼，瘉人目中膚翳’。正文各本为误，今考定如是。按《本草经》謂之秦皮，以‘一名岑皮’而声误为‘秦’耳。其木一名石檀，陶隐居云是‘樊槻木’。槻音规，《集韵》云：“江南樊雞木，其皮入水绿色，可解膠益墨’。‘樊雞’即‘樊槻’也。子林切”。其“色青翳”之“色”，当为《素问·腹中论》“一剂知，二剂已”之“已”字而误也。《淮南鸿烈集解》引王引之云：“‘色青翳’当做‘已青翳’。（注内“色青翳”同）已与瘉相对为文，已亦痛也，言梣木可以瘉青翳也。瘉今作愈。《吕氏春秋·至忠篇》‘王之疾必可已也’，高注曰：‘已，犹愈也’。故此注云‘用洗眼，瘉人目中膚翳，故曰已青翳也’。今正文及注皆作‘色青翳’者，涉注内‘青色’而误耳”。

仲景书中，每以秦皮、黄芩、黄连合白头翁组成“白头翁汤”，以治下利（痢疾）口渴欲饮水者，收到极佳的治疗效果。《金匮要略·下利病篇》所谓“热利下重（“下”、“重”二字误倒，今据《伤寒论·辨厥阴病篇》文乙转）者，白头翁汤主之”是也。《金匮要略·妇人产后病篇》还有“产后下利虚极，白头翁加甘草阿胶汤主之”，治疗产后或疲惫不堪之下利（痢疾）欲饮水者，亦效如桴鼓。仲景经验创立于东汉，疑《神农本草经》卷二“秦皮”条之“目中青翳白膜”下，脱去“热利下重”四字。

## 7. 商陆

《神农本草经》卷三说：“商陆，味辛平，主水张，疝瘕痹，熨除痈肿，杀鬼精物，一名易根，一名夜呼，生川谷。”

**按** 此文“商陆”之“商”，《肘后方》作“章”，称曰“章陆”。《尔雅·释乐》说：“章者，商也。”《晏子春秋·内篇谏上》说：“景公饮酒，七日七夜不止，弦章谏曰……”，孙星衍云：“弦章，《韩非子外储说》有“弦商”。“章”，“商”声相近，一人也。……《韩非·外储说左下》作“弦商”，当即“弦章”。苏舆云：孙、薰说是。“章”、‘商’古字通。《尚书·费誓篇》的‘我商赉汝’，《释文》曰：“商”，徐邈音章’。《荀子王制篇》“审诗商’，王引之读‘商’为‘章’，并其证”。商，既作“章”，商陆即是“章陆”，《肘后方》卷三第二十四说：“章陆根一斤，刮去皮，薄切之，煮令烂去滓，内羊肉一斤，下葱、豉、盐如食法，随意食之。肿差后，亦宜作此，亦可常捣章陆与米中半蒸作饼子，食之”，又方：“切章陆一升，以酒三升，渍三宿，服五合至一升，日三服之。”又作“当陆”，《肘后方》卷四第二十六说：“多取当陆根，捣蒸之，以新布藉腹上药，披著布上，勿腹上，冷覆之，昼夜勿息”，《备急千金方》卷二十一第四说：“羊肉一斤，当陆切一升，右二味，以水二升，煮令当陆烂，去滓，下肉，为臛，葱、豉，酢事事如臛法”小注云：“治卒肿满，身面洪大。”

《尔雅·释草》说：“蓫薚，马尾”，郭璞注：“《广雅》曰：‘马尾，商陆。本云：‘别名薚’。今关西亦呼为‘薚’。江东呼为‘当陆’。”郝懿行义疏：“薚，《说文》作‘募’。云：“‘艸枝枝相值，叶叶相当’。释文：‘蓫，他六反。薚，吕，郭：他羊反’。然则蓫、薚合声为‘当’，以其枝叶相当，因为之当陆矣。《易》之‘苋陆夬夬’，陆即当陆，《广雅》作‘蔏陆’，云‘常蓼，马尾，蔏陆也’。《说文》：‘蓳，艸也’，《玉篇》‘蓳栁，当陆别名’，又云“薚，蓳陸也。”蓳、蔏、当、薚、栁、陆，音俱相近，商与常，蓼与陆，古字音又同也。《本草》商陆一名募根，一名夜呼，如人形者有神。《蜀图经》云：“葉大如牛舌而厚脆，有赤华者根赤，白华者根白。”《苏颂图经》云：“商陆俗名章栁，多生人家园圃中，春生苗高三四尺，葉青如牛舌而长茎青赤，至柔脆，夏秋开红紫花作朵，根如蘆菔而长。”蔏与商同，蓳与章同，薚与募同。据《本草品汇精要》记载，药用白者，红者不可用。

# 医学随笔三则

我在阅读中医古典著作过程中，遇有疑义每为之细究而详考之，且随笔书之于纸，今择刊三则，以和同道们商讨。

## 一、释“宪”

《素问·玉机真藏论篇第十九》说：“脾传之肾，病名曰疝瘕，少腹冤热而痛，出白，一名曰蛊。”

**按** 此文“少腹冤热而痛”一句，《甲乙经》卷八第一上作：“少腹烦冤而痛”，是。其“烦冤”之词。《素问》一书屡有见用，如《阴阳应象大论篇第五》说：“齿干以烦冤，腹满死”，《疟论篇第三十五》说：“阴气先绝，阳气独发，则少气烦冤”，《气交变大论篇第六十九》说：“岁木太过……体重烦冤”，“岁土太过……体重烦冤”，“岁金太过……则体重烦冤”，“岁水不及……烦冤”，“示从容论篇第七十六》说：“肝虚、肾虚、脾虚皆令人体重烦冤”，“咳嗽烦冤者，是肾气之逆也”，等等。然此“烦冤”之“冤”字，《内经》注家多读为“冤枉”之“冤”字，误。考《说文·兔部》说：“冤，屈也，从兔，从冂，兔在冂下不得走，益屈折也。”其“冤”乃“冤”之正体，而“冤”即“冤”之俗写。“冤”，“冤”形近，而字书又未收“冤”字，故“冤”即被误读作“冤”。然此“冤”字，虽不见载于字书，只要根据古文字学的知识，按照古文字规律，考察一下其字的组织结构，仍可得出其可靠的声训。“冤”字“从宀”而“免声”，为“悗”之异体字，“悗”字“从心”而亦“免”声也。《素问·阴阳应象大论篇第五》所载；“齿干以烦冤腹满死”之文，《太素》卷三首篇则作“齿干以烦悗腹满死”；《素问·示从容论篇第七十六》所载“咳嗽烦冤者，是肾气之逆也”之文，《太素·脉论》则作“咳嗽烦悗，是肾气之逆”等等，亦为“冤”、“悗”二字古时可通之证。正是由于“冤”，“悗”二字古时同声通用，故“烦冤”之词，在《灵枢经》一书中多作“烦悗”，如其《四时气第十九》中谓“来（東）缓则烦悗”，其“癫狂第二十二》中所谓“汗出烦悗”，其《胀论第三十五》中所谓“四肢烦悗”等等均是其例。

“悗”之为字，“从心”而“免声”，《礼记·檀弓上》说：“檀弓免焉”，《礼记·檀弓下》说：“祖免哭踊”，郑玄注并云：“免，音问”，而《说文·口部》说：“问，讯也，从口，门声，”是“免”与“门”古声同。如此，则“悗”字通“闷”，以“悗”、“闷”二字俱“从心”而“声又同”也。《灵枢·寒热病第二十一》说：“舌纵涎下，烦悗，取足少阴”，《灵枢·血络论第三十九》说：“发针而面色不变而烦悗者何也？”史崧释音并云：“悗，音闷”；《灵枢·癫狂第二十二》说：“骨癫疾者，顑齿诸腧分肉皆满而骨居，汗出烦悗”，《甲乙经》卷十一第二载之作“骨癫疾者……汗出烦闷”；《灵枢·热病第二十三》说：“热病先身濇，倚而热，烦悗”，《甲乙经》卷七第一中载之均作“热病先身濇，烦而热，烦闷”，等等，均是“悗”与“闷”古通之证。是“烦悗”即“烦闷”也。《黄帝内经》中亦有写作“烦闷”者，如《素问·刺热论篇第三十二》说；“心热病者，先不乐，数日乃热，热争则卒心痛，烦闷……”；《灵枢·经脉第十》：“足少阳之别……其病气逆则烦闷”是也。

“冤”同“悗”，“烦冤”即“烦悗”，亦即“烦闷”，故上所引《阴阳应象大论篇第五》中“齿干以烦冤腹满死”之文，《甲乙经》卷六第七即作“齿干以烦闷腹满死”。其实，“烦冤”之词，在古典文学著作里，亦每有用之者，如《楚辞·九章·抽思》说：“烦冤瞀客，实沛徂兮”，《楚辞·九章·思美人》说：“蹇蹇之烦冤兮，陷滞而不发”。

冤，悗，字或作“鞔”。《吕氏春秋·孟春纪·重己》说：“胃充则中大鞔”，高诱注：“鞔读曰懑”。《急就篇》卷四说：“消渴欧逆欬懑让”，释音：“懑与闷同”。故“烦冤”、“烦悗”或“烦闷”又可写作“烦懑”，如《史记·扁鹊仓公列传》说：“蹶上为重，头痛身热，使人烦懑，”又说：“气鬲、使人烦懑，食不下”等，即是。

烦冤，即“烦懑”，《说文·心部》说“懑，烦也，从心，从满”；《汉书·司马迁传》说：“是仆终已不得舒愤懑以晓左右”，颜师古注：“懑，烦闷也。懑，音满。”故“烦冤”又可写作“烦满”。《金匮要略·疟病脉证并治第四》中“阴气孤绝，阳气独发，则热而少气烦冤”之文，《备急千金要方》卷十第六载之即作“阴气孤绝，阳气独发而脉微，其候必少气烦满”。《素问》中亦每有写作“烦满”者，如《热论篇第三十一》说：“故烦满而囊缩”，“则头痛口干而烦满”，其《评热病论篇第三十三》说：“有病身热汗出烦满，烦满不为汗解”，其《逆调论篇第三十四》说：“为之热而烦满者”，其《痹论篇第四十三》说“肺痹者，烦满，喘而呕”等是也。

综上所述，则“烦冤”、“烦悗”、“烦懑”、“烦满”、“烦闷”同，其义皆为烦乱满闷之证候也。

## 二、“天雄散”考

《金匮要略·血痹虚劳病脉证并治第六》载：“天雄散方：天雄三两炮，白术八两，桂枝六两，龙骨三两。右四味，杵为散，酒服半钱匕，日三服，不知，稍增之。”

**按** 本方刁然独立于此，未载明其所主病证，与本书他方之例不合。本书原方均为先述病证后列方，附方则均为方名下述其主治病证，而本方“天雄散”之体例独异，故除各注家有“原方”、“附方”之争外，其《医宗金鉴》竟疑而删之。其实，天雄散一方，实为张仲景之原方，惟文字讹误而致人生疑窦耳。

考本方上文所载：“夫失精家，少腹弦急，阴头寒，目眩（原注：“一作目眶痛”）发落，脉极虚芤迟，为清穀亡血失精。脉得诸芤动微紧，男子失精，女子梦交，桂枝（加）龙骨牡蛎汤主之。桂枝加龙骨牡蛎汤方：桂枝、芍药、生姜各三两，甘草二两，大枣十二枚，龙骨、牡蛎各三两。右七味，以水七升，煮取三升，分温三服。”这里“男子失精”与“女子梦交”并称，且同治以“桂枝加龙骨牡蛎汤”之方，说明其“失精”为“梦失精”，殆即后世之所谓“梦遗”，与首句“夫失精家”之“失精”指后世之所谓“滑精”者不同。在这一条文字中，前半既曰“失精家”（指滑精），后半又曰“男子失精”（指梦遗）；前半既曰“脉极虚芤迟”，后半又曰“脉得诸芤动微紧”（疑此句亦有字误），这样的文章结构，明是两条而被讹误并混在一起的，《脉经》卷八第六载此说：“夫失精家，少腹弦急，阴头寒，目眶痛（原注：“一作目眩”），发落，脉极虚芤迟，为清谷亡血失精。”又说：“脉得诸芤动微紧，男子失精，女子梦交通，桂枝加龙骨牡蛎汤主之。”正作两条，可为证明。如此，则其文通而理亦顺矣。

《外台秘要·虚劳梦泄精方》载：“深师……桂心汤，疗虚喜梦与女邪交接，精为自出。方：桂心、牡蛎熬、芍药、龙骨、甘草各二两炙，大枣三七枚一方十枚，生姜五两。右七味㕮咀，以水八升，煎取三升，去滓，温分三服。忌海藻、菘菜、生葱。”又载：“《小品》龙骨汤，疗梦失精，诸脉浮动，心悸，少（腹）急，隐处寒，目眶痛，头发脱者，常七日许一剂，至良。方：龙骨、甘草炙各二分，牡蛎三分熬，桂心、芍药各四分，大枣四枚擘，生姜五分。右七味切，以水四升，煮取一升半，分再服。虚羸浮热汗出者，除桂加白薇三分、附子三分炮，故曰‘二加龙骨汤’。忌海藻、菘菜、生葱、猪肉、冷水。”此“桂心汤”、“龙骨汤”二方的药用份量，虽与“桂枝加龙骨牡蛎汤”一方有异，但其三方均为“桂枝”、“芍药”、“甘草”、“大枣”、“生姜”、“龙骨”、“牡蛎”等七味药物所组成，观“桂枝加龙骨牡蛎汤方”文下之注，是宋人已认《小品》“龙骨汤”即仲景“桂枝加龙骨牡蛎汤”矣。这就进一步表明“桂枝加龙骨牡蛎汤”所治“男子失精”为后世之所谓“梦遗”更无疑义。

《诸病源候论·虚劳病诸候下·虚劳失精候》说：“肾气虚损，不能藏精，故精漏失。其病小腹弦急，阴头寒，目眶痛，发落”。此足证“夫失精家，少腹弦急……”等文乃论述后世之所谓“滑精”者，而非桂枝加龙骨牡蛎汤所主治。《外台秘要·虚劳失精方》中载：“范汪疗男子虚失精，三物天雄散方：天雄三两炮、白术八分，桂心六分。右药捣，下筛，服半钱匕，日三，稍稍增之。忌猪肉、冷水、桃、李、雀肉、生葱。”原注：“张仲景方有‘龙骨’。”这就清楚地告诉人们“夫失精家少腹弦急……”之证是治以“天雄散”，而“天雄散”一方是用以治疗“夫失精家，少腹弦急……”之滑精证的。从而不难看出：在“夫失精家，少腹弦急……”等文之下脱落了“天雄散主之”一句，而“天雄散”全方之文又被误置于“桂枝加龙骨牡蛎汤”方药之后，且前后两条之文又被并混在一起，遂致“天雄散”之方刁然独立而无所归属矣。

综上所述，本方“天雄散”和上条之文，如改正后则应作：

“夫失精家，少腹弦急，阴头寒，目眩，发落，脉极虚芤迟，为清谷亡血失精，天雄散主之。天雄散方：天雄三两炮，白术八两，桂枝六两，龙骨三两。右四味，杵为散，酒服半钱匕，日三服，不知，稍增之。”

“脉得诸芤动微紧，男子失精，女子梦交，桂枝加龙骨牡蛎汤主之。桂枝加龙骨牡蛎汤方：桂枝，芍药，生姜各三两，甘草二两，大枣十二枚，龙骨、牡蛎各三两。右七味，以水七升，煮取三升，分温三服。”

## 三、“侍赢”疏

马王堆汉墓出土竹简《养生方》第二卷说：“几已内脊，毋嗑，翕气，印下之，静身温之，曰侍嬴。”

**按** 此文“侍嬴”一词之义，今有释谓“侍——《吕览异用》‘养也’，‘以养疾侍老也’，《尔雅释诂》‘或作使也’。嬴——即盈，《广雅释义》‘余也’。”如此，则此文“侍嬴”之义，即为“养余”。然“养余”实为不词，其释恐非是。

考此文“侍嬴”，上文作“寺嬴”。“侍”、“寺”，均为“持”字之假借。《说文·人部》说：“侍，承也，从人，寺声”，又《说文·手部》说：“持，握也，从手，寺声”。“侍”、“持”二字俱谐“寺”声。例得通假。《周礼·天官冢宰》说：“寺人，王之正内五人”，郑玄注：“寺之言持也”。彼“寺”训“侍”义，此“寺嬴”之“寺”则为“持”字之借。“寺”、“侍”、“持”三字古可通用。是“寺嬴”、“侍嬴”，均为“持嬴”也。

嬴与“盈”通，《尔雅·释诂下》说：“溢，盈也”，郝懿行义疏：“盈之言嬴也”；《素问·六节藏象论篇第九》说：“关格之脉嬴”，林亿等人新校正：“古文‘嬴’与‘盈’通用”，是其证。“嬴”、“盈”古可通用，故“持嬴”诸书通作“持盈”，如《越绝书·吴内传》说：“天贵持盈”，《国语·吴语》说：“能用援持盈以没”，《国语·越语下》说：“夫国家之事有持盈”，《淮南子·原道训》说：“处危而不机，持盈而不倾”等等皆是。本《养生方》第二卷此文下亦有“八曰持盈”之语。

《说文·皿部》说：“盈，满器也”，《广雅·释诂上》说：“盈，满也”，《国语·周语上》说：“阳瘅愤盈”，韦昭注亦谓“盈，满也”。是“盈”之义可训“满”，故“持盈”亦作“持满”，如《素问·上古天真论篇第一》说：“不知持满”，《后汉书·申屠刚鲍永郅恽列传》说：“持满之戒，老氏所慎”，《孔子家语·三恕》说“敢问持满有道乎？”《淮南子·氾论训）说：“周公可谓能持满矣”，《管子·形势》说：“持满者与天，安危者与人”，等等。

《说文·水部》说：“满，盈溢也”，《广韵·上声·二十四缓》说：“满，莫旱切，盈也”。“满”、“盈”二字可互训，而“盈”与“嬴”通；其“持”、“侍”、“寺”三字古可通用，故“寺嬴”、“侍嬴”、“持盈”、“持满”，并字异而义同。

《越绝书·吴内传》说“天贵持盈。持盈者，言不失阴阳日月星辰纲纪也”，此言天道贵正常运行而不失其所。房玄龄注《管子·形势》说“能持满者，能与天合”，此言人道贵守盈不失而合于天道。此文所谓“侍嬴”之义，全同于《素问·上古天真论篇第一》中所谓“持满”，皆指男女交合当守持盈满而不能过为。如此而已，岂有他哉！

# 中国古代病证名词考

在祖国医学的古典著作里，一般说来，对于各个病证的命名，都是根据其病证实际赋于有一定的含义。因此，病证的名词，都在一定程度上体现了这一病证的某一特点。我们对病证名词的确切理解，就有助于对其病证的正确掌握，更好地发挥古典著作的作用。现在本文拟根据历史特点，运用训诂学知识，对唐代以前医学著作所载的病证名词先选择若干则加以疏证，供给有志于学习和研究祖国医学古典著作者的参考。

一、瘈瘲：瘈瘲为一病证名词，首先见于《黄帝内经》，如《灵枢·邪气藏府病形第四》说："心脉急甚为瘈瘲此为"，《灵枢·热病第二十三》说："热病数惊，瘈瘲而狂"等是。《伤寒论·辨太阳病脉证并治法》亦有"风温为病……时瘈瘲"之谓，《说文·疒部》说："瘈，小儿瘈瘲病也。从疒，恝声。瘲，病也，从疒，从声。"段玉裁注："瘈之言掣也，瘲之言纵也"，王念孙《广雅·释言》疏证亦谓"瘈之言掣、瘲之言纵也"。是"瘈瘲"义同"掣纵"，故古人又有写作"掣纵"者，《潜夫论·贵忠篇》说："哺乳太多则必掣纵面生癎"，就是其例。《诸病源候论·小儿杂病诸候一》论"癎"诸"候"中，或作"瘈瘲"，或作"掣纵"，亦是"瘈瘲"与"掣纵"义同之证。"掣"谓"手足牵引"，"纵"谓"手足掣引而乍又舒缓"。故所谓"掣纵"者，乃"手足乍掣乍纵"也，殆即今人所说之"抽搐"是也。验之临床实际，抽搐之证，实多见于小儿，故古人每训"瘈瘲"为"小儿病"也。

二、淋閟：淋閟为一病证名词，首先见于《黄帝内经》。《素问·六元正纪大论篇第七十一》中所载"热至则……淋閟之病生矣"之文是。考"淋閟"之词，未见于他篇，是其"淋"字当作"癃"。"癃"、"淋"二字古同声通用，后汉人因避殇帝刘隆之讳而改用"淋"，《汉书·地理志》说："隆虑"，裴骃集解引应劭注："隆虑山在北，避殇帝名，改曰'林虑'也。"可证。是本文之"淋"字亦即"癃"字也。本篇上文"凡此阳明司天之政"下正作"癃閟"，其《素问·五常政大论篇第七十》"涸流之纪"下亦作"癃閟"。

至于"閟"之为义，《说文·门部》说："閟，闭门也，从门，必声"。是"閟"义为"闭门"，《汉书·韩彭英卢吴传》说："绾愈恐，閟匿"，颜师古注；"閟，闭也"，《汉书·五行志》说："今命以时卒，閟其事也"裴骃集解引应劭注："閟，闭也"。据此，则"閟"有"闭"义，故可借"閟"为"闭"字，从而表明了"癃閟"即"癃闭"，"淋閟"亦为"癃闭"，乃《灵枢》中《本输第二》、《经脉第十》等篇所谓"闭癃"也，现在临床工作中一般谓之为"小便不通"。

癃闭，此文作"淋閟"，《金匮要略·五藏风寒积聚病脉证并治》则作"淋秘"，所谓"热在下焦者，则尿血，亦令淋秘不通"者是也。

三、疝瘕：疝瘕为一病证名词，首先见于《黄帝内经》，如《素问·平人气象论篇第十八》说："脉急者，曰疝瘕少腹痛"、《素问·玉机真藏论篇第十九》说："脾传之肾，病名曰疝瘕"等是。《说文·疒部》说："疝，腹痛也。从疒，山声"，《急就篇》卷四："疝瘕癫疾狂失响"，颜师古注："疝，腹中气疾上下引也；瘕，症也"。是"疝瘕"乃"腹中有疱块可移动而痛"之病证也，故《诸病源候论·疝病诸候·疝瘕候》说："疝者，痛也；瘕者，假也。其病虽有结瘕而虚假可推移，故谓之疝瘕也"。《神农本草经》亦用有"疝瘕"之词，如它所载的"防葵，味辛寒，主疝瘕"，"独活，味苦平，主……女子疝瘕"等等均是。

四、洞泄：洞泄为一病证名词，首先见于《黄帝内经》，如《素问·生气通天论篇第三》说："是以春伤于风，邪气留连，乃为洞泄"，《灵枢·邪气藏府病形第四》说："肾脉……小甚为洞泄"等等均是。《广雅·释言》说："泄，漏也"。凡器内之气漏出于器外皆为之"泄"。在人体，常因其所泄出之路不同而其泄异称，如从口咽出者，则曰"涌泄"；从皮肤出者，则曰"发泄"；从小便出者，则曰"渗泄"；从肛门出者，则曰"后泄"，亦谓之"泄利"也。《释名·释疾病》说："泄利，言其出漏泄而利也"，是"泄利"者，乃"大便失常而多水湿"也。由于大便泄利的缓急不同和排泄物有异，故《黄帝内经》中有濡泄、注泄、溏泄、骛溏、飧泄或洞泄之分。从而表明"洞泄"为"泄利"之一种也。

《急就篇》卷二说："乘风县钟华洞乐"，颜师古注："洞、犹'通'也"；《说文·竹部》说："筒，通箫也"，段玉裁注："所谓'洞箫'也"。可见"洞"、"通"义同。是"洞泄"者，"泄"而如"筒"之"通"者也，乃食物入胃未及加工消化而旋即完谷泄出也。《素问·生气通天论篇第三》此文，在《素问·阴阳应象大论篇第五》中作"春伤于风，夏生飧泄"，而王冰《素问·四气调神大论篇第二》注说："飧泄者，食不化而泄出也"。说明"洞泄"又叫"飧泄"，其证实为食物入胃未能消化而即泄出也，《诸病源候论·痢病诸候·水谷痢候》"其洞泄者，痢无度也"之释，恐欠确切。

"洞泄"之病，亦可单称为"洞"，《灵枢·邪气藏府病形第四》说："肾脉……微缓为洞。洞者，食不化，下嗌还出"是也。其字又作"衕"，《山海经·北山经》说："可以止衕"，郭璞注："治洞下也。音洞。然"下"、"泄"声近，其义可通，其"泄利"之词，《伤寒论》、《金匮要略》多写作"下利"，可证。是所谓"洞下"者，即"洞泄"也。

《史记·扁鹊仓公列传》说："迵风者，饮食下嗌而辄出不留"，又说："迵风之状，饮食下嗌辄后之"。其所谓"迵风"，亦即此"洞泄"之病证也。

五、戴眼：戴眼为一病证名词，首先见于《黄帝内经》，如《灵枢·终始第九》说："太阳之脉，其终也，戴眼……"。在《素问》的《诊要经终论篇第十六》及《三部九候论篇第二十》中亦均述有"戴眼"之证。《淮南子·俶真训》说："是故能戴大员者履大方"，许慎注："言能戴天履地之道"。是"天"曰"大员"而人"上戴"之，"地"曰"大方"而人"下履"之。据此，则"戴"有"上"义，故人覆帽于头上叫做"戴帽"。称"戴眼"者，谓"患者目睛无神而上视不转动"也，故王冰《素问·诊要经终论篇第十六》注说："戴眼，谓睛不转而仰视也"。

"戴眼"之词，倒言之则曰"眼戴"。《备急千金要方》卷八第二说："若眼戴精上插，灸两目眥后二七壮”，《千金翼方》卷二十六第七说：“唇青，眼戴，角弓反张，始觉发动，即灸神庭七壮”。此所谓“眼戴”者亦即《黄帝内经》中之“戴眼”也。

《问字堂集·杂文二·释人》说：眼谓之目。是“眼”又称“目”，故“戴眼”又称“戴目”。《说文·目部》说：“睊，戴目也，从目，间声”；《春秋小学》卷八说：“戴目者，上视也。”此“戴目”训“上视”，故段玉裁《说文·目部》注说：“戴目者，上视如戴然，《素问》所谓‘戴眼’也，诸书所谓‘望羊也’。《汉书·贾邹枚路传》亦有“使天下之人戴目而视”之文，惟其“戴目”之义，乃形容使人志视高远，非谓使天下之人皆有“戴目”之象也。

戴眼，《说文》称为“睊”。睊，字又作“瞯”，见《说文·目部》段玉裁注。《仓颉篇》卷中说：“瞯，目病也”，其训“瞯”为“目病”而未明言其为目病的若何之证。《广韵·上平声·二十八山》说：“睊，人目多白也”。“目多白”就是“戴眼”。“戴眼”之证，患者两睛上插，则其眼必露白多，故其曰“目多白”，亦即《周易·说卦》中所谓“多白眼”也。

# 读史小识——“脉”字之义当训为“诊”说

《史记·扁鹊仓公列传》说：“至今天下言脉者，由扁鹊也。”司马迁这里高度赞扬了扁鹊在诊法上的成就。众所周知，扁鹊是善于切脉法的，然从其本传所载的内容看，扁鹊似已掌握了望、闻、问、切等四诊，而尤精于望诊。这里的“脉”字当训为“诊”，乃泛指望、闻、问、切等各种诊法，非独指切脉法也。有谓扁鹊擅长于切脉法者，只是对此字之误解耳。

《素问·脉要精微论》说：“夫脉者，血之府也”。脉为人体的经脉。经脉的变动，即为人体的疾病。人体有病，可参合在人体脉动部以手循按审察经脉的变动情况而诊断之。这种以手循按而审察经脉的变动，叫做“切脉”。切脉，又叫“切诊”又叫“脉诊”，也叫“切脉诊”，是祖国医学的重要诊法之一。因为“切脉”是一种诊法，故“脉”字之义可引伸而为“诊”。

“脉”字之义训为“诊”，其于字书上虽无据，然在古代医学典籍里却是屡见不鲜的。如《素问·金匮真言论》说：“……故（冬）藏于精者，春不病温；夏暑汗不出者，秋成风疟。此平人脉法也。”此处未及脉象而说“此平人脉法也”，是此“脉法”即为“诊法”也；再如《素问·经脉别论》说：“黄帝问曰：‘人之居处动静勇怯，脉亦为之变乎？’岐伯对曰：‘凡人之惊恐恚劳动静皆为变也。是以夜行则喘出于肾……当是之时，勇者气行则已，怯者则著而为病也，故曰诊病之道，观人勇怯骨肉皮肤，能知其情，以为诊法也’”此处黄帝问以“脉”是否“为之变”，岐伯对以“喘”之所“出”而未及脉象，且一则曰“诊病之道”，再则曰“以为诊法也”，是此“脉”字即为“诊”义也。又如《素问·示从容论》说：“臣请诵《脉经上下篇》甚众多矣，别异比类……明引比类从容，是以名曰《诊经》”（经，原误为“轻”，今据新校正引《太素》文改）。此处前者曰《脉经》，后者曰《诊经》，是“脉”字之义即为“诊”矣。还有《素问·金匮真言论》所谓“故善为脉者，谨察五藏六府一逆一从，阴阳表里雌雄之纪”者，即“故善为诊者，谨察五脏六府一逆一从，阴阳表里雌雄之纪”也；《素问·疏五过论》所谓“善为脉者，必以比类奇恒从容知之”者，即“善为诊者，必以比类奇恒从容知之”也，《金匮要略·肺痿肺痈咳嗽上气病脉证治》所谓“病咳逆，脉之何以知此为肺痈，当有脓血”者，即“病咳逆，诊之何以知此为肺痈，当有脓血”也；《金匮要略·水气病脉证并治》所谓“病者苦水，面目身体四肢皆肿，小便不利，脉之不言水，反言胸中痛”者，即“病者苦水，面目身体四肢皆肿，小便不利，诊之不言水，反言胸中痛”也，等等。这些都表明了“脉”字可作“诊”用，无怪乎司马迁为扁鹊立传时，于此将“诊”字写作“脉”了。

其实，“脉”字之义训为“诊”，不仅在古文献中屡用，而且在人民群众的生活语言里也在用。例如现在有些地方称医者的“诊法高明”，犹谓之为“脉技好”，这就是“脉”字这种用法的体现。

# 《史记》仓公火齐汤考

清代尤怡，字在泾，撰写了一本《医学读书记》，其在《续记》中记述“仓公治病，恒用火齐汤，而其方不传，刘宗厚云即黄连解毒汤是”。尤怡称其“未知何据”？而尤怡自己则说：“仓公用治齐郎中令之涌疝中热，不得前溲（《史记》“溲”前有一“后”字），齐王太后之风瘅热（《史记》无“热”字）客脬，难以大小溲，溺赤”，而主张治以“清寒彻热”之剂。这仅仅将一个“处方”换成一个“治则”，同样未足以据。因为除齐郎中令、齐王太后二病外，还有一例用火齐汤治愈者。“齐北官司空命妇出于病……臣意诊其脉，曰：‘病气疝，客于膀胱，难以前后溲，而溺赤。病见寒气则遗溺，使人腹肿。’出于病得之欲溺不得，因以接内。……臣意即灸其足蹶阴之脉动，左右各一所，即不遗溺而溲清，小腹痛止。即更为火齐汤以饮之，三日而疝气散，即愈。”此例“病见寒气则遗溺，使人腹肿”，“溲清，小腹痛止”，“更为火齐汤以饮之，三日而疝气散，即愈”，这绝非黄连解毒汤或“清寒彻热”之剂所能治也。还有齐淳于司马之病迥风，饮食下嗌辄后之，治用火齐米汁，故阳虚候之病痹，根在右胁下，大如覆杯，喘逆不能食，治用火齐粥，气下能食，更服丸药愈。亦不是黄连解毒汤或“清寒彻热”之剂所能奏效也。其实，仓公火齐汤非一方名，亦不是一个治则。考《礼记·月令》说“火齐必得”，郑玄注“火齐，腥孰之调也”，孔颖达疏“调炊米和酒之时，用火齐生孰必得中也”，陈澔注亦说“必得，适生熟之宜也”，孰与熟同。《淮南子·时则训》说“火齐必得”，高诱注“炊亨必得其适”，亨，读“烹”。《荀子·疆国篇》说“金锡美，工冶巧，火齐得”，杨倞注：“火齐得，谓生熟齐和得宜。”《海录碎事·煎和门》说：“火剂，言煎熟滋味也。”剂，与“齐”同。《韩非子·喻老篇》说：“扁鹊曰：病在腠理，汤熨之所及也；在肌肤，针石之所及也；在肠胃，火齐之所及也”校勘组注：“齐，同剂。火齐，清火去热的汤药。”注谓火齐为“汤药”是，但是谓其汤药为“清火去热”之剂则不必然也，以其未论及相关病证也。

综述所述，火齐乃是指“火候”，而火齐汤则是今日之“煎剂”也，是一种“剂型”，不是“方名”，亦非“治则”。

# 中国古代"熨斗疗法"稽考

1991年7月7日《文摘报》第四版"体育与健康"栏中，转载了6月23日《珠海特区报》一则消息，即所谓"日本的熨斗健康法"，说"日本出现了一种新式健康法——用熨斗熨人身。发明这种新颖健康法的日本大阪健康顾问名田茂说，用熨斗疗法对肩膊疼痛、便秘、发冷等症十分有效。不过并非身体每个部位都可以熨……。"这里把熨斗疗法的发明人，说成是日本人名田茂，是不符合历史事实的。只要翻开中国历史，就可以清楚地看到，早在2000多年以前，熨斗疗法就被中国古代医学家发明出来而运用于临床治疗上了。现在这里就来稽考一下熨斗之为物及其在我国用于治疗疾病成为一种治疗方法的情况。

"熨斗"一词，从所见到的文献看，它首先见于《晋书·韩伯传》，所谓"母方为作襦，令伯捉熨斗"者是也（《太平御览》载，《帝王世纪》有"纣先作大熨斗"，《三辅故事》有"董卓环铜人十枚为小钱熨斗"之文。然则何为"熨斗"？熨字本作"尉"，隶书作"尉"，其"熨"乃俗体。尉、尉、熨三字，形虽异而义则同也。《玉篇·火部》说："尉，于贵切，申帛也"；《广韵·入声·八物》说："尉，火展帛也"；《说文·火部》说："尉，从上按下也，从尉又持火，所以申缯也"。段玉裁注，"𡰥，古文仁。𡰥又，犹'亲手'也。"是"熨"乃"亲手持火以伸展缯帛使其皱折舒平"也。所谓："亲手持火"者，实有所依也。如谓亲手直接操持其火，则火必先灼其手，何能伸展其缯帛为？然其所依者，则"斗"是也。何谓"斗"？《说文·斗部》说："斗，十升也，象形，有柄"，是"斗"乃"有柄"之"量器"也。其既为量器，则必可受盛，而能用作"容器"矣。《诗·大雅·生民之什·行苇》说："酌以大斗，以祈黄耇"，毛苌传："大斗，长三尺也"，孔颖达疏："大斗，长三尺谓其柄也"，《大戴礼记·保傅》说："太宰持斗而御户右"，王聘珍解诂："斗，所以斟也"。是"斗"乃"有柄之酌酒容器"也。斗为容器，既可盛酒以酌，亦可盛火以熨，《晋书·韩伯传》所载"火在斗中，而柄尚热"之语，正证明了这一点。惟其斗中盛火，故称其曰"火斗"。斗中盛火而熨以伸展缯帛，故《广韵·去声·八未》引应劭《风俗通》说："火斗曰尉"，《小学钩沉》卷七载《通俗文》亦说："火斗曰尉"。手持火斗以伸展缯帛曰"熨"，故后又称其火斗曰"熨斗"。

熨斗之为用，本在于用其温热效应以伸展缯帛皱折，而我国古代医家则援之以治人体因寒邪所致气血不平的疾病，从而发明了治疗疾病的"熨法"，现又称之为"熨斗疗法"。

我国发明熨法治病的时间，这里且撇开《史记》所载虢国中庶子所言上古医家俞跗就已掌握熨法治病的传说不论，至迟在春秋战国时代，熨法已被发明出来而常用以治疗疾病，扁鹊治疗虢太子尸厥病，在针刺三阳五会太子苏醒后，就使子豹为其进行了“五分之熨”以治之。我国现存战国末期的一部划时代医学著作《黄帝内经》，就把熨法作为重要治病方法之一，《灵枢经·病传第四十二》所载“余受九针于夫子，而私览于诸方，或有导引、行气、乔、摩、灸、熨、刺、焫、饮药之一者，可独守耶？将尽行之乎？”等文可证。《黄帝内经》还指出了多种病证都适宜于熨法治疗，《素问·玉机真藏论篇第十九》说：“今风寒客于人……或痹不仁肿痛，当是之时，可汤熨及火灸刺而去之”；《素问·血气形志篇第二十四》说：“形苦志乐，病生于筋，治之以熨引”等是也。《黄帝内经》并记载了古代医家在熨法基础上，又发明了“药熨法”，《素问·调经论篇第六十二》说：“病在骨，焠针、药熨”，《灵枢·寿夭刚柔第六》说：“……刺大人者，以药熨之。黄帝曰：药熨奈何？伯高答曰：用醇酒二十升，蜀椒一升，干姜一斤，桂心一斤，凡四种，皆㕮咀，渍酒中，用绵絮一斤，细白布四丈，并内酒中，置酒马矢煴中，盖封涂，勿使泄，五日五夜，出布，绵絮曝干之，干复渍，以尽其汁，每渍必晬其日乃出干，并用滓与绵絮，复布为复巾，长六七尺、为六七巾，则用之生桑炭炙巾，以熨寒痹所刺之处，令热入至于病所，寒复炙巾以熨之，三十遍而止，汗出以巾拭身，亦三十遍而止，起步内中，勿见风。每刺必熨，如此病已矣。”这种药熨法，用药酒渍布以为巾，炙巾置于肌肤而行熨，无疑加大了熨法的作用。是故病在筋肉者，可治以熨法，而病在骨者，则必用药熨为治，此《黄帝内经》之所以有“药熨”之创也。长沙马王堆汉墓出土的《五十二病方》也记载了多种病证用熨法治疗，如：

1.《伤痉》：“痉者，伤，风入伤，身信（伸）而不能诎（屈），治之，熬（熬）盐令黄，取一斗，裹以布，卒（淬）醇酒中，入即出，蔽以市，以熨头。熬则举，适下。适下为口裹更（熨熨）寒，更熬（熬）盐以熨，熨勿绝。一熨寒汗出，汗出多，能熬（屈）信（伸），止。熨时及已熨四日内，口口衣，毋见风，过四日自适。熨先食后食次（恣）。毋禁，毋时，令。”

2.《婴儿索痉》：“索痉者，如产时居湿地久，其肎直而口钔，筋挛难以信（伸）。取封殖土冶之，口口肎二，盐一，合挠而（蒸），以扁（遍）熨直肎挛筋所。道头始，稍口手足而已。熨寒口口复（蒸），熨乾更为。令。”

从以上引文，可以清楚地看出，这时熨法治病，已扩展到不用熨斗，而根据不同病情，选用不同药物，加热，布裹，乘热以烝病体。故其又有“烝熨法”之称，《华氏中藏经》卷中第四十七所谓“夫病……有宜蒸熨者”是也。该书卷中第三十九、第四十七中还对熨法的治疗作用、治证和禁忌，都作了简明阐述，熨则助其阳也”，“蒸熨，辟冷煖，洗生阳”，“脉迟则熨之”，“宜蒸熨而不蒸熨，则使人冷气潜伏，渐成痹厥”，可见熨法在临床上的治疗作用。但“皮肤不痹，勿蒸熨”，则熨法又不可滥用矣。《金匮玉函经》也记述了熨法的治证和禁忌，前者如《辨可火病形证治》所载“下利，谷道中痛，当温之，以为宜火熬末盐熨之，一曰炙枳实熨之”之文是；后者如《辨不可火病形证治》所载“伤寒，脉阴阳俱紧，恶寒发热，则脉欲厥……熨之则咽燥”之文是。《伤寒论·辨太阳病脉证并治中》还记载了熨法误例：“太阳病二日，反躁，反熨其背，而大汗出，大热入胃，胃中水竭，躁烦，必发谵语……。”

在两汉魏晋南北朝时期，我国熨法治病，已经逐渐积累了丰富的经验，成为医家治病的重要手段之一，以致一些官吏论事也喜援之以为说，《南史·郭祖深列传》所谓

"医诊则汤、熨、散、丸"是其例。隋代巢元方所著《诸病源候论》一书每谓"其汤、熨、针石，别有正方"也可证熨法在当时医疗上的地位。宋代《圣济总录·治法篇》也对熨法作了专题论述。

熨法使用简便，不仅为医家所掌握，而且亦为广大民间所使用。在我国农村，常可看到人们肢体寒痹，则用瓦砖置桑柴火中烧热，取出，布裹，乘热以蒸熨；腹部寒痛，则用麦麸炒热，盛小碗中，布裹，乘热以蒸熨。二者均注意防止烫伤。这与熨法发明早期以熨斗盛火行熨治病在工具形态上虽不相同，但其利用温热治病则完全一致，犹如起初用有柄之铜斗盛火以申缯，后改用有柄之铁制长方形板块俗所谓"烙铁"者置火中烧热取出以申缯，今又改用有柄之金属棱形熨具通电以申缯。三者形虽异，而其用热申缯并行熨时缯上垫以含湿之布则一，故其虽已无盛火之处，至今仍称之曰"熨斗"也。从而有力地证明了"熨斗疗法"乃是中国古代医家早在数千年前已发明，而不是日人今日所初创也。

# “痓”非“痙”的俗体字

本刊《中医药通报》2005年第1期刊载了李怀之同志所写《中医古籍中“痙”作“痓”之原因考》一文，认为“痓”为“痙”之俗写，其一则曰“笔者认为，‘痓’实为‘痙’的俗字。所谓俗字，是指与正字相对而言的主要流行于民间的通俗字体”，再则曰“因此笔者以为，医书中出现的‘痓’实为‘痙’的俗写字变体”，三则曰……。可见作者非常自信地认定“痓”就是“痙”的俗体，殊不知“痙”、“痓”二字各有自己的义训，是不同的两个字。古医书上不少“痙”字之所以成为“痓”字者，乃由于“痙”、“痓”二字因形近而致误也。下面我们就来认识一下“痓”字并不是“痙”之俗体字。

众所周知，汉字的构成，都是具有“形”、“音”、“义”三要素的。因而，俗体字和它的本字，应该只有“形”的差别，而“音读”和“义训”都相同才有可能。否则，必不成其为俗体字也。然考后汉许慎《说文·疒部》说：“痙，疆急也，从疒，巠声”，而无“痓”字，其“痓”字首见于魏·张揖《广雅·释诂》，说：“痓，恶也”。梁·顾野王《玉篇·疒部》说：“痙，渠井切，风强病也”，“痓，充至切，恶也”。《广韵·上声·四十静》说：“痙，风强病也，巨郢切”，同书《去声·六至》说：“痓，恶也，充自切”，《集韵·上声·四十静》说：“痙，巨井切，《说文》：‘疆急也’。又其书《去声·六至》说：“痓，充至切，《博雅》：‘恶也’，一曰风病”。《类篇·疒部》说：“痙，巨井切，《说文》‘疆急’”，“痓，充至切，《博雅》：‘恶（也）’，一曰风病”。“疆”、“强”字同，《博雅》即《广雅》。是“痙”训“强急”，而音“巨井切”，据《素问·至真要大论》“诸痙项强，皆属於湿”，则此“强急”为“项背强急”也，“痓”则训“恶”而言“充至切”。“痙”、“痓”二字的“义训”、“音读”皆不同，故当各为独立的字，“痓”字必不为“痙”的俗体字无疑，惟“痓”之训“恶”义不甚明，以致文章作者提出了“至于《广雅》的作者为何将‘痓’释为恶义，却不得而知”。然根据文字“六书”规律，此“痓”当为“形声字”，从“疒”而“至”声。《说文·疒部》说：“疒·倚也，人有疾病也，象倚箸之形，凡疒之属皆从疒”。“痓”字《广雅》训为“恶”，《玉篇》、《广韵》、《集韵》、《类篇》等字书皆随之，字义训“恶”而字形则从“疒”，其“恶”为“疒之属”则为“恶病”矣，《龙龛手镜·疒部·去声》“痓”字下引《玉篇》说：“音积，恶病也”，正作“恶病”，可证。何谓“不得而知”？惟“恶病”之称，古有三焉：一者，指疫病，流行病也，《说文·疒部》说：“癘、恶疾也”段玉裁注：“今义……训疠为疠疫，古多借厉为疠，《公羊传》作痢，何注云：‘痢者疾疫也’。”是；二者，指麻风病，《史记·仲尼弟子列传》说“伯牛有恶疾”是；三者，指小儿癎证，《备急千金要方》卷五上第三说：“夫癎，小儿之恶病也”是。此“痓”字所体现的恶病，既非疫厉之恶病，也非麻风之恶病，实乃小儿癎之恶病也。请看《甲乙经》卷四第一下说：“心脉满大，癎痉筋挛，肝脉小急，癎痉筋挛”，两“痉”字《素问·大奇论》皆作“瘛”，说“心脉满大，癎瘛筋挛，肝脉小急，癎瘛筋挛”，而《脉经》卷五第五则皆作“瘈”，说“心脉满大，癎瘈筋挛，肝脉小急，癎瘈筋挛”，《玉篇，疒部》说“瘛，小儿瘛瘲病也。瘈，同上”。是“痉”、“瘛”、“瘈”，三者形虽异而义则同也。《说文·疒部》说：“瘛，小儿瘛瘲病也”。段玉裁注：“今小儿惊病也。瘛之言掣也，瘲之言纵也”。《急就篇》卷四说：“痈疽瘛瘲痿痹痮”，颜师古注：“瘛瘲，小儿之疾，即今癎病也”，《伤寒论·辨太阳病脉证并治上》亦有“风温之为病……剧则如惊癎，时瘛瘲”之文，所谓“时瘛瘲”者，今谓之“阵发性抽搐”也。“抽搐”乃癎病的主要证候，为“动象”。《素问·阴阳应象大论》说：“风胜则动”，而“动”为“风”象，故《集韵》有“一曰风病”之说。据此，则“痉”为“瘛”的异体字，而非“痓”的俗体字，殆无疑义矣。痓病是以项背强急，甚至角弓反张为主，时或见有肢体抽搐；癎病则以突然僵仆、口吐泡沫、肢体抽搐为主，时或角弓反张。但二者的证状区别在于，如《诸病源候论·小儿杂病诸候·风癎候》所说：“病发时，身软时醒者，谓之癎；身强直反张如尸，不时醒者，谓之痓”。

《说文》为《说文解字》一书的简称，乃后汉·许慎著。书中无“痓”字，可能正表明“痓”之为字乃晚出，故早于《说文》的《黄帝内经》中不当有“痓”字，今本有“痓”字者，乃后世转抄而误“痉”为“痓”也。以“痉”字行书作“痉”而与“痓”形近易误所致。如《素问·气厥论》说：“传为柔痓”，王冰注：“痓谓骨痓而不随，气骨皆热，髓不内充，故骨痓强而不举”。王注正是“痉”字之义。可见此“痉”误为“痓”是在王冰之后矣。又如《素问·厥论》说：“发喉痹嗌肿，痓”，新校正云：“全元起本‘痓’作‘痉’”。则可见《素问》王次注本此“痉”误为“痓”，在王冰之后、林亿等新校正之前，而全元起本不误仍作“痉”也。还有《黄帝内经太素·经筋篇》说：“病在此者主癎瘈及痓”，杨上善注：“痓，擎井反，身强急也”，杨注之音读、义训皆为“痉”字，则此“痉”字误为“痓”是在杨上善之后也。《灵枢·经筋篇》载此文正作“病在此者主癎瘛及痉”。惟《素问·五运行大论》中“其病痓”的“痓”字当不为误，以其篇著于三国时也。我在以前写《运气七篇成书年代考》时，曾误信新校正谓此“运气七篇”，“乃《阴阳大论》”之说，将其成书下限定在东汉末年，其实应定在三国时为妥。三国时道教人士撰写的《神农本草经》一书则数用“痓”字矣。至于后汉·张仲景所著《伤寒论·辨痓湿暍病脉证》篇中的“痓”字亦皆作“痓”者，南宋金人成无已在其第一条“伤寒所致，太阳痓湿暍三病，宜应别论，以为与伤寒相似，故此见之”文下，已指出其误。成注说：“痓，当作痉，传写之误也。痓者，恶也，非强也。《内经》曰：肺移热於肾，传为柔痉，柔为筋柔而无力，痉为骨痉而不随，痉者强也，《千金》以强直为痉。《经》曰：颈项强急，口噤，背反张者，痉。即是观之，痓为痉字明矣”。从而可知《伤寒论》该篇之“痉”误为“痓”已在成无已之前矣，而《康平本伤寒论》该篇“篇题”下有小注曰：“一本作痉”，是日本康平年间尚有作“痉”而不误的《伤寒论》传本。该文作者因误信自已所说“痓”为“痉”的俗体字，遂混淆了“误字”和“俗体字”的区别，以致把古贤的正确注解，概斥之为“不识‘痓’为‘痉’字的俗写字体”而给以否定，殊不知“痉”，“痓”二字的“形”、“音”、“义”三者皆不同，“痓”是“痓”，“痉”是“痉”二者各自独立成字，而绝对不可能是一字的“正体”、“俗体”也。

# 考“宛”

“宛”之为字，“从宀”而“免声”，形声字也。《说文解字》一书漏收，故今人多不识，而误读为“冤枉”之“冤”。绝对误甚！

在中医药文献里，《黄帝内经·素问》中，每有用“宛”字者，如《阴阳应象大论》说：“齿干，以烦宛腹满死。”《玉机真藏论》说：“脾传之肾，病名曰疝瘕，少腹宛热而痛。”［民国二十年（公元1931年）中原书局石印本《黄帝甲乙经》卷八第一上］载此文作“少腹烦宛而痛”，《疟论》说：“阴气先绝，阳气独发，则少气烦宛。”《气交变大论》说：“岁木太过……飧泄食减，体重烦宛。”“岁土太过……清厥，意不乐，体重烦宛。”“岁金太过……肃杀而甚，则体重烦宛。”“岁水不及……烦宛。”《示从容论》说：“肝虚，肾虚，脾虚，皆令人体重烦宛”，又说：“咳嗽烦宛者，是肾气之逆也。”等等。其后医者亦有用“宛”字者。《金匮要略·疟病篇》说：“则热而少气烦宛。”（元刊本、俞桥本、赵开美本皆作“宛”）。《针灸甲乙经》卷七第五亦说：“则热而少气烦宛”［民国二十年（公元1931年）中原书局石印本《黄帝甲乙经》］。《诸病源候论·蛊毒病诸候上·蛊毒候》说：“昔有人食新变鲤鱼中毒，病心腹痛，心下硬，发热烦宛，欲得水洗沃。”《外台秘要·毒蛊杂疗方五首》说：“《小品》……治有人食新变鱼取饱中毒，病心腹痛，心下坚，发热烦宛，欲得水沃身。”《外台秘要·许仁则疗霍乱方三首》中：“干霍大小便不通，烦宛欲死”等文皆是。且在中国古代文史典籍里，用“宛”字也不乏其例。《楚辞·九章·抽思》说：“烦宛瞀容，实沛徂兮。”《九章·思美人》说：“蹇蹇之烦宛兮，陷滞而不发。”《七谏·谬谏》说：“心悇憛而烦宛兮，蹇超摇而无冀。”《哀时命》说：“魂眇眇驰骋兮，心烦宛之忡忡。”（均见《四部丛书》本）《文选·宋玉风赋》说：“勃郁烦宛，衝孔袭门。”《文选·嵇叔夜琴赋》说：“佛惘烦宛，纡馀婆娑。”《晋书·孝愍帝纪》说：“枕戈烦宛，肝心抽裂。”《陈书·本纪·世祖》说：“穷酷烦宛，无所追及。”《战国策·燕策》说：“何劳烦大王之廷也。”鲍彪注：“烦，宛也。”此以‘宛’字释“烦”字也。

《吕氏春秋·孟春纪·重已》说：“味众珍则胃充，胃充则中大鞔，中大鞔则气不达。”高诱注：“鞔读曰懑。不胜食气，为懑病也。”鞔，“从革，免声”，“宛”，“从宀，免声”，二字俱皆“免声”，例得通假。然“免”者，《礼记·檀弓上》说：“檀弓免焉。”陆德明释文：“免，音问。”《礼记·檀弓下》说：“袒免哭踊。”郑玄注：“免，音问。”问，懑声近。《说文·心部》说：“懑，烦也，从心满。”上引鲍彪注《战国策》以“宛”字释“烦”，此又以“烦”字释“懑”，是“宛”（“鞔”、“懑”）、“烦”两字义通，叠词同义也。段玉裁注此文说：“烦者，热头痛也，引伸之，凡心闷皆为烦，《问丧》曰：‘悲哀志懑气盛。’古亦假满为之。满亦声。《广韵》‘莫旱切’，大徐‘莫困切’。”其“懑”借作“满”者，《素问·热论篇》说：“厥阴脉循阴器而络于肝，故烦满而囊缩。”《素问·痺论篇》说：“肺痺者，烦满喘而呕。”是其例也。

《灵枢经》全书无“宛”字，皆作“悗”。《灵枢经·寒热病》说：“舌纵涎下，烦悗，取足少阴。振寒，洒洒鼓颔，不得汗出。腹胀、烦悗，取手太阴。”史崧音释：“悗，音闷。”《灵枢·热病篇》说：“热病身先濇，倚而热，烦悗。”《灵枢·胀论篇》说：“脾胀者，善哕，四肢烦悗。”《灵枢·血络论篇》说：“发针而面色不变而烦悗者何也?”又：“刺之血出多，色不变而烦悗者，刺络而虚经，虚经之属于阴者阴脱，故烦悗。”悗，《黄帝内经·太素》又作“烦悗”，又作“烦惌”，如《太素·营卫气行》说：“清浊相干，乱于胸中，是谓大惌。”杨上善注：“惌音闷。”《黄帝内经·太素·脉论》说：“惌瞀”杨上善庄：“惌，音闷也。”《黄帝内经·太素·诸风数类》说：“腠理开则洒然寒闭，闭则热而惌。”杨上善注：“腠理闭塞，内壅热闷。”《黄帝内经·太素·五藏热病》说：“心热病者……热争则卒心痛，烦惌善欧。”杨上善注：“故热甚心痛，烦惌善欧。”

上引《素问·阴阳应象大论》说：“齿干，以烦宛腹满死。”而《黄帝内经·太素·阴阳大论》载此文作“干齿，以烦悗腹满死”。杨上善注：“热以乱神，故烦闷。”《针灸甲乙经》卷六第七亦作“齿干，以烦闷腹满死”也。可见《素问》之“宛”、《灵枢》之“悗”、《针灸甲乙经》之“闷”三字可通也。且《灵枢经》“悗”字，史崧《音释》、杨上善《太素》注皆说“音闷”。其‘惌’者，即将“悗”之“心旁”移于“免”之“下方”，故杨上善注亦谓“惌，音闷也”。《说文·心部》说：“闷，懑也，从心，门声。”门、免声近也。在此，“惌”、“鞔”、“悗”、“惌”等4字是乃“声训”而俱读“免声”，“懑”、“闷”亦读“莫困切”而“满”则为“懑”字之借用。是“惌”、“鞔”、“悗”、“惌”、“懑”、“闷”、“满”形虽有七，而其义则一也。

《说文·兔部》说：“冤，屈也，从冂兔，兔在冂下不得走，益屈折也”，读“於袁切”，为“冤枉”之“冤”，是一个会意字，与“宛”字异，两者不可混同也。

# “冤”“寃”有别，“蛊”“瘕”相通

## 1.“冤”“寃”有别

《探析》说：“瘅疟的主要病因为阴气先绝，阳气独发，病发但热不寒，少气烦冤，手足热而欲呕。”此文“少气烦冤”之“冤”字误，当作“寃”。《说文·兔部》说：“冤，屈也，从冂从兔，兔在冂下不得走，益屈折也”，是一个“会意字”，於袁切，读“冤枉”之“冤”，和“寃”字是不同的。寃，“从宀，免声”，是一个“形声字”，读“烦寃”之“寃”。《灵枢经》无“寃”字，凡“烦寃”字皆作“烦悗”，史崧《音释》说：“悗，音闷”。是“寃”、“悗”二字俱谐“免声”，读音同也，读音同，而字亦相通。

前人说过：“书不校勘，不如不读”。以古书在长期流传过程中，必不免亥豕鲁鱼，错简脱讹，谬种流传，遗害匪浅。学者如能校勘而刊出，于已则少错，于人则功莫大焉。如此文之所谓“少气烦寃”，在人民卫生出版社1956年3月影印出版《黄帝内经素问·疟论篇》和该社1956年2月影印出版《针灸甲乙经》卷7第五”以及该社1956年3月影印出版《金匮要略方论·疟病篇》皆作“少气烦寃”，无最后一“丶”，下不作“兔”，与“寃”不同也。寃，《说文》虽漏收，然在我国古代典籍里，多有用之者，如《素问·玉机真藏论》说：“少腹寃热而痛”、《素问·气交变大论》说：“岁土太过……体重烦寃”，又说：“岁金太过……肃杀而甚则体重烦寃”，又说：“岁水不及……腘腨股膝不便烦寃”，《素问·示从容论》说：“肝虚，肾虚，脾虚，皆令人体重烦寃”，“咳嗽寃烦者，是肾气之逆也”，又如《楚辞·九章·抽思》说：“烦寃瞀容，实沛徂兮”，《九章·思美人》说：“蹇蹇之烦寃兮，陷滞而不发”，《七谏·谬谏》说：“心而烦寃兮，蹇超遥而无冀”，《哀时命》说：“魂眇眇驰骋兮，心烦寃之忡忡”（均见《四部丛刊》线装本）。《文选·宋玉风赋》说：“勃郁烦寃，冲孔袭门”，《文选·嵇叔夜琴赋》说：“怫愲烦寃，纡馀婆娑”，《晋书·孝愍帝纪》说：“枕戈烦寃，肝心抽裂”等等，皆是其例。

《探析》说：“如《素问·玉机真藏论》云：‘少腹冤热而痛，出白，一名曰蛊’。王冰注：‘冤热内结，消烁肌肉，如虫之食，日内损削，故一名曰蛊’。”此文“少腹冤热而痛”和“冤热内结”之两“冤”俱为“寃”字之误，前文已详述，人民卫生出版社1956年2月影印出版之《针灸甲乙经》卷8第一上载此文，作“少腹烦寃”，正作“寃”，不作“冤”。其作“冤”字为误无疑。

## 2.“蛊”“瘕”相通

《探析》说：“如《素问·玉机真藏论》云：‘少腹寃（原引作“冤”，误，今改）

热而痛，出白，一名曰蛊’。王冰注：‘宪（原引作“冤”，误，今改）热内结，消烁肌肉，如虫之食，日内损削，故一名曰蛊’。”此说可商。王冰说注此文“一名曰蛊”之“蛊”当成“蛊毒类病”，说“宪热内结，消烁肌肉，如虫之食，日内损削”，而《探析》则又引余云岫《古代疾病名候疏义》谓是“花柳淋病”，又“据《马王堆汉墓女尸》介绍，长沙马王堆汉墓出土的女尸的尸体内存有血吸虫卵”，推导出“即今血吸虫病”。然就《素问·玉机真藏论》“一名曰蛊”之本义而论，则《探析》诸说似有望文生义、牵强附会之嫌。殊不知此“蛊”字与“瘕”可通，犹“细辛”一曰“小辛”，以“细”、“小”二字可通也。

考《素问·玉机真藏论》“少腹冤痛”句上，尚有“病名曰疝瘕”一句。病名曰疝瘕，少腹宪热而痛，正乃《素问·平人气象论》所述“疝瘕少腹痛”之简状也，《金匮要略·水气病篇》亦有“疝瘕腹中痛”的记述。《素问·大苛论》说：“三阳急为瘕”王冰注：“血凝为瘕”，《伤寒论》卷5《释音》说：“瘕，音假，腹中久病”，是瘕为血液凝积腹中之久病。《说文·疒部》说：“疝，痛也”。其瘕有痛则谓“疝瘕”，无痛则止谓“瘕”或因伏藏则谓之“虑瘕”，或因其坚结则谓之“石瘕”。瘕，切音为“古雅切”，然亦读“公户切”，与“蛊”通。故此文说“一名曰蛊”。所谓“亦名曰蛊”者，即“病名曰疝瘕，少腹宪热而痛，出白”而“一名曰蛊”，是既曰“瘕”，而又可曰“蛊”，非必王冰注说“疝瘕”之“宪热内结”进一步发展到“消烁肌肉，如虫之食，日内损削”而始“名曰蛊”也。蛊，古亦读“公户切”，二字同声，可能假也。《说文·疒部》“瘕”字下，段玉裁注：‘厉假木瑕’，笺云：‘厉，假，皆病也’。”又引钱氏大昕曰：“《唐公房碑》曰：‘癘蛊不瘕’。即郑笺之‘疠瘕不瑕’”。是“蛊”即“瘕”也。《史记·扁鹊仓公列传》说：“临菑氾里女子薄吾病甚……臣意诊其脉，曰“蛲瘕”。蛲瘕为病，腹大，上肤黄粗，循之戚戚然”。清代尤怡所写《医学读书记·续记》“蛲瘕”条，谓“盖即今人‘虫蛊’之病”。是“瘕”即“蛊”也。《山海经·南山经》说“丽麿之水出焉，而西流注于海，其中多育沛，佩之无瘕疾”，袁珂译注云：“蛊胀病”。是“瘕”谓蛊胀病亦读谓“蛊”也。瘕，读古雅，公户二切，蛊，亦读古雅，公户二切，犹“贾”字之读古雅，公户二切也。《说文·贝部》“贾，市也”下段玉裁注引《汉石经论语》说：“求善贾（古雅切，读“價钱”之“價”）而贾（公户切，读“商贾卖出”之“贾”）诸”，今《论语·子罕篇》作“求善贾而沽诸”者，是“沽”乃“贾”之假借字也。可见《素问·玉机真藏论》所提示的“瘕”，蛊字通是无容置疑的。

# “凥”、“尻”义考

《说文·几部》说：“凥，処也，从尸几。尸得几而止也。《孝经》曰：‘仲尼凥。’凥，谓闲凥如此。”读“九鱼切”。《说文·尸部》说：“尻，脾也，从尸，九声。”读“苦刀切”。两字之意判然有别。然两字形近则每有混误，以致“凥”、“尻”不分。其实，凥是凥，尻是尻，两字不得混同也，兹特考正之。先言凥。《楚辞·天问》说：“昆仑县圃，其凥安在。”王逸注：“凥，一作居。”洪兴祖补注：“凥，与‘居’同。”《方言》卷二：“慰、廛、度，凥也。”《说文·里部》说：“里，凥也，从田，从土。”《广雅·释诂》卷二上说：“里，廛，処，丘，凥也。”王念孙疏证：“《汉书·食货志》云：在埜曰庐，在邑曰里居。《方言》、《说文》、《广雅》作‘凥’，《经传》皆作‘居’，古字假借耳。”《说文·丘部》说：“丘，土之高也，非人所为也，从北，从一，一，地也，人居在丘南，故从北，中邦之凥在昆仑东南，一曰四方高中央下为丘，象形。”《说文·宀部》说：“家，凥也，从宀，豭省声。”又说：“宅，人所託凥也，从宀，乇声。”又说：“宧，养也，室之东北隅，食所居，从宀，𦣞声。”段玉裁注：“居当作凥。”《说文·宀部》又说：“宭，群凥也，从宀，君声。”又说：“寵，尊凥也，从宀，龍声。”又说：“寠，无礼凥也，从宀，婁声。”又说：“宋，凥也，从宀木，读若送。”《说文·尸部》说：“𡲬，凥也，从尸，旨声。”读“诘利切”。《说文·几部》说：“几，凥几也，象形。”段玉裁注：“凥几者，谓人所凥之几也。几，処也，処，止也。古之凥今悉改为居，乃改云‘居几。’”此“里凥”之“凥”。

再言人体之“尻”。“尻”之在人体则为一“骨名”，为司人坐之“骨名”亦曰“八髎骨”也。《素问·骨空论》说：“腰痛不可以转摇，急引阴卵，刺八髎与痛，八髎在腰尻分间。”王冰注：“分，谓腰尻筋骨分间陷下处，”又说：“尻骨空在髀骨之后相去四寸。”王冰注：“是谓尻骨八髎穴也。”又说：“扁骨有渗理，凑无髓孔，易髓无空。”王冰注：“扁骨，谓尻间扁戾骨也。”又说：“脊骨下空在尻骨下空。”新校正云：“按《甲乙经》‘长强’在脊骶端，正在尻骨下。”《素问·刺腰痛篇》说：“腰痛引少腹控眇，不可以仰，刺腰尻交者，两髁胂上，以月生死为痏数，发针立已。左取右，右取左。”王冰注：“腰尻交者，谓髁下尻骨两傍四骨空左右八穴，俗呼此骨为八髎骨也。此腰痛取腰髁下第四髎即下髎穴也，足太阴、厥阴、少阴三脉左右交结与中，故曰腰尻交者也……痛在左，针取右，痛在右，针取左。所以然者，以其脉左右交结与尻骨之中故也。”《素问·缪刺论》说：“刺腰尻之解，两胂之上，是腰俞……”王冰注：“腰尻骨间曰解……次腰下侠尻有骨空各四，皆主腰痛。”《素问·藏气法时论》说：“汗出尻阴股膝髀腨胻足皆痛。”《素问·痹论》说：“肾痹者，善胀，尻以代踵。”《素问·痿论》说：“宗筋主束骨而利机关也。”王冰注：“下贯髋尻”（篇末释音“枯敖切”误，当作“九鱼切”)。《素问·气府论》说:“侠骨一下至尻(原误为“尻”,今改)尾二十一节十五间各一”“大椎以下至尻(原误为“尻”,今改)尾及傍十五穴。”《灵枢·经脉》说:“腰尻(原误为“尻”,今改)腘腨(原误为“踹”,今改)脚皆痛。”《素问·至真要大论》说:“客胜则腰(此下原衍“痛”字,今删)尻股膝髀腨胻足病。”又:“则腰尻痛,屈伸不利。”《灵枢·本藏》说:“肾下则腰尻(原误为“尻”,今改)痛”“肾偏倾则若腰尻(原误为“尻”,今改)痛也。”《灵枢·九针论》说:“腰尻(原误为“尻”,今改)下窍应冬至。”《通俗文》卷上说:“尻(原误为“尻”,今改)骨谓之八髎。”《埤仓上》说:“尻(原误为“尻”,今改)骨谓之八髎,一曰夜蹄。”《类篇·骨部》说:“髎,怜萧切,髋骨名,一曰马胯上骨为八髎,又离昭切。尻(原误为“尻”,今改)骨谓之髎。”《集韵·去声下·三十四啸》说:“髎,马尻(原误为“尻”,今改)骨谓之八髎。”《仓颉篇》卷中说:“髁,尻(原误为“尻”,今改)骨。”《三仓上》说:“髁,尻(原误为“尻”,今改)骨也。”《埤仓上》说:“髋,尻(原误为“尻”,今改)也。”《三仓上》说:“尻(原误为“尻”,今改)髋也。”《玉篇·肉部》云:“宽,口丸、孔昆二切,尻也,正从骨。”《龙龛手镜·骨部·平声》说:“髋,苦官反,尻(原误为“尻”,今改)也,髀上也,尻音九鱼反。”《龙龛手镜·骨部·平声》说:“骬,髋骨,髀上尻即为腰骨也。”《类篇·骨部》说:“髋,枯昆切,《博雅》:‘髋,尻(原误为“尻”,今改)也,又枯官切’,《说文》:‘髀上’。”《集韵·平声二·二十三魂》说:“髋,《博雅》:‘髋,尻也’,一曰‘髀上’或从骨。”还有“髋腔”也是“尻骨”之名,《龙龛手镜·骨部·平声》说:“髋腔,上宅江反,下苦江反,髋腔,尻骨也。”《广韵·上平声·四江》说:“腔,腔髋,尻骨。”又说:“髋,腔髋,尻骨。”《类篇·骨部》说:“腔,枯江切,髋腔,尻骨名。髋,傅江切,腔髋,尻骨。”尻非骨名,《类篇》切音是,“尻”字乃“尻”字之误。

《备急千金要方》卷五上第一说:“凡生后……百八十日尻(原误为“尻”,今改)骨成,能独坐。”又卷五上第二说:“尻(原误为“尻”,今改)骨不成者,能倨而死。”正说明“尻骨”与“人体坐势”有关。以“尻”之为音“居”,而“居”乃今之“坐”也。段玉裁《说文》“尻”字下注曰:“尻几者,犹言坐于床。”可证。是故西医学上将此骨译为“坐骨”也。

次言“尻”字。“尻”字上为“尸”字,而下作“九”字,“尸”即“人”字。《素问·三部九候论》说:“天地之至数,始于一,终于九焉。”《说文·九部》说:“九,阳之变也,象其屈曲究尽之形,凡九之属皆从九。”《列子·天瑞》说:“九(原衍“变”字,今删)者,究也。”《说文·穴部》说:“究,穷也。”“穷,极也。”《广雅·释诂》卷四下说:“极,高也。”《玉篇·穴部》说:“究,居宥切,深也,穷也。”《仪礼·觐礼》说:“深四尺。”郑玄注:“深,谓高也,从上曰深。”俗语犹言“高深莫测”。从下视上曰高,从上视下曰深。是“九”字具有“高”“深”二义也。故《释名·释形体》说:“尻,廖也,尻所在廖牢深也。”《一切经音义》卷五十四说:“尻,考高反。《考声》云:‘尻,隐处也’,《仪礼》云:‘两陛属于尻也。’《说文》云:‘从尸,九声’。”《一切经音义》卷九十二说:“尻,考高反”,《考声》云:‘谷道也’,《说文》:‘从尸,九声’。”《说文·肉部》云“脽,屍也”下颜师古注:“脽,臀也,本《说文》也,浑言则屍尻为一,《尸部》曰:‘尻,脾也’。《朔传》曰‘尻益高’是也；析言则𡰪统之，尻乃近秽处，今北方俗云‘沟子’是也。连脽尻者，敛足而立之状。《汉武帝纪》‘立后土祠于汾阴脽上’，如淳曰：‘脽者，河之东岸特堆。’《魏土地记》云：‘河东郡北八十里有汾阴城，北去汾水三里，城西北隅有脽丘。’”又《说文·邑部》说：“郏，河东临汾地，从邑，癸声。”段玉裁注：“今山西平阳府太平县县南三十五里临汾故称是也。《汉武帝》‘元鼎四年，立后土祠于汾阴脽上’，如淳曰：‘脽者，河之东岸特堆堀，长四、五里，广二里余，高十余丈，汾阴县治脽之上，后土祠在县西，汾在脽之北，西流与河合也’。师古曰‘以其形高起如人尻脽，故以名云。’”《广雅·释亲》说：“臀为之脽。”王念孙疏证：“《释名》云：‘臀，殿也，高厚有殿鄂也。’《说文》：‘脽，尻也。’《汉书·东方朔传》：‘连脽尻’，颜师古注云：‘脽，臀也。’”《素问·脉解篇》云：“肿腰脽痛。”脽者，高起之名。《汉书·武帝纪》云：“立后土祠于汾阴脽上。如淳曰：‘脽者，河之东岸特堆崛高十余丈。’”《急就篇》卷三说：“尻髋脊膂腰背吕。”颜师古注：“尻，脽也。”《太素·经脉连环》说：“从腰中，下贯屯。”杨上善注：“臀音屯，尻之厚肉也。”厚亦高也。《国语·周语下》说：“其母梦神规其臀以墨。”韦昭注：“臀，尻（原误为“尻”，今改）也。”《素问·水热穴论》说：“尻（原误为尻”，今改）上五行、行五者，此肾俞。”

《一切经音义》卷七十五说：“尻，苦高反，《韵诠》云：尻，臀肉（原误为“内”，今改）也’”《素问·五常政大论》说：“反腰脽，动静不便也。”王冰注：“脽，臀肉也。”《素问·至真要大论》说：“腰脽重，强内不便。”王冰注：“脽，谓臀肉也。”

九之数有“高”义，今与鼻连而为“鼽”，《太素·经脉连环》“大肠手阳明之脉”句下杨上善说：“鼻孔引气，故为鼻也，鼻形为鼽也。”于“胃足阳明之脉”句下杨上善注说：“然鼻以引气也，鼽，鼻形也。”《太素·气府》“面颧骨空各一”句下杨上善注说：“鼽，渠留反，鼻表也。”《太素·经筋》“下结于鼽”句杨上善注说：“鼽中出气之孔，谓之鼻也，鼻形谓之鼽也。”鼻高起故鼻谓之鼽也。《广雅·释亲》卷六下说：“《易乾凿度》‘观表出準虎’，郑注云：“準在鼻上而高显则隆準之準。李斐训为鼻，文颖音準的之準皆是也……《灵枢经·五变篇》云：‘颧骨者，骨之本也，颧大则骨大，颧小则骨小’，字通作权。《中山策》云：‘眉目準頞权衡’是也。《说文》云：‘頯，权也’。《夬九三》云：‘壮于頄’，释文：‘頄，翟云面颧颊间骨也。’郑作頯，蜀才作仇，《素问·气府论》作‘鼽’。并字异而义同。颧頄一声之转。权者，平也，两高相平谓之权，犹双阙谓之观也。頄亦高也。”《说文》云：“‘馗，高也’。义与頄相近。”《素问·气府论》说：“鼽骨下各一。”王冰注：“谓颧髎二穴也。鼽，頄也。頄，面颧也，在面頄骨下陷者中。”《素问·金匮真言论》说：“故冬不按跷，春不鼽衄。”王冰注：“衄，谓鼻中血出。”《吕氏春秋·季秋纪·季秋之月》说：“季秋行夏令……民多鼽窒。”高诱注：“火金相干，故民鼽窒，鼻不通也。”《素问·气交变大论》说：“咳而鼽。”王冰注：“鼽，鼻中水出也。”是鼽、頄、頯字异而义同也。综上所述，尻骨是一骨节名词，而尻则统言𡰪也，以尻之数九，有高，深两义，比鼻则为鼽，假借则为頄矣。